Volker Thönnes · Anleitung zur Frühdemenz

Bibliografische Information der Deutschen Nationalbibliothek

Die Deutsche Nationalbibliothek verzeichnet diese Publikation in der Deutschen Nationalbibliografie; detaillierte bibliografische Daten sind im Internet über http://dnb.ddb.de abrufbar.

ISBN 978-3-89969-079-8

Umschlaggestaltung: Anika Godow

Printed in Germany

Volker Thönnes

Anleitung zur Frühdemenz

PRINCIPAL VERLAG

Der Autor: VOLKER THÖNNES, 1973 in Daun geboren, wuchs in der Vulkaneifel auf.

Nach dem Studium an den Universitäten Bonn, Gießen und Freiburg erfolgte die Promotion in Philosophie. Anschließend mehrjährige Tätigkeiten in der Erwachsenenbildung und als Unternehmensberater.

Der Autor lebt heute als Publizist und Berater in Hamburg.

Der Irrsinn ist bei Einzelnen etwas Seltenes,
aber bei Gruppen, Parteien, Völkern, Zeiten die Regel.

Friedrich Nietzsche

Like a cartoon world, where the figures are flat
and outlined in black,
jerking through some kind of goofy story
that might be real funny
if it weren't for the cartoon figures being real guys.

Ken Kesey

Einzelne zweibeinige und sprechende Lebensformen sind dafür mitverantwortlich, dass dieser Stapel Papier in Buchform das Licht der Welt erblickt hat. Ihnen gilt mein Dank.

Anika G. danke ich für vernichtende Kommentare, routinierte Pixelschiebereien und angenehme körperliche Ablenkungen.

Reiner H. danke ich für subversive Anregungen und zahlreiche Gespräche im Zeichen der Devianz.

Frank M. danke ich für Mobilitätshilfen und gelegentliches Obdach.

Jens R. danke ich für administrative Unterstützung und unkonventionelle parteipolitische Arbeit.

Leif S. danke ich für professionelle technische Hilfe und den Verzicht auf frühzeitige Formatierungsmaßnahmen.

Christoph Z. danke ich für ebenso geduldige wie detailversessene Augen und spontanen Einsatz.

Mein ganz besonderer Dank schließlich gilt Hans-Rudolf D. – ohne dessen Einschätzung meiner Person als renitent wäre vieles anders (und damit nicht unbedingt besser) gekommen.

Inhalt

Eines Tages beschloss einer aus unserer Mitte, ein Experiment zu unternehmen. Er wollte etwas herausfinden, was ihn schon seit einiger Zeit beschäftigte. Seit sehr langer Zeit sogar.

Es war ein verregneter Frühlingsmorgen, als er die Augen aufschlug. Er blieb zunächst noch eine Weile im Bett liegen und verschränkte die Arme hinter dem Kopf. So lag er wohl eine halbe Stunde ziemlich bewegungslos herum. Er ließ seine Gedanken kreisen und seinen Blick langsam über die gesamte Zimmerdecke wandern. Und je länger er das tat, umso deutlicher bemerkte er ein glückliches Lächeln auf seinen Gesichtszügen. Ja, heute war der richtige Tag, um sein großes Experiment in die Tat umzusetzen - da gab es keinen Zweifel. Kein anderer konnte geeigneter sein, wie er sich überzeugte. Das ist vor allem deshalb bemerkenswert, weil sich dieser verregnete Frühlingstag durch nichts, aber auch gar nichts von anderen verregneten Frühlingstagen unterschied. Es war ein Morgen wie jeder andere. Und doch würde es ein ganz besonderer werden. Soviel stand fest.

Nachdem er die erste halbe Stunde des neuen Tages auf diese Weise in der Horizontalen verbracht hatte, schien ihm ein guter Zeitpunkt zum Verlassen des Bettes gekommen, und er brachte seinen Körper in eine vertikale Position. Nach einem eher spärlichen Frühstück an seinem Küchentisch, von wo aus er den verregneten Frühlingstag hervorragend beobachten konnte, streifte er sich ein paar gesellschaftsfähige Kleidungsstücke über, zog seine Schuhe an, und griff nach seinem Haustürschlüssel. Er trat hinaus in den Tag, der ihn mit milden Temperaturen begrüßte, und, wie er zu seiner Freude feststellte, draußen nicht ganz so verregnet war, wie es von drinnen ausgesehen hatte. Er überquerte zunächst die Straße, die an dem Haus, in dem er lebte, vorbeiführte. Dann wandte er sich nach rechts, und folgte dem Straßenverlauf so lange, bis er die letzten Häuser der Stadt hinter sich gelassen hatte. Ab und zu hielt er unterwegs kurz inne und ließ den Blick zurückschweifen, und nach jedem solchen Blick legten sich deutlichere Züge eines zugleich fröhlichen und spöttischen Lächelns auf seine Lippen. Er fühlte sich gut, während er seinen Weg fortsetzte. Und er fragte sich, warum er nicht viel eher auf die Idee gekommen war, seinen großen alten Plan in die Tat umzusetzen.

Nach einiger Zeit hatte er sich so weit aus der Stadt entfernt, dass von menschlicher Zivilisation nichts mehr zu sehen war als die Kleidung, die er am Leib trug. Nicht einmal am Horizont war etwas zu erblicken, was an jene Spezies erinnerte, der er angehörte, und um ihn war nichts als Stille. Längst hatte er sich von der geteerten Straße abgewandt und war in ein Waldstück gekommen, durch das sich anfangs ein schmaler Pfad zog, der sich jedoch nach kurzer Zeit im feuchten Unterholz verlor. In seiner Nase lag der Geruch von welkem Laub, Tannennadeln und Eichhörnchenkot. Der Regen hatte inzwischen beinahe ganz aufgehört. Er folgte ohne genaues Ziel seinen Füßen dorthin, wohin sie ihn tragen mochten, und er war sich sicher, sie würden ihm schon zu verstehen geben, wann ein guter Platz zum Verweilen gekommen war. So streifte er langsam weiter, betrachtete gelegentlich den ein oder anderen

Baum etwas aufmerksamer, zertrat aus Unachtsamkeit versehentlich eine Nacktschnecke, und fand sich mit einem Mal an einem bestens geeigneten Ort für sein großes Vorhaben wieder.

Diese Stelle, nicht allzu weit vom Waldrand entfernt und recht geschützt gelegen, war hervorragend. Er war sicher, keine bessere finden zu können, obwohl ihm bewusst war, dass diese hier sich durch nichts, aber auch gar nichts von unzähligen anderen Plätzen unterschied, an denen er in den vergangenen zwei Stunden vorbeigekommen war. Es war ein typischer Platz, mit denen Wälder praktisch gefüllt sind: Waldboden, Bäume, Sträucher und eine Gesamterscheinung, die dem Betrachter die Vermutung aufdrängt, er befinde sich in einem Wald. Gewiss - auf den ersten Blick nichts Außergewöhnliches, so mag man denken. Doch für unseren Protagonisten gab es keinen Zweifel: Hier war der ideale Platz, um sein Vorhaben auszuführen. Nichts und niemand würde ihn davon abhalten können. Heute war der richtige Tag, hier war der richtige Ort, und er war der richtige Mensch, um zu tun, was getan werden musste.

Er stellte sich breitbeinig einer hochgewachsenen Pinie gegenüber, verschränkte die Arme vor der Brust, schloss die Augen, neigte den Kopf leicht nach hinten, atmete tief ein, atmete tief aus, atmete erneut tief ein, warf dann plötzlich die Arme mit aller Kraft nach oben, und ließ diese überraschende Bewegung von einem lauten Schrei begleiten, der für die Ohren von Umstehenden, hätte es denn an diesem Ort zu diesem Zeitpunkt solche gegeben, geklungen hätte wie »Uwalajanga kimenauwa prrrrrritujel!«

Danach ließ er die Arme sinken, atmete wesentlich flacher als zuvor ein, brachte den Kopf wieder in die gewohnte Position, und öffnete die Augen. Nichts um ihn herum hatte sich verändert: Da waren der Waldboden, Bäume, Sträucher und ein Gesamteindruck, als befinde er sich in einem Wald. In seiner Nase war immer noch der Geruch von welkem Laub, Tannennadeln und Eichhörnchenkot. Einzelne Vögel zwitscherten weiter ihre Melodien, wie sie das zuvor getan hatten, die Blätter an den Bäumen raschelten sanft im Wind, wie sie das zuvor getan hatten, und ringsherum erinnerte nichts an den Einfluss der Zivilisation seiner Spezies auf Mutter Natur, wie es das auch zuvor nicht getan hatte. Alles war exakt so wie vor wenigen Augenblicken, und doch hatte sich alles irgendwie verändert. Die Welt war eine andere geworden, und um ihn herum schien alles wie verwandelt.

Trotzdem war er nicht ganz sicher, ob er seine Mission bereits vollendet hatte. Einen Augenblick lang erwog er, die Kleider von sich zu werfen, sich mit Teilen des aufgeweichten Bodens den Körper zentimeterdick einzustreichen, herumliegende Äste in seine diversen Körperöffnungen einzuführen, breitbeinig über einem Ameisenhaufen zu onanieren, sich am Stamm der Pinie ein paar Zähne auszuschlagen, künftig nur noch zu bellen statt zu sprechen, und möglicherweise für die Zukunft einen Namen anzunehmen, der sicherlich in irgendeinem der Dialekte dieser Welt so viel wie ›Der-in-den-Wald-geht-um-dort-völlig-sinnlose-Dinge-zu-tun-und-danach-nicht-mehr-weiterlebt-wie-zuvor‹ bedeuten würde.

Er entschied sich jedoch dagegen. Stattdessen ging er gemessenen Schritts nach Hause, um dort für den

Rest seines Lebens das zu tun, was auch die anderen Angehörigen seiner Spezies tun: weitgehend friedfertig und überwiegend verhaltensunauffällig Stoffwechselprozesse vollziehen, und sich absolut sinnlosen Dingen widmen. Tagein, tagaus. Monat um Monat, Jahr um Jahr.

Irgendwann, einige Jahrzehnte später, starb er. Sein Tod trat kurz und schmerzlos ein, und unterschied sich dabei in beiderlei Hinsicht deutlich von dem Leben, das er geführt hatte. Man verscharrte seinen Körper, ohne dass er davon etwas mitbekommen hätte, in einem rechteckigen Loch im Boden, sprach ein paar anerkennende und feierliche Worte über sein Lebenswerk, und hatte ihn recht bald vergessen.

Er selbst hingegen stellte kurz nach seinem Ableben überrascht fest, dass offenbar nicht wenige der Religionen, denen zahlreiche seiner Zeitgenossen anhingen, recht hatten, und tatsächlich seine Seele das Ende seiner biologischen Existenz überdauert hatte. Darüber war er zunächst glücklich, denn er fand sich wieder an einem Ort, der von Ruhe, Friedfertigkeit, Harmonie, üppigem Luxus, ausbleibenden Verkehrsstaus, der Nicht-Existenz von Werbeblöcken und anhaltender Niederschlagsfreiheit gekennzeichnet war. Und überall waren nur Gesichter anzutreffen, die Wohlwollen, Hilfsbereitschaft, Verständnis und Liebe ausstrahlten.

Damit hatte er nicht gerechnet. Zu seiner Verblüffung war er offenbar in das eingetreten, was man gemeinhin das Jenseits nannte. Zwar hatte er nie an die Existenz eines solchen Ortes geglaubt, doch nun, da er dort war, stellte er fest, dass das keine üble Sache war. Er genoss es, dort zu sein, und verbrachte die ersten Wochen ganz einfach damit, sich wohlzufühlen. Rundum wohlzufühlen. Und er tat nichts. Absolut nichts. Glücklich über die Wendung, die sein Leben genommen hatte, als es endete. Es gab keine Angelegenheiten, um die er sich kümmern musste, niemand stresste ihn wegen irgendwelcher Nichtigkeiten, frühmorgens riss ihn kein Wecker aus dem Schlaf, tagsüber kreuzten keine Kollegen auf, und auf den Feierabend brauchte er gar nicht erst zu warten, weil vor einem solchen nichts stand, das auch nur entfernt an einen Arbeitstag erinnert hätte. Kurz: Unser Angehöriger der Spezies Homo sapiens war rundum glücklich und zufrieden, und er brauchte ein paar Wochen, bis er sein Glück fassen konnte.

Vonseiten des Personals machte man ihm nach einiger Zeit das Angebot, sich einen Film anzuschauen, der die Höhepunkte seines Lebens zusammenfasste, und ebenso neugierig wie erfreut nahm er es an. In einem gigantischen Kinosaal nahm er als einziger Zuschauer auf einem unbeschreiblich bequemen Sessel Platz und streckte die Beine aus. Er ließ sich große Portionen Popcorn und Eis reichen, und war in vorfreudiger Erwartung, was ihm präsentiert werden würde. Das Licht im Saal erlosch, ein samtener Vorhang öffnete sich, und eine majestätische Fanfare erscholl. Unsichtbare Hände massierten ihm derweil sanft Schultern und Rücken, andere Hände salbten seinen Körper mit wunderbar duftenden ätherischen Ölen, und irgendetwas ging in seinem Genitalbereich vor, das nicht nur entfernt an professionellen Oralverkehr erinnerte. Gebannt starrte er auf die Leinwand, begann mit dem Verzehr der ersten Eisportion, bestellte per Knopfdruck ein Bier, das in Sekundenschnelle gekühlt serviert wurde, und nahm einen ersten Schluck. Im Stillen stellte er für sich fest, dass das Jenseits eine verdammt angenehme Sache sei. Er ertappte sich sogar dabei, etwas Wehmut zu empfinden, wenn er sich daran erinnerte, dass er bei zwei schweren Verkehrsunfällen im Alter von 22 und 47 Jahren wie durch ein Wunder nahezu unverletzt geblieben war. Dadurch hatte sich das jenseitige Kinoerlebnis, wie ihm nun schien, unnötigerweise lange Jahrzehnte verzögert.

Nach einigen Minuten des erwartungsfrohen Wartens schloss sich der Vorhang vor der Leinwand wieder, das Licht ging an, die unsichtbaren Hände verschwanden, Eis, Popcorn und Bier lösten sich in Luft auf, und als der Sessel unter ihm sich entmaterialisierte, prallte er unsanft auf den Boden und schlug auf dem Hinterkopf auf. Noch im Fallen sah er auf der Leinwand schemenhaft kurz drei Worte aufleuchten: das Wort Regie sowie seinen Vor- und Nachnamen.

Erst sehr viel später, als er schon jahrelang bei spärlichen Essensrationen sechzehn Stunden lang täglich Steine geklopft hatte, gelang es ihm, einen der Verantwortlichen seines jenseitigen Aufenthaltsortes in ein kurzes Gespräch zu verwickeln. Ihm war nicht klar, was die seltsamen Vorgänge zu bedeuten hatten, und er wollte in Erfahrung bringen, welche Bewandtnis es damit habe. Daher wandte er sich an einen der Aufseher, die, ausgesprochen gut gekleidet, überall mit grimmigem Gesichtsausdruck herumstanden, und sprach ihn an: »Verzeihung - sind Sie hier der Verantwortliche?«

Ein abschätziger wortloser Blick traf ihn, den der Aufseher durch ein Deuten auf ein kleines Plastikschild am Revers seines Sakkos ergänzte. ›Professional Beyond-Life Consulting and Scientific Afterwards-Development‹, stand darauf zu lesen.

»Entschuldigung, verehrter Berater«, begann Homo sapiens erneut, »ich verstehe nicht ganz, was das alles zu bedeuten hat. Bei der Vorführung des Films über mein Leben ist offensichtlich etwas schiefgelaufen. Gibt es noch einmal eine Gelegenheit, ihn zu sehen?«

Ein Stirnrunzeln in Verbindung mit einem wortlosen Kopfschütteln war die Reaktion des Beyond-Life-Consultant und Afterwards-Developers, der schon wieder zur Peitsche griff, um unseren Gattungsangehörigen zur Arbeit anzutreiben. Doch der wollte sich nicht mit seiner Situation abfinden, schleuderte Hammer und Meißel zu Boden, und protestierte lauthals gegen seine Behandlung; insbesondere gegen das Vorenthalten des Films.

Da wandte sich der Aufseher mit einem Tonfall zwischen Bedauern und Häme an ihn: »Lieber Homo sapiens, du verlangst Unmögliches von mir - wie soll ich dir einen Film vorführen, der nie gedreht wurde, weil es ganz einfach keine Höhepunkte in deinem Leben gegeben hat?«

Das überraschte und verstörte unseren Gattungsangehörigen nun nachhaltig. Er fühlte sich grundlegend missverstanden. Immerhin hatte er einen Schulabschluss, eine Ausbildung, eine langjährige gut dotierte Festanstellung in einem Industrieunternehmen, anschließend insgesamt 21 Jahre eine Führungsposition in einer anderen Firma, zwei aufeinanderfolgende Ehepartner, drei leibliche Kinder, zwei Eigentumswohnungen, recht stattliche finanzielle Beteiligungen an geschlossenen Immobilienfonds sowie einen alles in allem tadellosen Lebenswandel vorzuweisen.

»Und du willst mir sagen, dass ihr das nicht gefilmt habt?«, rief er entrüstet und persönlich beleidigt aus. »Soll das alles etwa vollkommen sinnlos gewesen sein?«

Der Developing Consultant ließ seine Finger langsam über den Griff der Peitsche gleiten und schlug, einzig um des optischen und akustischen Effektes willen, zwei Mal auf den Boden. Das beeindruckte ihn selbst augenscheinlich weitaus mehr als seinen Gesprächspartner, der im Augenblick ganz und gar nicht für billige Effekthascherei empfänglich war. Freilich hielt das den Consulting Developer nicht davon ab, ein Grinsen aufzusetzen, das er selbst für einen Ausdruck von Überlegenheit hielt.

»So ist es«, sagte er lapidar.

Das ging Homo sapiens nun völlig gegen den Strich. Er war erbost über eine solche Antwort, weil er eine Würdigung verdient zu haben glaubte, und wenn auch sicherlich nicht alles in seinem Leben erfolgreich und zu seiner eigenen Zufriedenheit verlaufen war, gebührte ihm allemal eine gewisse Anerkennung. Die Art und Weise, wie man mit ihm verfuhr, erschien ihm im hohen Maße ungerecht. Im vormaligen Diesseits hatte er sich zwar irgendwann mit derartigen Reaktionen von Mitmenschen innerlich abgefunden, doch erwartete er im Jenseits eine etwas andere Behandlung. Sein Leben mochte zwar nicht das vorbildlichste und ein für alle anderen unbedingt erstrebenswertes gewesen sein. Allerdings hatte er so manches vollbracht, auf das er ein wenig stolz war. Gewiss - vieles war vergleichsweise konventionell und wenig aufregend gewesen. Dennoch rechtfertigte das nicht ein komplettes Übergehen seiner Taten.

Plötzlich fiel ihm etwas ein, mit dem er eventuell Punkte machen konnte: »Und was ist mit meinem Erweckungserlebnis im Wald, das ich einmal hatte? Wenigstens *das* müsst ihr registriert haben!«, rief das Homo sapiens-Exemplar verzweifelt aus. »Ich hatte damals einen Moment der Klarheit! Tiefe Einblicke! Weitreichende Einsichten! Mir schien alles wie verwandelt, und ich begriff, wie ich nie zuvor begriffen hatte! Das kann euch unmöglich entgangen sein!«

Müde lächelte der für Beyond- und Afterwards-Fragen zuständige Verantwortliche, und trotz des offensichtlichen Misserfolges im Hinblick auf das Schinden von Eindruck beim ersten Mal, ließ er erneut die Peitsche auf den Boden knallen.

»Nein, natürlich ist uns das nicht entgangen«, sprach er.

Für einen Moment keimte Hoffnung bei seinem Gegenüber auf, was die Würdigung seines Verhaltens betraf. Er blickte erwartungsfroh in die Augen seines Peinigers. »Ja, und?«, versetzte er. »Spielt das denn gar keine Rolle?«

Der Consultant schien nun ein wenig gelangweilt zu sein; sogar zu sehr, um die jahrelang eingeübte Geste mit der Peitsche zu wiederholen. »Lass es mich so sagen, Homo sapiens: Dein Ansatz war recht originell, und er zeugte von einer gewissen Entschlossenheit. Selbstverständlich erntet so etwas Respekt hier bei uns, die wir uns innerhalb von Sphären bewegen, welche euch auf ewig verschlossen sind.«

In einer Stimmung zwischen nüchterner Aufmerksamkeit und brennender Neugierde lauschte unser Gattungsangehöriger den Worten, die sein Gegenüber, entgegen seines ursprünglichen Vorsatzes, nun erneut durch die Geste mit der Peitsche kurz unterbrach.

Dann fuhr der Aufseher in einem sehr ernsten Tonfall fort: »Wie du dich erinnern wirst, bist du seinerzeit zwar mit guten Vorsätzen gestartet, dann aber kurz vor der Ziellinie eingeknickt. Und das reicht nun einmal nicht, um in unserem Kino für längere Zeit auf der Leinwand zu erscheinen. Du hast dir keine Zähne an einem Baumstamm ausgeschlagen, nicht breitbeinig über einem Ameisenhaufen onaniert, deinen Rufnamen nicht geändert, deinen Körper nicht zentimeterdick mit Schlamm eingeschmiert, und, soweit unsere Aufzeichnungen und unser Gespräch hier das belegen, meines Wissens auch das Bellen nicht erlernt.«

»Aber das wäre doch vollkommen sinnlos gewesen!«, schrie unser Protagonist verzweifelt.

Der nächste Schlag mit der Peitsche traf ihn mit voller Wucht am Rücken. »Schade, Homo sapiens«, erwiderte der nun wirklich gelangweilte Professional Consultant und Scientific Developer mit einem verächtlichen Auflachen. »Schade für dich, dass du das erst jetzt begreifst.« Und damit sah er das Gespräch als beendet an. -

Vorausgesetzt, unsere Spezies wurde tatsächlich nach dem Ebenbild Gottes geschaffen, stellen sich vor allem zwei Fragen. Erstens: Was hat er sich dabei gedacht? Zweitens: Wann wird der in Heerscharen auf dem Planeten Erde ausgesetzte Prototyp aufgrund offensichtlicher Konstruktionsmängel vom Hersteller wieder zurückgerufen, um im Hinblick auf seine Unzulänglichkeiten optimiert zu werden?

Wie man sich durch Zuchtbullen und Magnete vor Milben schützt

Es war eine jener Entscheidungen, die man trifft, ohne recht zu wissen, warum man es tut. Eine Entscheidung, bei der man im Anschluss den Eindruck hat, es wäre möglicherweise besser gewesen, sie nicht zu treffen, ohne dabei sicher zu sein, ob es nicht vielleicht doch gut war, sie getroffen zu haben. Eine Entscheidung, die einem Menschen abverlangt, im Vorfeld in sich zu gehen, sein Gewissen zu prüfen und mögliche Konsequenzen abzuwägen. Eine Entscheidung, bei der man zwangsläufig ins Nachdenken gerät, weil zahlreiche Gründe sowohl dafür als auch dagegen sprechen, sobald man sich die Zeit nimmt, kritisch sämtliche Seiten der Angelegenheit zu betrachten. Dabei wissend, dass es kein klares und überzeugendes Votum für die eine oder die andere Option gibt. Eine Entscheidung eben, die sowohl vorher als auch nachher von einem schalen Beigeschmack begleitet wird.

Die Situation ist der vergleichbar, wenn man eine Einladung zu einem runden Geburtstag betagter Familienmitglieder erhält. Bei solchen Einladungen stellt sich dem Opfer ebenfalls die Frage, ob es sich das antun will, oder ob ein Fernbleiben die ratsamere Variante ist. Und fest steht im Grunde nur, dass es so oder so eine Menge nachteiliger Dinge in Kauf zu nehmen gilt; unabhängig davon, wie die Entscheidung dann tatsächlich aussieht. Auf der einen Seite befürchtet man aus leidvoller Erfahrung Langeweile, endlose Unterhaltungen über Oberschenkelhalsbrüche, langatmigen Datenaustausch über individuelle Blutzuckerwerte, Kritik an VdK-Mitgliedschaftsbeitragserhöhungen und stundenlange Raterunden unter leitenden Fragestellungen wie »Na, den musst du doch kennen. Ich meine den Schwager der Cousine von dem Bankangestellten, der früher mal in dem Haus neben dem Dings lebte, äh, wie hieß der gleich, äh, nun, ist ja auch egal, jedenfalls meine ich den, der damals mit der großen Blonden verheiratet war, die in dem Reisebüro arbeitete, du erinnerst dich bestimmt, ja, also der Kerl mit dem dünnen Schnäuzer, der hatte immer vor, den Laden von seinem Onkel zu übernehmen, von dem mit den Zwillingen, die früher regelmäßig beim Krippenspiel mitmachten. Er hatte meistens dunkle Sachen an, und fuhr ein blaues Auto, ein japanisches oder koreanisches, so ein ganz großes. Du musst doch wissen, wen ich meine. Der war, glaube ich, irgendwie mit dem Dings verwandt, der bei der Versicherung gearbeitet hat. So ein Großer.« Und so weiter, und so weiter.

Bei solchen Gesprächen kann man eine Menge über Leute erfahren, bei denen es im Grunde keine Rolle spielt, ob es sie tatsächlich jemals gegeben hat, und das heitere Herumraten kann sich durchaus über mehrere Stunden erstrecken. Zusammenkünfte im Verwandtschaftskreis bestehen oftmals aus nicht viel anderem als Schilderungen über so ziemlich alles an Details im Leben irgendwelcher Menschen, die vorgeblich einer aus der Runde einmal gekannt hat, und der Erzähler lässt sich zumeist nicht von seinem Erzählstrang abbringen, bis er zu einem bestimmten Zeitpunkt dann selbst nicht mehr weiß, was er von der beschriebenen Person eigentlich hatte erzählen wollen. Das kann zwar mitunter einen gewissen Unterhaltungswert haben, ist jedoch zumeist einer jener guten Gründe, sich gegen den Besuch einer Feier im Verwandtenkreis zu entscheiden, weil man stattdessen auch einfach ein Telefonbuch lesen kann. Dort kommen, zumindest ansatzweise, ebenso viele Personen vor, und man hat darüber hinaus den Vorteil, selbst die Geschwindigkeit des Ablaufens des Handlungsstrangs bestimmen zu können.

Auf der anderen Seite ist der Besuch solcher Festivitäten aber mit der Möglichkeit verbunden, kostenlos ein mehrgängiges gutes warmes Essen zu bekommen, und sich nach Herzenslust betrinken zu können. Möglicherweise ergibt sich gar die Option, sich größere Reste der übrig gebliebenen Speisen einpacken zu lassen, und solchermaßen die Ernährung für die kommenden Wochen sicherzustellen. In jedem Fall ist das Aufkreuzen zu gegebenen Anlässen im Verwandtschaftskreis eine höchst ambivalente Sache, der freilich ein entscheidendes Manko dadurch anhaftet, mit mehreren Dutzend Menschen, die man sich nicht aussuchen kann, Zeit in einem Raum verbringen zu müssen. Daher der schale Beigeschmack bei solchen Entscheidungen: Nahrung und Alkohol hier, ermüdende Erzählungen und ein Haufen ermüdender Erzähler dort.

Das Unbefriedigende an einer derartigen Entscheidungssituation besteht also darin, den sicheren Eindruck zu haben, so oder so die schlechtere Entscheidung zu treffen. Ist ein opulentes Mahl es wirklich wert, sich dafür viele Stunden lang die ewig gleichen Geschichten ohne Neuigkeitswert im Kreise bekannter Gesichter anzuhören? Lohnt es sich, im Austausch gegen gute Weine, eine ordentliche Käseplatte und schmackhafte Nachspeisen Gefahr zu laufen, sich einen Blutpfropfen im Gehörgang einzufangen? Unabhängig davon, ob man sich schließlich für oder gegen eine Teilnahme entscheidet, weiß man im Anschluss nicht, ob eine gegenteilige Entscheidung nicht doch die bessere gewesen wäre.

Ähnlich erging es mir an jenem Februartag, der mein Leben einschneidend verändern sollte. Ich erinnere mich deutlich, dass ich damals, als die Entscheidung bereits gefallen war, mehrfach zu mir selbst sagte, dass es für alles Grenzen gibt, und dass ich soeben im Begriff sei, eine davon zu überschreiten. Ich wollte mich einerseits dieser verlockenden Erfahrung aussetzen, und ahnte andererseits, dass ich diesmal ganz einfach zu weit gegangen war. Mir war bewusst, dass vermutlich bizarre Erfahrungen auf mich warteten, die ich mir nicht vorenthalten wollte, und es war gerade diese Annahme, die mich zugleich immer wieder daran erinnerte, dass bestimmte Erfahrungen nicht unbedingt gemacht werden müssen.

Ich hatte mich zu etwas entschlossen, das gewissermaßen Gespräche über Hüftgelenkoperationen, Bandscheibenbeschwerden und die Qualität dritter Zähne garantierte, dabei jedoch keineswegs notwendig Käseplatte, Wein und Nachtisch beinhaltete. Ich wusste, dass ich mich auf etwas eingelassen hatte, was im Grunde höchst fahrlässig war, und dennoch gab es ein unwiderstehliches Verlangen, es zu tun. Vielleicht kann man das mit dem Besuch auf einem Jahrmarkt vergleichen, bei dem es die Möglichkeit gibt, Bungee zu springen. Nehmen Sie an, der Schausteller, der den Stand betreibt, tritt zu Ihnen und macht Ihnen das Angebot, zum halben Preis zu springen, weil das Seil bereits ein paar mehr als die vom TÜV genehmigten Absprünge hinter sich hat - wer Geld sparen will, wird das zunächst verlockend finden, doch mag ein kurzes Nachdenken zu einem anderen Urteil führen.

Wenn ich heute darauf zurückblicke, scheint es mir, ich sei damals viel zu jung gewesen, um all die Impressionen aufnehmen und verarbeiten zu können. Ich war, gemessen am Altersdurchschnitt der anderen, ein unschuldiges Kind, und so, wie man mit einem Dreijährigen nicht gemeinsam Horrorfilme auf DVD ansieht, hätte ich meine zarte und leicht beeinflussbare Seele wahrscheinlich nicht schutzlos all dem aussetzen sollen. Sollte ich eines Tages an einer schwerwiegenden Persönlichkeitsstörung erkranken, wird mein behandelnder Psychiater die Quellen vieler Symptome wohl in jenen Erlebnissen verorten können. Vieles ist völlig anders gekommen, als ich das erhofft hatte, und es bleibt abzuwarten, welche Folgeerscheinungen sich noch einstellen werden.

Bereits in frühen Lebensjahren gewann ich die Überzeugung, das baldige Erreichen des gesetzlichen Renteneintrittsalters sei eine der verlockendsten Optionen für meinen weiteren Werdegang. Es erschien mir als nahezu paradiesische Vorstellung, als lebenslanger Ruheständler monatliche Überweisungen zu bekommen, ohne dafür irgendeine Leistung erbringen zu müssen. Unverzüglich entschloss ich mich daher, im Dienste dieses Ziels durch ungesunde Ernährung und wenig Schlaf den biologischen Verfallsprozess zu beschleunigen, musste hingegen schnell erkennen, dass der Gesetzgeber dies allein nicht als ausreichenden Grund für eine annehmbare Alimentierung betrachtet. So erwog ich lange Jahre Alternativpläne, ohne jedoch einen überzeugenden Gegenentwurf finden zu können, und war schon drauf und dran, alle Hoffnung fahren zu lassen, als ich eine Art Erweckungserlebnis hatte. Zu diesem kam es durch den simplen Umstand, dass ich am richtigen Tag und zum richtigen Zeitpunkt das

Haus verließ. Als ich mich nämlich eines schönen Tages auf den Weg zum Briefkasten machte, um wieder einmal Mahnungen wegen unbezahlter Rechnungen, Angebote über zinsgünstige Kredite und Werbeprospekte von insolventen Möbelhäusern herauszufischen, fiel mir ein buntes kleines Faltblatt in die Hände, von dessen Front mich eine riesige Kuh und ein alter Mann anstarrten. Beide Gestalten waren in schlechter Qualität auf das Blatt gedruckt, und wurden umrahmt von etwa einem halben Dutzend kleinerer Fotos.

Ich war auf den ersten Blick nicht recht sicher, was ich da in Händen hielt. Handelte es sich um einen Hinweis der örtlichen Polizeibehörde, ein alter und geistig verwirrter Mann sei mit seiner Kuh aus dem Altersheim entlaufen? Wollte ein Bordell Reklame für seine exklusiven Angebote im Hinblick auf abnorme sexuelle Praktiken machen? War es die Werbebroschüre eines Tierarztes, der darauf hinweisen wollte, wirklich jedes Haustier zu behandeln? Handelte es sich um die Wurfsendung einer neu gegründeten politischen Partei, die mitleiderregende Fotografien von Menschen benutzte, um sich für die Legalisierung der Euthanasie einzusetzen? War das möglicherweise eine Broschüre der Organisation ›Ärzte gegen den Atomkrieg‹, die auf die Folgen des Reaktorunfalls in Tschernobyl aufmerksam machen wollte, indem sie Fotos von genetisch veränderten Riesenkühen veröffentlichte? Oder hatte ich es mit einem erschütternden Dokument von Greenpeace zu tun, in welchem vor den Folgen des Einsatzes von Hormonen in der modernen Massentierhaltung gewarnt wurde?

Ich nahm das Faltblatt mit ins Haus, um es mir näher anzuschauen, weil ich selten einen Mann mit einem debileren Gesichtsausdruck gesehen hatte. In seinen Augen stand irgendetwas zwischen Orientierungslosigkeit, Hilflosigkeit, Verwirrtheit und einer verschämten Freude darüber, dass die Schwiegertochter ihn extra frisch rasiert und gewaschen hatte, um mit ihm zu einem Fototermin zu gehen. Er wirkte ein bisschen wie ein Mensch mit zweieinhalb Promille Alkohol im Blut, der schlafend in seinem auf der Überholspur der Autobahn geparkten Pkw von der Polizei aufgegriffen wird, und sich nicht erinnern kann, wie er dorthin gelangt ist, es jedoch irgendwie nett und aufregend findet, dass sich plötzlich so viele Menschen für ihn interessieren.

Im meinem Kopf waren viele Fragen. Warum hatte er sich ausgerechnet gemeinsam mit einer Kuh abbilden lassen? Mit einer Kuh, deren Schulter ihm etwa bis ans Kinn reichte, und die ganz offensichtlich ihre besten Tage hinter sich hatte? Entweder sollte mit dem Faltblatt, soviel schien mir festzustehen, Mitleid erregt werden, oder aber auf irgendwelche Missstände hingewiesen werden. Dieses Stück Papier unterschied sich deutlich von herkömmlichen Werbeprospekten, und ich wollte wissen, was genau sich hinter der Wurfsendung verbarg. In der Küche angelangt, überflog ich zunächst die Absender der anderen Schreiben, und übergab sie ungelesen der Altpapierverwertung.

Dann war die Zeit gekommen, mich ausführlich mit dem alten Mann und seiner possierlichen vierbeinigen Freundin zu beschäftigen. Ich nahm den aufklappbaren Zettel zur Hand, um endlich zu erfahren, was es damit auf sich hatte. Die mangelnde Qualität des Druckbildes fiel mir nun, bei einem aufmerksameren Blick, in neuer Form auf, und sogleich sprang mir der am oberen Rand platzierte Text ins Auge. Quer war in roten Lettern dort die Botschaft ›Unvergesslicher romantischer Ausflug‹ aufgedruckt, und daneben stand, ebenfalls in rot, ›Erleben Sie eine herrliche Busfahrt zu einem der schönsten Ausflugsziele Deutschlands‹. Das klang vielversprechend. ›Eines der schönsten Ausflugsziele Deutschlands‹ - was mochte das wohl sein? Das erste Gebäude hinter einer der deutschen Landesgrenzen? Der Keller der Andechser Klosterbrauerei? Ein Flughafen mit der Möglichkeit, kostenlos eine Viertelstunde später in die Südsee aufzubrechen? Oder sollte die Fahrt etwa dazu dienen, ein Bordell mit ausgehungerten und nymphoman veranlagten jungen Prostituierten aufzusuchen, die den Besucher im Rahmen von Schulungs- und Fortbildungsmaßnahmen für jeden Akt bezahlen würden?

Ich betrachtete neugierig weiter das Deckblatt der Broschüre, wobei es mir durch die erneute Konfrontation mit dem alten Mann und seiner Kuh zunehmend unwahrscheinlich erschien, dass das Ausflugsziel nichts mit den beiden zu tun haben würde. Möglicherweise ging es zu einer Art Hospizstiftung, die schwer kranken Menschen die Gelegenheit bot, im Beisein ihres Haustiers zu sterben. Und als Beispiel dafür, dass grundsätzlich jeder willkommen war, hatte man diese riesige Kuh mit ihrem verwirrt wirkenden Begleiter abgebildet. Die Mitfahrenden bei diesem ›unvergesslichen Ausflug‹ konnten sich vermutlich vor Ort informieren, wie die Betreuung bis zum letzten Atemzug oder bis zum letztmaligen Wechseln der Windeln sein würde, und ob auf dem Hospizgelände die Beisetzung eines Pottwals kostspieliger war als die eines Goldhamsters. Darüber hinaus würde wahrscheinlich das ein oder andere Detail über die maximale Grabgröße zu erfahren sein. Irgendetwas musste die ungewöhnliche Zweiergruppierung schließlich zu bedeuten haben.

In diesem Fall war ich wahrscheinlich ohnehin viel zu jung, um überhaupt am Ausflug teilnehmen zu dürfen. Statistisch gesehen hatte ich noch einige Jahrzehnte Lebenszeit vor mir, wenngleich es natürlich jederzeit möglich war und ist, zum Beispiel morgen von einem Kleinlaster auf einem Zebrastreifen überrollt zu werden, und als letzten Blick einen in die Augen des volltrunkenen Fahrers zu werfen.

Es war anzunehmen, dass es ein Mindestalter für die Teilnahme gab, da als Werbemotiv für eine jüngere Zielgruppe ansonsten sicherlich nicht eine Kuh mit einem alten Mann, sondern eher leicht bekleidete junge Damen auf der Motorhaube italienischer Sportwagen oder halb nackte muskulöse junge Männer auf Motorrädern verwendet worden wären.

Es schien wenig Sinn zu haben, den weiteren Text zu lesen, und ich war bereits im Begriff, die Broschüre zu den anderen Segnungen der werbetreibenden Wirtschaft zu geben, als mein Blick auf eine Information fiel, die mich den Gedanken sogleich fortschieben ließ. Denn neben dem linken Horn der Kuh war etwas abgebildet, was an eine Mischung aus einem Aschenbecher, einer Blumenvase und einem Tischabfalleimer erinnerte. Darüber stand, in blau gehaltener geschwungener Schrift: ›Jeder Teilnehmer erhält als Geschenk diese exklusive Überraschung aus echtem Kristallglas!‹

Ich war perplex. Ein Geschenk? Für mich als potenziellen Teilnehmer dieser Fahrt zu einem der schönsten Ausflugsziele Deutschlands? Das war eine Information, die die Situation sogleich grundlegend änderte. Für Geschenke war ich immer zu haben, selbst wenn ich dafür einen Vormittag lang durch ein Spital mit dahinsiechenden Zeitgenossen und genveränderten BSE-Kühen wandern musste. Zwar war mir schleierhaft, welchen genauen Verwendungszweck die eigenartig geformte Kristallglasüberraschung hatte, doch wenn sie nichts kostete, war sie allemal interessant. Zu irgendetwas würde sie sich sicherlich verwenden lassen, und sei es auch nur die Funktion, sie dem Busfahrer während der Fahrt an den Kopf zu werfen, falls er sich weigern sollte, aus der Bordbar Dosenbier zu verkaufen.

Ich las daher aufmerksam weiter, und glaubte meinen Augen kaum zu trauen. Direkt unter dem Foto mit der Kristallglasüberraschung, etwa in Höhe der Nüstern der Kuh, prangte ein Foto von etwas, das ich zuletzt vor vielen Monaten zu Gesicht bekommen hatte: ein reichhaltiges Mittagessen. Ein Teller mit einem großen Stück Fleisch, umgeben von goldgelben Kartoffeln und einer kleinen Auswahl an Gemüsen. Hübsch arrangiert neben einem Glas Rotwein. Und das Beste daran: Darüber stand, ebenfalls in geschwungener blauer Schrift, die frohe Botschaft: ›Für jeden Teilnehmer gratis: ein einzigartiges Schlemmervergnügen!‹

Das wurde ja zunehmend besser - Ausflug, Romantik, ein vielseitig einsetzbares Wurfgeschoss, und nun obendrein eine warme Mahlzeit. Das übertraf beinahe, wenn auch letztlich nicht ganz, das Szenario mit der Klosterbrauerei oder dem Bordell. Der Ausflug musste ein Vermögen kosten, und mir traten Tränen in die Augen, weil ich in diesem Moment an meine finanziell chronisch desaströse Situation dachte. Am Ende des Geldes hatte ich in der Regel immer noch sehr viel Monat übrig, und das war keine gute Ausgangsbasis für das Buchen einer Reise. Es schien, als verhinderten wie so oft finanzielle Gegebenheiten mein Glück auf diesem Planeten, und eine Zukunft als weitgereister und reich beschenkter VIP-Gast bei einer Ausflugsfahrt schien so gut wie ausgeschlossen. Weiterhin würde ich auf die tristen Wände meiner 2 ZKB blicken, hungern und ohne Einblicke in eine wundervolle Welt bleiben. Mein Schmerz wurde entsprechend gesteigert, als ich die nächste Information aufnahm, die sich ungefähr in Höhe des linken Vorderlaufs der Kuh befand: ›Jeder Teilnehmer erhält zusätzlich einen robusten Echtholzblock mit sechs Messern aus rostfreiem Edelstahl!‹

Einfach unglaublich! Was für ein Ausflug! Unzählige Impressionen, warmes Essen, wertvolle Präsente - ich kam mir vor, als seien Weihnachten, Ostern und mein Geburtstag auf einen einzigen Tag gefallen. Wodurch hatte ich ein solches Angebot verdient? Was war geschehen, dass Gott sich offenbar meiner Existenz erinnert hatte, und mir diese Broschüre in den Briefkasten stecken ließ? Hatte er vielleicht mein Kündigungsschreiben an seinen Verein vergessen, oder war dieses möglicherweise inzwischen verjährt? Gab es irgendwo da draußen eine andere übersinnliche Macht, der an meinem Wohlergehen gelegen war? Wer mochte das sein? Der Geist von Robert Lembke? Der Mittelfinger eines von Mutter Teresa nicht mehr rechtzeitig geheilten Leprakranken? Das Echo der Stimme von Roy Black? Oder die Seele eines Talibankämpfers, der mir signalisieren wollte, dass es Besseres gebe, als sich um der Defloration mehrerer Dutzend Jungfrauen willen in die Luft zu sprengen, da auch im Paradies Frigidität kein Fremdwort sei?

Im gleichen Augenblick kehrte die Erinnerung an den zu erwartenden Preis für den Ausflug wieder, und ich war innerlich hin und her gerissen. Die Teilnahme würde ich mir niemals leisten können. Diese Reise ins Schlaraffenland musste mehr kosten als die lebenslange Mitgliedschaft in einem exklusiven Golfklub oder ein Mittelklassewagen samt Lederausstattung und Navigationssystem. Ich verfügte nicht einmal über ausreichende Barschaft, um mir wenigstens einen einzelnen Golfschläger ausleihen zu können, oder bei der Hotline eines Autoherstellers anzurufen und nach dem Preis eines Navigationssystems ohne Mittelklassewagen zu fragen.

Weitere Stiche ins Herz verursachte der Hinweis, dass es eine ›freundliche Begrüßung durch den netten und sympathischen Reiseleiter‹ geben werde, die mir jedoch wohl nicht zuteil werden würde. Das hier war definitiv ein exklusives Rundumpaket, das sich an die besser betuchten Schichten richtete, und es war anzunehmen, dass ARD, ZDF, RTL und SAT1 mehrere Tage lang im Vorfeld darüber berichten würden. Wer es sich leisten konnte, an diesem in der Tat ›unvergesslichen romantischen Ausflug‹ teilzunehmen, hatte mit Sicherheit eine American-Express-Platinkarte, eine Auswahl verschiedener Rolex-Uhren für die einzelnen Wochentage, ein Appartement auf Sylt und eines in Manhattan, und würde sich mutmaßlich von einem seiner Hausangestellten im Rolls Royce neben dem Bus des netten und sympathischen Reiseleiters chauffieren lassen. Währenddessen würde ich zu Hause sitzen, im Fernseher die Berichte über das Top Event des Jahres verfolgen, und mit einem stumpfen Messer angetrocknetes Brot schneiden, auf das ich Sardinen aus einer Dose jenseits des Mindesthaltbarkeitsdatums legen würde.

Zwecks zwischenzeitlicher Aufheiterung würde ich rhythmisch mit einer Kuhglocke zu romantischen Volksweisen läuten, die von unvergesslichen Ausflügen erzählen.

Desillusioniert und mich mit den betrüblichen Fakten meiner bedeutungslosen Existenz abfindend, warf ich einen letzten Blick auf die Werbebroschüre, und fragte mich, ob wohl in meinen Augen oder in denen der Kuh mehr Traurigkeit liegen mochte. Der Blick des Tieres schien ausdrücken zu wollen, es sei ebenso betrübt darüber, mit diesem Mann auf einem Faltblatt abgebildet zu sein, wie jeder Leser es sein musste, der beim Gedanken an seinen Geldbeutel realisierte, dass er die beiden niemals kennenlernen würde. Ich fühlte mich wie ein Mensch, der vor einer exklusiven Diskothek steht und vom Türsteher nicht einmal ein Nein zu hören bekommt, sondern lediglich eine fast unmerkliche ablehnende Bewegung von dessen Hand wahrnimmt. Oder wie der Hund eines gewissenhaften Herrchens vor einem Supermarkt, auf dessen Eingangstür der Hinweis ›Wir müssen leider draußen bleiben‹ neben der beschämenden Karikatur eines jeden stattlichen Vierbeiners prangt.

Außer einer ordentlichen Dosis Betäubungs- und Schmerzmittel in Verbindung mit viel Alkohol würde mir nun nichts helfen, das stand fest. Kaum hatte ich mich am späten Vormittag mühsam aus dem Bett erhoben, hatte ich bereits die erste schmachvolle Niederlage des Tages einstecken müssen, und ich fragte mich, wie ich die Zeit bis zum Einsetzen der Dämmerung ertragen solle. Ein Tiefschlag unter die Gürtellinie hatte mich getroffen, und ich nahm deutlich ein Gefühl des Taumelns wahr. Mein Leben war ohnehin ein Dokument des Scheiterns, und dieses Erlebnis hier stellte eine besonders niederschmetternde Episode dar. Ich erwog allmählich, mich mit einem Pappschild in die Fußgängerzone zu stellen, auf das ich einfach nur schreiben wollte ›Kann nichts richtig, bin aber bereit, (fast) alles für Obdach und Nahrung zu tun‹.

Allerdings war ich zu sehr geschwächt, um hierüber weiter nachdenken zu können, und war gerade dabei, das Faltblatt mit zitternder Hand zu zerknüllen, als eine meiner Pupillen in einem Akt des wehmütigen Abschiednehmens es ein letztes Mal streifte, ohne dass ich in der Lage wahr, die Daten auf meiner Netzhaut bewusst an mein Gehirn weiterzuleiten. Eins, zwei, fünf, null, waberte schemenhaft vorüber, und ich hatte die Papierkugel bereits mit nassen Augen achtlos über meine Schulter geworfen, als es mich wie ein Blitz traf. Das waren Zahlen gewesen, und ohne Zweifel hatte sich dazwischen ein Satzzeichen befunden. Ein Satzzeichen, soviel war in mein Bewusstsein gelangt, bei dem es sich definitiv nicht um ein Fragezeichen, ein Ausrufungszeichen oder einen Punkt gehandelt hatte. Nein, das hier war etwas anderes gewesen. Etwas, das die Form eines Kommas gehabt hatte. Und es hatte sich, wenn mich die Erinnerung nicht täuschte, ziemlich genau in der Mitte zwischen den Zahlen befunden. Hinter der letzten Zahl, der Null, hatte mein Blick zudem etwas aufgefangen, das an ein E erinnerte. Sollten etwa doch Mutter Teresas ehemalige Patienten ihre Finger, respektive das, was von letzteren erhalten geblieben war, im Spiel gehabt haben?

Sofort versuchte ich den Zettel, so gut es ging, zu glätten, und kaum hatte ich ihn wieder in ein lesbares

Format gebracht, bestätigte sich meine Vermutung: Diese fantastische Reise war in der Tat für unglaublich günstige 12,50 Euro buchbar! Ich konnte es kaum fassen, sodass ich mehrfach die Zahlen daraufhin untersuchte, ob sich tatsächlich ein Komma dazwischen befand. Es gab absolut keinen Zweifel - zum Gegenwert von ein paar Rasierklingen oder ein wenig Tiefkühlkost wurde hier ein Ausflug angepriesen, der im Hinblick auf die Zusatzleistungen jeden mehrwöchigen Karibikurlaub weit in den Schatten stellte, und man musste sich dafür nicht einmal der Gefahr aussetzen, sich im Ausland ansteckende Krankheiten einzufangen oder Opfer einer Naturkatastrophe zu werden. Keine Frage, dass ich dabei sein würde, und ich konnte meine Neugier kaum mehr zügeln, was das Studieren des übrigen Textes betraf. Und mit jeder Information, die ich aufnahm, wuchs meine Vorfreude auf das, was mich erwarten würde.

Neben den zahlreichen wertvollen Reiseandenken, die jeder Teilnehmer an dem Ausflug erhielt, war im Prospekt die Rede von einem ›reichhaltigen Wurstsortiment‹, das ebenfalls im Fahrpreis enthalten war. Dieses bestand aus schier unglaublichen vier Kilogramm (!) frischer Fleisch- und Wurstwaren, und direkt unter dem Foto eines entsprechend gefüllten Präsentkorbes waren die einzelnen Sorten aufgelistet: Fleischwurst, Leberwurst, Mettwurst, Bratwurst, Cervelatwurst, Blutwurst, Grillwurst, Jagdwurst - die Aufzählung nahm gar kein Ende, und ich schätzte, dass ich ganze Monate lang nicht mehr zur Metzgerei oder zum Discounter gehen musste, wenn ich erst einmal dieses Familiensurvivalpaket in meinen Kühlschrank befördert hatte.

Das Beste am Programm war zweifelsohne das eigentliche Ausflugsziel, wie ich nun sah, denn die Fahrt ging ins Münsterland, wo sich das Anwesen von Bauer Ewald befand. Der Name sagte mir zwar zunächst gar nichts, doch wenn man von den anerkennenden, lobenden und nachgerade ehrfurchtsvollen Worten des Prospekts irgendwelche Rückschlüsse auf den Herrn machen durfte, schien es sich bei ihm um eine historisch und weltpolitisch außerordentlich bedeutende Persönlichkeit zu handeln. Sein ›unvergleichliches‹ Lebenswerk sei es, einen ›mit modernsten Zucht- und Fütterungsmethoden ausgestatteten Bauernhof‹ errichtet zu haben, der ›für die gesamte Nutztierhaltung Europas vorbildlich‹ sei. Er habe sein ganzes Leben der Gestaltung dieses Gehöfts gewidmet, und Jahr für Jahr werde es von Zehntausenden Menschen besucht. Jeder, der einmal dort gewesen sei, werde das niemals wieder vergessen - eine Aussage, die ich heute, nachdem ich dort war, uneingeschränkt unterschreiben kann.

Absoluter Höhepunkt für mich würde aber etwas sein, das die eigenartige Gruppierung auf der Vorderseite des Faltblatts erklärte. Bei dem Herrn, der laut Information im Prospekt vor einigen Jahren leider verstorben war, handelte es sich offensichtlich um Bauer Ewald höchstpersönlich, wenn ich mich in Anbetracht seines Gesichtsausdrucks auch fragte, ob das Foto vor oder nach seinem Ableben aufgenommen worden war. Doch das, was da neben ihm stand, war, wie ich nun erfuhr, nichts anderes als - noch heute erschauere ich beim bloßen Gedanken daran - ›der größte Zuchtbulle der Welt‹. Zumindest nahm ich an, dass das ohne Stock und Brille der Zuchtbulle war. Dieser würde im Rahmen des romantischen und unvergesslichen Ausflugs zu besichtigen sein, und ich war gespannt, ob die abgebildeten Dimensionen im Vergleich zum danebenstehenden Bauer Ewald realistisch waren. Sollte dem so sein, würde vermutlich jede Kuh, die dieser Bulle jemals bestiegen hatte, anschließend einen komplizierten Trümmerbruch im Beckenbereich erlitten haben, falls sie bei dem Akt nicht ohnehin ihren Geist ausgehaucht hatte. Wenn es sich nicht um eine Fotomontage handelte, war ich froh, dass ich nicht mit zwei Hörnern und einem Euter auf einem Bauernhof im Münsterland geboren worden war. Von diesem gigantischen Stier begattet zu werden, musste für jedes milcherzeugende Tier gleichbedeutend mit dem letzten buchstäblichen Gnadenstoß sein. Ein Schimpanse, der von einem Elefanten bestiegen wird, dürfte sich ähnlich fühlen, wie mir schien. Vielleicht würde ich vor Ort ja im richtigen Moment zugegen sein, wenn der Koloss soeben seinen Pflichten nachkam. Möglicherweise würde ich zum ersten Mal in meinem Leben eine Kuh platzen sehen.

Auf der Rückseite des Prospektes waren noch einmal alle Leistungen aufgelistet, die im Ausflugspaket enthalten waren. Ganz zuletzt fand sich dort der Hinweis auf eine Werbeverkaufsveranstaltung, bei der ›interessante, nützliche und preiswerte Produkte für den täglichen Bedarf‹ angeboten würden. Zwar hatte ich weder eine nähere Vorstellung, welche Produkte das sein mochten, noch war ich sonderlich an einer solchen Veranstaltung interessiert, doch wurde ausdrücklich darauf hingewiesen, die Teilnahme an dieser sei ›freigestellt‹. Ich konnte also stattdessen, falls die Veranstaltung sich als allzu langweilig entpuppen sollte, über die Wiesen und Felder des Anwesens streifen und mir zum Beispiel das ›liebevoll gestaltete Kleintiergehege‹ anschauen, oder zum ›Bauer-Ewald-

Denkmal‹ pilgern und dort eine Kerze entzünden oder auch eine Bratwurst opfern. Kurz: Es gab nichts, was mich von einer Teilnahme abhalten konnte. Das Schicksal hatte mir einen Ball zugeworfen, und es wäre unverzeihlich gewesen, ihn nicht aufzufangen.

Ich griff zum Telefon und informierte einen Freund über die einzigartige Gelegenheit, erntete allerdings zunächst eine eher verhaltene Reaktion. Das alles schien in seinen Augen, so hatte ich den Eindruck, zu schön, um wahr sein zu können, und mehrfach erkundigte er sich ungläubig nach all den Gratispräsenten, die die Teilnehmer erhalten sollten. Ich listete sie allesamt immer wieder auf, wobei ich mir Mühe gab, sie anhand der Fotos auf dem Prospekt möglichst detailgetreu zu umschreiben, was nicht nur im Falle der Kristallglasüberraschung mit unbekanntem Verwendungszweck gar nicht so einfach war. Als ich nach einigen Minuten Telefonat das kostenlose Mittagessen erwähnte, das ebenfalls im Reisepreis enthalten war, schwanden dann die letzten Zweifel aufseiten meines Freundes. Er schien endgültig überzeugt.

»Und das Ganze kostet wirklich nur 12,50 Euro?«, fragte er mit dem Tonfall eines irritierten Soldaten, der gerade von seinem Vorgesetzten erfahren hat, dass er den Panzer gar nicht hätte putzen und polieren müssen, weil der vorgesehene Krieg überraschend abgesagt worden sei.

»Ja, schlappe 12,50 Euro!«, gab ich zurück. »Das ist doch praktisch geschenkt. Schon so ein Messerblock oder ein ordentliches Mittagessen kosten normalerweise mehr.«

»Stimmt. Du hast recht«, entgegnete er, »und da ist

der Sprit für die Fahrt noch gar nicht eingerechnet. Ich frage mich, wie sich das für den Reiseveranstalter rechnen kann.«

»Das soll unser Problem nicht sein«, erwiderte ich ungeduldig. »Soll ich uns anmelden? Das können wir uns keineswegs entgehen lassen!« Ich wusste, dass ich ihn am Haken hatte.

»Na, Lust hätte ich durchaus«, bekundete er nach einer kurzen Pause. »Bis wann soll ich dir denn Bescheid geben?«

Ich konnte es kaum fassen - da machte ich ihn auf die Chance seines Lebens aufmerksam, und er wollte eine Bedenkzeit! Wie ein Mensch, dem man in der Fußgängerzone eine Million Euro schenken will, und der dankend ablehnt, weil er gerade keine Hand frei habe. Ich atmete einmal tief ein und wieder aus, und versuchte dann, meine Stimme unter Gesichtspunkten der Lautstärke einigermaßen unter Kontrolle zu halten.

»Hör mal«, begann ich, »wir können uns das jetzt nicht wochenlang überlegen - die Fahrt soll heute in vierzehn Tagen stattfinden. Und im Prospekt steht ausdrücklich drin, die Teilnehmerzahl sei begrenzt. Wenn wir lange zögern, ist die Gelegenheit vertan.« Ich machte eine kurze rhetorische Pause, um meine Worte wirken zu lassen, ehe ich fortfuhr. »Also, was ist nun? Soll ich uns anmelden oder soll ich uns anmelden? Eine Briefmarke hätte ich sogar hier.«

Etwa zwei Sekunden später stand fest, dass wir gemeinsam zu Bauer Ewald fahren würden, und noch am selben Tag schickte ich die Postkarte mit der Anmeldung ab.

Was zunächst unter dem Etikett ›unvergesslicher Ausflug‹ ungeheuer verlockend geklungen hatte, sollte sich binnen Kurzem als eindrückliche Demonstration dafür entpuppen, was einem im Leben alles zustoßen kann, wenn man Entscheidungen trifft, über deren mögliche Konsequenzen man im Vorfeld nur unzureichend nachgedacht hat. In der Tat wurde es ein ›unvergesslicher Ausflug‹, gegen den selbst ein paar Wochen Guantánamo unter US-amerikanischer Aufsicht vergleichsweise harmlos erscheinen. War ich in den Tagen zuvor in vorfreudiger und euphorischer Stimmung gewesen, so endete diese abrupt zwei Wochen später in den frühen Morgenstunden des Reisetages. Der unmittelbar bevorstehende Ausflug war das eine - mein körperlicher Zustand war das andere.

Als morgens gegen Viertel vor fünf mein Wecker nach viel zu wenig Schlaf dröhnte, kam mir zum ersten Mal der Gedanke, dass es keine kluge Entscheidung gewesen war, mich zu dem Ausflug zu Bauer Ewald und seinem Zuchtbullen anzumelden. Ich fühlte mich geplättet wie ein von mehreren Sattelschleppern überrolltes Eichhörnchen, und mir war schleierhaft, wie ich es schaffen sollte, meinen völlig ermatteten Körper aus dem Bett, sodann in Kleidungsstücke und im Anschluss aus dem Haus Richtung Bushaltestelle zu bewegen. Genauso gut hätte man einen Gullideckel dazu auffordern können, sich gefälligst aus dem Weg zu machen. Das hier war definitiv kein guter Tag für eine längere Busreise. Ich schaffte es nicht einmal, meine Hand auf den Wecker herabsausen zu lassen, um ihn zum Verstummen zu bringen, und obwohl das Höllengerät auf maximale Lautstärke eingestellt war, drang lediglich eine Art fernes Echo in mein Bewusstsein. Ich fühlte mich ungefähr so, wie Bauer Ewald mutmaßlich stets ausgesehen hatte, wenn er nicht von der Schwiegertochter für ein Foto auf einer Werbewurfsendung herausgeputzt worden war.

Es half alles nichts. Ich hatte mich mit meinem Bekannten für halb sechs verabredet, und ich wusste, dass er pünktlich aufkreuzen würde. Das hier war eine Ehrensache unter Männern, und wir hatten im Rahmen einer freiwilligen Disziplinierungsmaßnahme vereinbart, dass eine Nichtteilnahme durch einen von uns mit einer Kiste Champagner abzugelten sei. Zwar konnten wir uns beide das finanziell nicht leisten, doch bestand exakt darin der Sinn der Vereinbarung: Wir hatten alle Vorsichtsmaßnahmen getroffen, keinen Grund vorschieben zu können, falls einer kurzfristig kneifen sollte. Ich musste meinen Körper also irgendwie aus dem Bett befördern, und ich musste diesen Tag im Beisein von Zuchtbullen, Wurstsortimenten und Werbeverkaufsveranstaltungen irgendwie durchstehen. Es gibt einfach Dinge, die ein Mann tun muss, wenn er sich auch absolut im Klaren darüber ist, dass er nicht mehr alle Tassen im Schrank hat, wenn er das so formuliert.

Nach einem postmodernen Frühstück mit zwei Tassen schwarzem Kaffee und drei Zigaretten fühlte ich mich zwar immer noch nicht wacher als zuvor, aber ich wusste nun zumindest einen guten Grund, warum ich neben einer gigantischen Müdigkeit eine nachhaltige Übelkeit verspürte. Es ging mir, um es auf den Punkt zu bringen, hundsmiserabel, und beim Gedanken daran, nachher ein Paket mit vier Kilogramm ›frischer und schmackhafter Fleisch- und Wurstwaren‹ überreicht zu bekommen, entschloss ich mich, für alle Fälle eine stabile Plastiktüte mitzunehmen, damit mein Mageninhalt nicht die Äcker von Bauer Ewald beschmutzen würde. Es schien mir klüger, gewisse Dinge, vor allem bereits verdaute, für mich, genauer gesagt, bei mir zu behalten. Wenn ich auch wahrscheinlich nicht auf die Idee kommen würde, mein exklusives Schlemmervergnügen bereits vor der Rückkunft zu mir zu nehmen, bestand angesichts möglicherweise spontan auftretender Hungergefühle in dieser Hinsicht doch eine gewisse Gefahr, die Richtung meines Verdauungsvorgangs unterwegs umzukehren.

Weil die Zeit allmählich drängte, beendete ich mein gesundes Cerealien-Frühstück, warf den Bademantel von mir und machte mich auf die Suche nach einigermaßen frischen Kleidungsstücken. Vergleichsweise rasch waren solche auf diversen Stuhllehnen gefunden, und ich war von außen betrachtet bereit für meinen wunderschönen, unvergesslichen und romantischen Ausflugstag. In meinen Rucksack hatte ich eine Regenjacke und zwei Schachteln Zigaretten gepackt, und stand wenige Augenblicke darauf inmitten eines dunklen und regnerischen Tagesbeginns vor meiner Haustür. Mir war nicht ganz klar, wie ich es geschafft hatte, tatsächlich einigermaßen pünktlich das Haus zu verlassen. Ein Blick auf die Armbanduhr zeigte, dass mir laut auf dem Faltblatt abgedruckter Abfahrtszeit exakt drei Minuten verblieben, um die etwa 800 Meter bis zur Bushaltestelle zurückzulegen. Das erforderte das Einlegen einer gewissen Geschwindigkeit, die ich normalerweise höchstens erreiche, wenn ich im Auto unterwegs bin, sodass ich meinen Schritt beschleunigte. Ich trabte durch die dunklen und menschenleeren Straßen, und bei jedem Schritt merkte ich, dass eine geteerte Straße bei der schnellen Fortbewegung ebenso hilfreich ist, wie eine geteerte Lunge es nicht ist. Ein Kontrollblick auf die Uhr zeigte mir nach den ersten gut zweihundert Metern, dass zwei Minuten bis zur Abfahrt verblieben, sodass ich mein objektiv vielleicht bescheidenes, subjektiv jedoch höchst belastendes Tempo beschleunigte. Keuchend taumelte ich weiter, und es stand außer Frage, dass meine Energiereserven für den heutigen Tag bereits weitgehend erschöpft sein würden, wenn ich beim Bus ankam. Vorausgesetzt, ich würde ihn überhaupt noch erreichen.

Warum tat ich mir das eigentlich an? Welcher Teufel hatte mich geritten, als ich mich zur Anmeldung entschlossen hatte? Was sollte am größten Zuchtbullen der Welt so Aufregendes dran sein, dass ich dafür mitten in der Nacht mein Bett hatte verlassen müssen? Klar - was da wohl in erster Linie ›dran‹ sein würde, konnte ich ahnen, doch würde das wahrscheinlich zu nicht unerheblichen Minderwertigkeitskomplexen auf meiner Seite führen. Wieso spurtete ich für einen Echtholzblock mit einem halben Dutzend Messern wie ein Irrer durch die Straßen? Und was wollte ich überhaupt mit mehreren Kilogramm Wurst und Fleisch anfangen, wenn ich ohnehin regelmäßig daran scheiterte, eine Dose mit Gulaschsuppe warm zu machen? War ich eigentlich noch ganz bei Trost, mir wegen eines Kristallglasaschenbechers und einem warmen Mittagessen einen Kreislaufkollaps und eine Muskelzerrung zuzuziehen?

Erneut sah ich auf die Uhr. Sie verhieß eine Minute verbleibender Zeit, und ich hatte schätzungsweise weitere dreihundert Meter vor mir. Noch eine Straßenecke, und ich würde zumindest schon einmal die Bushaltestelle ins Blickfeld bekommen, wo ich wahrscheinlich die Rückleuchten eines abfahrenden Busses zu sehen bekäme. Umrahmt werden würde die Szenerie von einem Pulk Journalisten verschiedener Zeitungen, die über das große Ereignis und die wenigen vom Veranstalter persönlich Angeschriebenen berichteten, sowie mehreren Dutzend Angehöriger der Mitfahrenden, die zum Abschied winkten. Ich würde völlig außer Atem dort ankommen und vergebens versuchen, den Busfahrer durch Handzeichen und verzweifelte Rufe zum Anhalten zu bewegen. Statt eines romantischen Ausflugs mit wertvollen Reiseandenken, würde ich einen weiteren Tag mit Fernseh-Quizshows, Tiefkühlkost und Masturbation verbringen. Bereichert von einem Bericht in den Hauptabendnachrichten der großen Fernsehsender über eine unvergessliche Fahrt weniger Dutzend Auserwählter zu einem der schönsten Ausflugsziele Deutschlands.

Die Vorstellung eines solchen Szenarios mobilisierte die letzten Energiereserven bei mir, und in einem Tempo, das auch von Weltklassesprintern, zumindest ohne Tabletten und Spritzen, nie erreicht worden ist, rannte ich weiter und bog um die letzte Ecke, um sogleich wieder jäh abzubremsen. Unter dem Licht einer flackernden Straßenlaterne unmittelbar neben der Bushaltestelle, zu der ich musste, stand kein Bus. Dafür aber einige Gestalten, die offensichtlich auf etwas warteten, das nur ein Bus sein konnte. Zwei Möglichkeiten gab es: Entweder waren das Bestandteile der Frühschicht irgendeines noch nicht von der lahmenden Konjunktur darniedergestreckten Industriebetriebes, die auf den Linienbus zu ihrem Arbeitsplatz warteten, oder es waren meine Mitfahrer, die auf ihren netten und sympathischen Reiseleiter warteten, der sich mit seinem bis unters Dach mit wertvollen Reiseandenken gefüllten Vehikel außerhalb des Zeitplans befand. So oder so hatte es keinen Sinn, weiterhin an den Grenzen meiner körperlichen Leistungsfähigkeit zu operieren; ich ging gemäßigten Schrittes die letzte Etappe bis zum Ziel, um wenigstens nicht außer Atem dort anzukommen.

Als ich den an der Bushaltestelle stehenden Gestalten näher kam, begriff ich rasch, dass es sich nicht um die Mitarbeiter der Frühschicht einer Fabrik handelte, da auf den ersten Blick kein einziger darunter war, dessen biologisches Alter sich nicht weit jenseits der 60 befand. Im übertragenen Sinn erweckte das Ganze den Anschein, als hätten sich die meisten Anwesenden zu einer buchstäblichen Last-Minute-Reise angemeldet. Das hier war eine Gruppe von rund einem Dutzend Menschen, die zusammen knapp 1.000 Jahre alt sein mochten, wie ich schätzte, und ich bemerkte deutlich ein paar neugierige Blicke, als ich mich, um Atem ringend, dazugesellte. Zumindest mein durch den mehrminütigen Spurt ausgelöstes Husten und Keuchen gab mir ein wenig das Gefühl, trotz des enormen Altersunterschieds dazuzugehören, und sollte ich nicht bald einen normalen Ruhepuls erreichen, konnte ich immerhin sicher sein, dass die meisten der Anwesenden eine breitere Auswahl an pharmakologischen Präparaten mit sich führen würden. Gegen ein paar Euro würde mir gewiss der ein oder andere der Ruheständler einige kreislaufstabilisierende Medikamente überlassen, oder aber mich kurz sein Asthmaspray benutzen lassen, damit ich meine krank anmutenden Atemgeräusche wieder in den Griff bekommen konnte.

Zu meiner Überraschung war mein Bekannter, der mich bei diesem unvergesslichen Ausflug begleiten wollte, nicht unter den Anwesenden, was eine gewisse Unruhe bei mir auslöste. Vollkommen übernächtigt und stark angeschlagen von meinem anstrengenden Sprint durch die dunklen Straßen war mir schleierhaft, wie ich den Tag durchstehen sollte, ohne - neben den wertvollen Präsenten und kiloweise verpacktem totem Tier - etwas anderes als Langeweile und Schläfrigkeit davon mitzunehmen. Mir graute vor der Vorstellung, stundenlangen Gesprächen über bevorstehende und zurückliegende, erfolgreich und weniger erfolgreich verlaufene, vorgezogene und verschobene Operationen beizuwohnen, sämtliche Details über die Techniken der Blutzuckermessung zu erfahren, mich über die Symptome und mögliche Behandlungsformen von Ischias aufklären zu lassen, und mir Klagen darüber anzuhören, dass die Zuzahlung zu Medikamenten gestiegen oder der Blutdruck einzelner meiner Mitfahrer unlängst dramatisch gefallen sei.

Ich hatte diesen Ausflug als Beitrag in der Fortsetzungsreihe ›sinnlos vergeudete und dennoch spaßige Tage im Leben eines leicht degenerierten jungen Mannes‹ geplant, doch nun, wenige Augenblicke, bevor der Bus kommen musste, von so viel Lebenserfahrung umringt zu sein, ohne ein Gesicht diesseits des gesetzlichen Renteneintrittsalters darunter entdecken zu können, schien mir das eher ein Beitrag zur Reihe ›unkluge Entscheidungen, die durchaus bei gesundem Menschenverstand hätten vermieden werden können‹ zu sein.

Weil ich, wie mir soeben auffiel, mein Handy auf dem Küchentisch vergessen hatte, hatte ich allerdings keine Gelegenheit, fernmündlich die herannahende Katastrophe aufzuhalten. Andernfalls hätte ich meinen Bekannten vielleicht anrufen und warnen können, dass die Reisegesellschaft ein wenig anders ausschaute als wir angenommen hatten, und dass es mit dem im Vorfeld ausgemalten Knüpfen zahlreicher Kontakte zum weiblichen Geschlecht wohl nichts werden würde. Ich hätte ihm durch einen Anruf vorschlagen können, die ganze Geschichte am besten zu vergessen, und mich stattdessen wieder ins Bett legen können. Da hierzu jedoch keine Möglichkeit bestand und ich ihn aus Fairness nicht allein ins Messer (oder gar in einen Echtholzblock) laufen lassen wollte, entschloss ich mich mangels alternativer Beschäftigungsmöglichkeiten zur Inhalation von Tabakrauch.

»So früh rauchen Sie schon, junger Mann? Das sollten Sie aber besser nicht tun«, hörte ich eine Stimme hinter mir, deren Klang irgendwo zwischen Erstaunen, Besorgnis, Ekel und Verachtung lag.

Ich wandte mich um und blickte in das Gesicht eines beleibten älteren Herrn mit einer wulstigen Oberlippe und einem lichten Haarkranz in grauer Farbe. Er sah aus wie ein pensionierter Mitarbeiter der Deutschen Bahn, der fünfundvierzig Jahre lang per Knopfdruck die Schranken an einem Bahnübergang einer provinziellen Kleinstadt bedient hat, ohne bei seinem herausfordernden Beruf in all den Jahrzehnten einmal genügend Langeweile verspürt zu haben, mit dem Rauchen anzufangen, um die Wartezeiten zwischen zwei die Straße überquerenden Regionalexpresszügen an langen Samstagnachmittagen zu überbrücken. Sein gewaltiger Bauch quoll mitsamt des darüber gezwängten karierten Baumwollhemdes über den Gürtel seiner beigefarbenen Leinenhose, die nicht den Anschein erweckte, den Fleischmassen dahinter noch lange standhalten zu können. Seine imposante Körpermasse, die sich auf eine stattliche Länge von schätzungsweise 1,80 Meter verteilte, bildete einen bizarren Kontrast zu der kleinen dunkelbraunen Herrenlederhandtasche, die er in seiner rechten Hand hin und her baumeln ließ.

»Wollen Sie auch eine?«, gab ich im freundlichen Tonfall zurück, und hielt ihm die Packung hin.

Was ging ihn mein Nikotinkonsum an? War ihm nicht bewusst, dass ich durch meine Tabaksteuer seine Krankenkassenbeiträge subventionierte? Hatte er nie davon gehört, dass durch Menschen wie mich die Terrorismusbekämpfung sowie das Mutterschaftsgeld in diesem Land finanziert werden? Ein bisschen mehr Dankbarkeit wäre durchaus angebracht. Und was maßte er sich überhaupt an, Teile der erwerbstätigen (oder zumindest erwerbs*fähigen*) Bevölkerung auf ihre Gewohnheiten und Süchte anzusprechen?

»Nein, auf keinen Fall!«, gab er entrüstet zurück. »Das Teufelszeug rühre ich nicht an. Ich habe in meinem ganzen Leben noch nie geraucht, und ich bin stolz darauf.« Und in Begleitung zu einem siegesbewussten Lächeln fügte er hinzu, ›alle Statistiken‹ belegten, dass Raucher früher sterben als Nichtraucher.

»Noch früher als halb sechs?«, gab ich zurück, und nahm einen tiefen Zug.

Ich hatte um diese Uhrzeit beim besten Willen nicht den Nerv, mich mit selbst ernannten Gesundheitsaposteln auseinanderzusetzen, die innerhalb einer Woche mehr Chemiepräparate einwerfen, als bei einem durchschnittlichen Betriebsunfall bei BASF, Bayer oder Sandoz in den Rhein austreten.

Mein Gesprächspartner blickte mich irritiert an. »Jetzt werden Sie aber mal nicht frech, junger Mann!«, rief er entrüstet aus.

Hilfesuchend sah er zu den Umstehenden hin, die unserem Dialog andächtig lauschten, und ein murrendes Gemurmel war die Reaktion.

Er wandte sich wieder zu mir. »Eine Unverschämtheit ist das, jawohl! Und machen Sie gefälligst die Zigarette aus. Wir fühlen uns von dem Rauch belästigt.«

Neuerliches Gemurmel und Raunen der anderen war zu vernehmen, aus dem freilich nicht zu ersehen war, ob damit Zustimmung, Gleichgültigkeit, Ablehnung oder eine peinliche Berührtheit zum Ausdruck gebracht werden sollte. Zugleich abwartend und fordernd suchte mein neuer Freund meinen Blick, den ich ihm gerne gewährte. Erneut sog ich schweigend an meiner Zigarette und lächelte freundlich.

»Haben Sie nicht gehört, junger Mann?«, entfuhr es ihm. »Wir möchten am frühen Morgen nicht durch Rauch belästigt werden.«

Allmählich stieg mein Adrenalinspiegel deutlich an, obwohl mein Körper nach dem anstrengenden Lauf gerade erst damit begonnen hatte, ihn langsam abzusenken. Ein solcher Satz an einer Bushaltestelle auf freier Straße schien mir ein wenig grotesk, und ich konnte mich des Eindrucks nicht erwehren, hier werde versucht, durch Polarisierung die Fronten zu klären, bevor wir gemeinsam eine romantische Ausflugsfahrt zu einem der herrlichsten Ziele Deutschlands unternehmen würden. Der Fleischberg war augenscheinlich eine Art Leithammel, dem die blökende Herde zu folgen gewohnt war, und in mir sah man offenbar den bösen Wolf, der sich an einzelnen Lämmern zu vergreifen drohte. Einen Eindringling, der den gemeinsamen Tag gefährdete. Der Dicke schien hier das Sagen zu haben, und er konnte mir vermutlich den Tag ordentlich vermiesen, wenn ich nicht vorsichtig war. Oder war er gar der im Faltblatt erwähnte nette und sympathische Reiseleiter, der mich mit seiner zuvorkommenden Art, seinem Fachwissen und seiner Hilfsbereitschaft durch den heutigen Tag geleiten sollte?

Das war kein guter Auftakt zu einem Tag inmitten der Herde, und ich sah gewisse Spannungen auf mich zukommen. Der Herr wollte anscheinend klarstellen, wer hier das Sagen hatte, und obwohl ich ihm seine Rolle als guter Hirte seiner Schutzbefohlenen gar nicht hatte streitig machen wollen, sah ich mich herausgefordert. Wenn ich auch definitiv nicht streitlustig war, so musste ich mich, das gebot mir der Respekt vor mir selbst, in irgendeiner Weise gegen den massigen Teilzeit-Diktator zur Wehr setzen. Meine Kippe auszumachen, kam selbstredend nicht infrage, zumal ich nicht wusste, wodurch ich mich sonst hätte einigermaßen wach halten sollen. Doch mir war unklar, was an Handlungsalternativen verblieb, die den Konflikt nicht weiter schürten. Jede falsche Bemerkung in dieser Situation konnte unüberbrückbare Gräben zwischen mich und ihn, vor allem aber zwischen mich und meine wertvollen Reiseandenken, reißen, sodass jedes weitere Wort wohl erwogen sein wollte.

In diesem Augenblick schlug mir von hinten eine Hand auf die Schulter, bei deren Berührung ich heftig erschrak und zusammenzuckte. Hatte ein Helfer des Fleischbergs eingegriffen, um mich unschädlich zu machen? Endete meine herrliche Ausflugsfahrt bereits vor deren Beginn in einem wilden Handgemenge mit einem Dutzend Rentner? Würde es zu einer Massenschlägerei kommen, weil ich mir in der Öffentlichkeit unter freiem Himmel eine Zigarette angezündet hatte?

»Sorry, ich habe es nicht früher geschafft«, sagte eine Stimme hinter mir, die vertraut klang, und die ich sogleich als die meines Bekannten identifizierte, der nun endlich doch noch eingetroffen war. Keine Sekunde zu früh. Ich fühlte mich erleichtert wie ein Mensch etwa eine Stunde nach der Einnahme von zwei Litern hochwirksamem Abführmittel.

»Entschuldigen Sie bitte«, antwortete ich dem Fleischberg mit der Profilneurose. »Sie müssen mich mit jemandem verwechseln, der so aussieht, als ob er sich mit Ihnen unterhalten möchte.« Ich drehte mich zu meinem Bekannten um. »Hallo«, begrüßte ich ihn; glücklich, auf diese Weise aus der Unterhaltung mit dem Dicken herausgekommen zu sein. »Schön, dass du auch schon kommst.«

Ich war einigermaßen sauer, dass er mich so lange hatte warten lassen. Und ich hatte bereits befürchtet, er würde gar nicht mehr aufkreuzen. Mein Bekannter murmelte etwas wie »habe den Wecker nicht gleich gehört«, und da die Sache, zumindest bis hierher, gut gegangen war, überwog meine Erleichterung über sein Eintreffen meinen Ärger über das Zuspätkommen.

»Du hättest dir ruhig ein bisschen Zeit lassen können - der Bus ist noch nicht da«, fügte ich daher hinzu. »Dafür habe ich mich mittlerweile mit einzelnen unserer Mitreisenden bestens anfreunden können. Es wird wohl wirklich ein unvergesslicher Tag werden, falls sich der Trend der ersten Minuten fortsetzt.«

Im gleichen Augenblick war das unregelmäßige Dröhnen eines alten Dieselmotors zu vernehmen, der dem Geräusch nach offensichtlich versuchte, dem TÜV demonstrativ zu zeigen, wie unbeeindruckt ihn dessen Beurteilungen ließen. Zu uns Wartenden rollte ein älteres Fahrzeugmodell heran, auf dem vorne in großen, wenngleich von Witterungseinflüssen gezeichneten Lettern ›Erlebnisreisen Watschenko‹ prangte. Zielsicher wurde das Gefährt nur wenige Meter von unserer kleinen Reisegruppe entfernt zum Stehen gebracht, und wir reihten uns alle brav hinter dem Fleischberg in die Schlange ein. Nur noch wenige Augenblicke, bis ich den Bus besteigen würde, um endlich zu meinem heiß ersehnten romantischen Ausflug zu starten. Ich konnte es kaum erwarten.

»Dreizehn Euro«, war das Erste und auch das Einzige, was ich vom Fahrer vernahm, nachdem ich meinen Körper ins Innere des Busses befördert hatte. Ob das die ›freundliche Begrüßung durch den netten und sympathischen Reiseleiter‹ war, von der im Prospekt die Rede gewesen war? Ich war nicht ganz sicher und gab vorsichtshalber, während ich nach meinem Geldbeutel griff, ein bemüht freundliches »Guten Morgen« zurück, das jedoch ohne Erwiderung blieb.

Der bärtige und recht beleibte Herr, der sich etwa im gleichen Alter wie die Mehrzahl der Mitreisenden zu befinden schien, nahm meinen Zwanzigeuroschein entgegen, riss einen kleinen blauen Zettel von einem Block ab, der wie die Lose bei Sankt-Martins-Verlosungen aussah, und drückte mir den Zettel samt sieben Euro Wechselgeld in die Hand, was mich etwas überraschte, weil im Prospekt von zwölf Euro fünfzig die Rede gewesen war. Darauf angesprochen, erwiderte der gute Mann lediglich, er habe kein passendes Wechselgeld mehr da, und ich solle mich nicht so anstellen. Vor dem Bus warteten noch andere Mitfahrer, und ich solle mir gefälligst endlich einen Platz suchen, statt hier den ganzen Betrieb aufzuhalten. Und schon streckte er die Hand nach dem Obulus des hinter mir in der Reihe Stehenden aus.

Um unnötige Konflikte zu vermeiden, trat ich beiseite und durchschritt den Gang. In den Sitzen saßen vielleicht sieben oder acht Gestalten, die vor mir bezahlt hatten, und selbst wenn sie alle nicht passend gezahlt haben sollten, erschien es mir erstaunlich, dass dem Fahrer bereits das Wechselgeld ausgegangen sein sollte. Doch vielleicht war dies nur sein Versuch, ein wenig Trinkgeld zu bekommen, oder sich im Vorfeld bezahlen zu lassen, um von der Höhe der Gesamtsumme den Grad der Freundlichkeit seiner Begrüßung abhängig zu machen. Egal, wie seine Motive aussehen sollten - ich war froh, endlich in diesem Bus zu sein, dessen Sitzbezüge sowohl im Hinblick auf Farbe als auch Musterung Anfang der 70er-Jahre sicherlich nicht zu den unmodernsten gezählt hatten. Ich setzte mich mit meinem Freund in die letzte Reihe, betrachtete die Gestalten im Bus und hoffte, dass die Reise ohne Motorschäden vonstatten gehen würde. Etwa ein Dutzend Haltestellen fuhr unser freundlicher Chauffeur an, bis dann der Bus mit Ausnahme von ein paar wenigen Plätzen komplett gefüllt war. Insgesamt etwa 3.000 Jahre Lebenserfahrung begleiteten mich auf dieser Reise, von denen hoffentlich das ein oder andere einmal genutzt worden war, um eine Ausbildung zum Kfz-Mechaniker zu machen, damit einer der Mitfahrer später gegebenenfalls tatkräftig aktiv werden konnte, falls das erschöpfte Röcheln des Motors in ein anhaltendes Schweigen übergehen sollte.

»Wir sind vollzählig und nun auf dem Weg zu Bauer Ewald«, war rund eine halbe Stunde nach der letzten angefahrenen Haltestelle über das Bordmikrofon zu vernehmen, nachdem wir die Autobahn erreicht hatten, wo sich der betagte Bus sichtlich abmühte, auf Reisegeschwindigkeit zu kommen. »Lassen Sie keinen Müll im Bus liegen, und vergessen Sie die Werbegeschenke nicht, die ich Ihnen bei der Ankunft am Bauernhof aushändigen werde. Ich wünsche Ihnen viel Spaß heute.«

Ein Knacksen in den Lautsprechern folgte, und dann herrschte, vom ungesund klingenden Dröhnen des Motors abgesehen, wieder Stille im Bus.

Das also war sie gewesen, die freundliche Begrüßung durch den sympathischen Reiseleiter! Wie eindringlich er versuchte, eine angenehme Ausflugsstimmung bei uns Mitfahrern zu erzeugen. Wie sorgsam er sich bemühte, uns einen schönen Tag zu ermöglichen. Wie aufmerksam er doch war, sogleich die wertvollen Reiseandenken zu erwähnen. Wie vorausschauend, gleich zu Beginn der Fahrt auf deren von ihm offensichtlich bereits jetzt herbeigesehntes Ende hinzuweisen. Und wie sehr aus seinen Worten die unterschwellige Botschaft herauszuhören war, sein Job, den er schon viel zu lange mache, kotze ihn mächtig an, und er könne allmählich keine Horden von Menschen mehr ertragen, die sich frühmorgens in seinen Bus setzten, um für ein paar Euro einen Haufen Fleisch, Wurst und nutzlose Werbegeschenke zu bekommen, und dann auch noch erwarteten, dass er sich Mühe bei seinen Ansagen gebe.

Dort vorne saß offenbar ein Mensch, der den größten Zuchtbullen der Welt öfter gesehen hatte als alle fortpflanzungsfähigen Kühe der Welt zusammen, der Millionen von Kilometern auf der immer gleichen Strecke zurückgelegt hatte, und der spätestens nach den ersten Monaten seiner Tätigkeit beschlossen hatte, alle

Hoffnung fahren zu lassen, es könne in seinem Leben jemals irgendetwas besser werden. Beinahe empfand ich so etwas wie Reue, dass ich ihm nicht das komplette Wechselgeld zu meinem Zwanzigeuroschein gelassen hatte.

Unser Chauffeur war ein Vertreter jenes Typs von Zeitgenossen, die man besser nicht fragen sollte, ob ihr Beruf sie erfülle, wenn man es vermeiden will, mit einem gebrochenen Nasenbein und schmerzhaften Rippenprellungen wieder nach Hause zurückzukehren. Und für die man, wenn man nicht gerade selbst das Opfer einer der spontanen Gewaltausbrüche geworden ist, sogar ein gewisses Verständnis aufbringt.

Nach etwa zwei Stunden ereignisloser Fahrt verlangsamte der Fahrer unser Gefährt und steuerte auf eine Ausfahrt zu, die unmöglich bereits zum Domizil von Bauer Ewald und seinen Haustieren führen konnte. Es war ausgeschlossen, dass wir die rund 300 Kilometer schon hinter uns hatten, sodass ich befürchtete, wir würden nun zu einem kleinen Waldstück fahren, wo uns der Busfahrer unter vorgehaltener Waffe ausrauben würde, um uns dann ohne Blicke auf den Zuchtbullen und ohne Schlemmerpakete dort einfach stehen zu lassen. Der nikotinabstinente Fleischberg würde ihm mit seinen Kumpanen dabei sicherlich gerne behilflich sein. ›Zwei junge Männer von Pulk wütender Rentner zu Tode gesteinigt - Rädelsführer noch auf der Flucht‹, sah ich die Schlagzeilen der Boulevardpresse vor mir. Mir war nicht ganz geheuer, zumal die Landschaft, die wir durchfuhren, immer weniger den Anschein erweckte, jemals von der Zivilisation berührt worden zu sein. Was mochte unser netter und sympathischer Reiseleiter im Schilde führen?

Ich beriet mich mit meinem Freund, der zwar äußerlich unbeeindruckt zu wirken versuchte, jedoch auch von einer gewissen Unruhe befallen war. Im Dienste der gegenseitigen Beruhigung versuchten wir uns davon zu überzeugen, in Anbetracht einer vermutlich nicht geringen Zahl an Altersinkontinenten unter den Mitreisenden diene der Abstecher einer ersten Pinkelpause, wenngleich der Zeitpunkt hierfür ungewöhnlich früh erschien. Was konnte sich sonst hinter dem Verlassen der Autobahn an Absichten verbergen?

Ratlosigkeit war es, die uns beide umfangen hielt, und von der offenbar ansonsten keiner der Reisenden befallen war. Entweder waren die anderen dankbar um die landschaftliche Abwechslung im Vergleich zur monotonen Aussicht auf der Autobahn, oder aber sie wussten, was das Verlassen der Reiseroute zu bedeuten hatte.

Ein Knistern und Rauschen durchdrang kurz darauf den Bus, das ich sogleich als symbolisches Abbrechen des Kontakts zur Außenwelt interpretierte, und durch das ich meine schlimmsten Befürchtungen im Hinblick auf das Ausrauben durch den Fahrer näher rücken sah. Instinktiv griff ich nach meinem Rucksack, um gegebenenfalls geeignete Gegenstände darin zu suchen, die mir bei der Gegenwehr helfen sollten, doch im gleichen Moment erfuhr ich von unserem Chauffeur, was die ungewöhnliche Fahrtroute zu bedeuten hatte.

»Meine Damen und Herren, wir erreichen in wenigen Minuten den Gasthof, in dem die Werbeverkaufsveranstaltung stattfinden wird«, scholl es undeutlich und zugleich laut aus den Lautsprechern. »Danach werden Sie in dem Gasthof zu Mittag essen können, und im Anschluss fahren wir weiter zum Anwesen von Bauer Ewald. Der Bus wird vor dem Gasthof mit verschlossenen Türen warten - Sie können mögliche Wertgegenstände getrost bis zur Weiterfahrt im Bus zurücklassen.«

Ich glaubte nicht recht gehört zu haben. Es war gerade einmal acht Uhr, und der gute Mann hatte soeben etwas von Mittagessen erzählt. Entweder aß man bei solchen unvergesslichen und romantischen Ausflügen extrem früh zu Mittag, oder aber das, was uns nun erwartete, würde einen ziemlich langen Programmpunkt darstellen. Die Zeit zwischen acht Uhr morgens und der für ein Mittagessen schien mir, gemessen an herkömmlichen mitteleuropäischen Maßstäben, grundsätzlich relativ lang zu sein, und etwa vier bis fünf Stunden zu betragen.

Mir schwante Schlimmes. Und doch sollte, wie sich später herausstellte, meine Schätzung über die Länge der Werbeveranstaltung eher konservativ gewesen sein. Als selbige nachher gegen 14 Uhr offiziell für beendet erklärt wurde, hatte ich nicht nur ein eher kärgliches, lauwarmes und wenig schmackhaftes Mittagessen verzehrt, sondern schier Unglaubliches über Bakterien, medizinische Notwendigkeiten, den Generationenvertrag, erstklassigen Psychoterror sowie die Naivität von Menschen erfahren, die scheinbar nichts Besseres mit ihrer begrenzten Lebenszeit anzufangen wissen, als sie regelmäßig inmitten von Dutzenden Lammfelldecken, obskuren Salben und Pasten sowie mutmaßlich durch die regelmäßige Teilnahme an Werbeverkaufsveranstaltungen überschuldeten Zeitgenossen in heruntergekommenen provinziellen Gaststätten zu verbringen. Und ich war mehrmals kurz davor gewesen, anschließend zum Busfahrer zu gehen, um ihn in Form eines letzten Gnadenerweises mit einer Lammfelldecke zu erdrosseln, damit er sich das nie wieder antun müsse.

Der Bus passierte kurz nach der Durchsage das Ortsschild eines kleinen Dorfes, das um diese Uhrzeit etwa genauso verschlafen wirkte wie ich mich fühlte, und auf den Straßen und Bürgersteigen der schätzungsweise 2.000 Seelen zählenden Gemeinde waren etwa so viele Fußgänger unterwegs, wie sich Krokodile in der Kanalisation von Wanne-Eickel befinden. Hier und dort säumte eine Straßenlaterne den dem Anschein nach zuletzt in der 60er-Jahren geteerten Pfad durch die Ortschaft, und vereinzelt am Straßenrand parkende Autos legten die Vermutung nahe, dass der ein oder andere Bewohner hier tatsächlich sein Dasein fristete.

Souverän steuerte unser Chauffeur sein Gefährt durch die Gemarkung, an deren Ende er auf einen kleinen Feldweg einbog, der nach wenigen Dutzend Metern an einer Gaststätte endete. Sie trug den bezeichnenden Namen ›Zur Waldesruh‹. Dort angekommen hatte er ein Einsehen mit den wehklagenden Geräuschen des Motors, brachte ihn zum Stillstand, drückte zwei Mal auf die Hupe, öffnete die Türen per Knopfdruck und vertiefte sich sogleich in die Lektüre der BILD-Zeitung. Meine Mitfahrer erhoben sich von ihren Sitzen und strebten den Ausgängen zu, wozu ich mich mangels sinnvoller Alternativen ebenfalls entschloss.

Sogleich erschien aus einem Nachbargebäude eine weiß beschürzte Dame in Begleitung einer Geschlechtsgenossin im hellgrauen Hosenanzug und schloss die Eingangstür des Gasthofs auf, durch die wir daraufhin traten. Innen erwartete uns ein Saal mit dem Charme einer Bahnhofswartehalle, um deren Reinigung sich in Anbetracht nur sporadisch eintreffender Züge seit Jahren niemand verantwortungsvoll gekümmert hatte, und die eher schlichten und recht betagten Tische waren mit verblichenen Tischdecken versehen, welche vor mehreren Hundert Waschgängen vermutlich einmal die Farbe Weiß gehabt hatten. Dort, wo der Eintretende in Anbetracht des Ambientes einen von brennenden Kerzen umgebenen geöffneten Sarg samt herum gruppierter Trauergemeinde erwartet hätte, befanden sich hinter einem Mikrofon mehrere Kartons sowie ein Diaprojektor, und wie von unsichtbarer Hand gesteuert verteilten sich meine Reisebegleiter auf die vorhandenen Plätze.

Ein wenig unsicher, ob ich einen Stuhl eher in der Nähe des Ausgangs oder der Toiletten wählen sollte, verharrte ich zunächst stehend an der Eingangstür, um keine dreißig Sekunden später gewahr zu werden, dass der einzige frei gebliebene Tisch der unmittelbar gegenüber der Bühne in der Mitte des Saales geblieben war. Ein kurzer Blickwechsel mit meinem Bekannten stellte klar, dass wir einen Augenblick zu lange gezögert hatten, um uns im Abseits platzieren zu können, sodass wir gezwungen waren, eine zentrale Sitzposition einzunehmen.

Was nun folgte, war eine eindrucksvolle mehrstündige Demonstration, wie man rund fünfzig Menschen, die allesamt das Wahlrecht in diesem Land besitzen, auf eine haarsträubend primitive Art und Weise manipulieren kann, die einem als Angehörigem der Gattung Homo sapiens die Schamesröte ins Gesicht treibt. Ein ganzer Bus voller Menschen, von denen jeder frei in diesem Land herumlaufen darf, ließ sich beliebig zu allem instrumentalisieren, wonach es die Veranstaltungsleiterin gelüstete. Einige Dutzend erwachsene Bürger, von denen sicherlich ein nicht geringer Teil einmal Kinder hat zeugen, erziehen und mit dem gesellschaftlichen Leben vertraut machen dürfen, benahm sich hilfloser als ein Thunfisch an Land, infantiler als eine befruchtete Eizelle zwanzig Sekunden nach dem Zeugungsakt, beschämender als ein Pfarrer, der soeben als Kunde einem seiner Schäfchen im Bordell begegnet ist, und armseliger als ein durchschnittlicher Telefonterrorist, der Menschen nach Feierabend im Auftrag einer Klassenlotterie anruft, um ihnen Lose mit Gewinnchancen von 154 Prozent und mehr aufzuschwatzen.

Was die Dame, deren Habitus an eine Mischung aus Volksschullehrerin der späten 50er-Jahre, Kindergärtnerin an einer Tagesstätte für Lernbehinderte, führendem Mitglied in einer verbotenen Sekte und Aufseherin in einem Konzentrationslager erinnerte, mehrere Stunden lang vor der versammelten Reisemannschaft abzog, war derart eindrucksvoll und zugleich unglaublich, dass ich mich zwischendurch mehrfach vergewissern musste, keineswegs zu träumen oder unter einem heftigen Drogenrausch zu stehen. Hier wurde etwas vorgeführt, gegen das die Maßnahmen im Orwell'schen Staat wie Kinderbelustigung anmuten, und das selbst eine Informationspolitik wie die einzelner weltpolizeilicher Großmächte in Invasionszeiten als reinen Dilettantismus erscheinen lässt. Wer nach dieser Werbeverkaufsveranstaltung nicht entweder ungeheuren Respekt vor der Leistung der Dame oder aber schiere Verzweiflung über den Geisteszustand seiner Zeitgenossen empfand, wird vermutlich auch von keinerlei emotionalen Regung heimgesucht, wenn die Vertreter aller Parteien nach einer Wahl erläutern, warum das eigene Ergebnis zweifelsfrei als großer Erfolg betrachtet werden muss; unabhängig davon, wie viele Prozentpunkte an Zustimmung die eigene Partei dieses Mal verloren hat.

Alles begann damit, dass die Dame sich namentlich vorstellte - »Also, ich bin die Ingrid« -, und sich sehr erfreut zeigte, dass so viele gekommen seien. Ausdrücklich wies sie darauf hin, dass die Teilnahme an der Veranstaltung jedem vollkommen freigestellt sei. Sie wolle niemanden zwingen, im Raum zu bleiben, wenn er kein Interesse daran habe, sich kostenlos und unverbindlich Informationen über eines der wichtigsten Themen auf der Welt, nämlich die eigene Gesundheit, zu besorgen. Wer nicht bleiben wolle, dürfe jederzeit gehen und sich mit etwas anderem beschäftigen; das nehme sie niemandem übel.

Welch großzügiges Angebot, dachte ich mir - statt hier in einem wenigstens einigermaßen geheizten Raum zu sitzen, hatten alle Mitfahrer alternativ die Gelegenheit, sich morgens um halb neun in einem kleinen Provinzkaff anderweitig zu beschäftigen. Sicherlich wäre es eine höchst unterhaltsame Alternative, mit den Eingeborenen in Kontakt zu treten, um sie beispielsweise mit den Funktionen eines Handys vertraut zu machen, mit dem Dorfpolizisten über organisierte Kriminalität zu plaudern, die Kühe auf den an die Gemarkung angrenzenden Wiesen zu zählen, oder aber Einheimische mittels Glasperlen und Feuerwasser zu für sie vermeintlich lukrativen Grundstücksverkäufen zu überreden. Falls die Zeit ausreichen würde, kurzfristig eine Versammlung des Ältestenrats einzuberufen, war es sogar nicht ausgeschlossen, sich per Akklamation zum Häuptling des Stammes ausrufen zu lassen.

Ich entschied mich daher fürs Bleiben, weil hier im Saal immerhin die Möglichkeit bestand, gegen vier Euro ein Kännchen Kaffee zu erhalten, was in Anbetracht meiner durch das frühe Aufstehen bedingten Müdigkeit einer lebenserhaltenden Maßnahme gleichkam. Von der permanent während ihres gesamten Vortrags durch die Reihen schwirrenden Bedienung ließ sich unsere Ingrid nicht weiter stören, und ich vermute, sie wird zu einem gewissen Prozentsatz an den Umsätzen von uns Verdammten beteiligt gewesen sein.

Nachdem geklärt war, dass sie nur unser Bestes wolle, begann Ingrid dann einzelne Teilnehmer aus dem Publikum direkt auf ihre Motivation für die Teilnahme an der ›exklusiven Informationsveranstaltung‹, wie sie das nannte, anzusprechen, und weil einfach das Stichwort nicht fallen wollte, auf das sie wartete, griff sie sich einen nach dem anderen heraus. Einzelne der Angesprochenen bekundeten, als Mensch im Ruhestand grundsätzlich jede Möglichkeit zur Ablenkung vom eintönigen Alltag wahrzunehmen. Andere wiesen darauf hin, es bei Bauer Ewald stets sehr interessant und angenehm zu finden, und wieder andere interessierten sich laut eigener Aussage lediglich für das fantastische Topfpflegemittel, das sie ja, wie Ingrid selber wisse, bei fast jeder Fahrt kauften. Demnach waren also tatsächlich Wiederholungstäter unter den Mitfahrern.

Nach einem halben Dutzend Angesprochener, von denen keiner die gewünschte Antwort präsentiert hatte, schien unserer Lageraufseherin langsam der Geduldsfaden zu reißen, und sie entschloss sich zu einem Frontalangriff.

»Ist denn keiner hier im Saal, der heute etwas für seine Gesundheit tun möchte?«, rief sie in die lethargische Menge.

Und nun trat die für den ordnungsgemäßen Verlauf der Veranstaltung erforderliche Reaktion ein: Von allen Tischen war, wenngleich eher verhalten, Zustimmung zu vernehmen. »Selbstverständlich!«, »Klar!«, »Natürlich!«, »Aber sicher!«, »Auf jeden Fall!« - so raunte es von allen Sitzplätzen her.

Allerdings war das längst nicht die Vorstufe der Ekstase, die sie erwartete. »Was sagt ihr? Ich kann euch nicht hören!«, setzte sie hinzu, und erneut erhob sich das Raunen; dieses Mal schon deutlich lauter. Doch es war immer noch nicht die geforderte Huldigung. »Ist wirklich niemand hier, dem seine Gesundheit am Herzen liegt?!«, schrie Ingrid förmlich, und endlich stieg der Feedback-Lautstärkepegel auf das ihr genehme Maß. »Na also«, stieß sie hervor, und ein zufriedenes Lächeln legte sich auf ihre Lippen, aus denen in den kommenden Stunden unglaublich viele sinnreiche Sentenzen fließen sollten, für die sie vermutlich selbst von Dr. Joseph Goebbels Anerkennung erhalten hätte.

Um die Stimmung im Saal in einer Art warming-up kontinuierlich in Richtung Begeisterung, Euphorie und Ekstase zu bringen, durchsetzte unsere Teilzeitbetreuerin die erste Viertelstunde ihrer Performance mit ungezählten Sprichwörtern, die von uns Teilnehmern im Chor zu ergänzen waren. Schätzungsweise jeder dritte oder vierte ihrer Sätze war der Anfang einer Weisheit des Volksmunds, und zunehmend mehr stimmten in den jeweiligen Refrain ein.

»Denn ich sage ja immer: Wie man in den Wald ruft...«

»...so schallt es hinaus«, ergänzte das Auditorium.

Ein paar Sätze zum Thema Gesundheit folgten. »Wie sagt man doch: Was Hänschen nicht lernt...«

»...lernt Hans nimmermehr!«, gab die Menge zurück. Wie eine Grundschulklasse, die soeben die ersten Buchstaben des Alphabets gelernt hat.

»Und es heißt ja nicht ohne Grund: Wie man sich bettet...«

»...so liegt man!«, war aus zahlreichen Kehlen zu hören.

Erneut ein paar Hinweise, wie wichtig die persönliche Gesundheit sei. »Was du heute kannst besorgen...«

»...verschiebe lieber nicht auf morgen!«, skandierte das durch seinen breiten Wissensfundus nunmehr von sich selbst offenbar tief beeindruckte und entsprechend euphorisierte Publikum.

Und weitere Sätze zum Themenkomplex Gesundheit und individuelles Wohlbefinden schlossen sich an. »Wer anderen eine Grube gräbt...«

»...muss Werbeverkaufsveranstalter sein«, gab ich, um auch einmal etwas zu sagen, lautstark von meinem exponierten Sitzplatz am Tisch unmittelbar vor der Bühne zurück.

Im gleichen Moment war ich glücklich, dass Blicke nicht wirklich töten können. Mich traf ein funkelnder Augenaufschlag der Dame, in dem deutlich und unmissverständlich eine einzige Botschaft zu lesen stand: ›Noch ein falsches Wort, Freundchen, und ich werde dafür sorgen, dass der Bus nachher ohne dich abfährt - wage es nicht, mir hier die Tour zu vermasseln!‹

Der Rest des Publikums verstummte ebenso plötzlich wie ich, und obwohl ich einen Augenblick erwog, es darauf ankommen zu lassen, entschied ich mich doch für einen eher defensiven Kurs, was den Rest der Veranstaltung betrifft. Ich war schließlich nicht einmal sicher, ob es in diesem Dörfchen bereits ein öffentliches Telefonnetz gab, mit dessen Hilfe ich ein Taxi zum nächsten Bahnhof hätte bestellen können. Und nicht auszuschließen, dass der nichtrauchende Fleischberg sich gegen eine kleine Zuwendung bereitgefunden hätte, für die Dame die Drecksarbeit zu erledigen, und mich nachher auf dem Gemeindefriedhof zu verscharren.

Um die nach meiner Äußerung ein wenig getrübte Stimmung im Saal wieder aufzuhellen, begann unsere Herrin und Meisterin nun, von ihrem Elternhaus zu erzählen. Wie gut es ihr dort immer ergangen sei, wie liebevoll die Eltern sie behandelt hätten, und wie aufopferungsvoll sie sich förmlich alles vom Mund abgespart hätten, um ihr den Besuch einer weiterführenden Schule zu ermöglichen. Obwohl sie aus einer sehr armen Familie mit acht Geschwistern stamme, habe es ihr nie an etwas gefehlt, und bis heute sei sie ihren Eltern unendlich dankbar für alles, was sie getan hatten. Leider sei ihr Vater vor einigen Jahren verstorben, und ihre Mutter, die inzwischen 79 Jahre alt sei, lebe trotz zahlreicher körperlicher Beschwerden allein zu Hause. Das Nötigste könne ihre Mutter gerade noch allein bewältigen, doch seien ihre Tage ausgesprochen strapaziös, vor allem aber sehr einsam.

Das werde nun einige im Saal, wie sie rhetorisch fragend bemerkte, sicherlich überraschen. Schließlich seien es insgesamt neun Kinder, von denen das ein oder andere die Hilfe im Haushalt und die Pflege der Mutter hätte übernehmen können. Sei das nicht sogar eine Selbstverständlichkeit? Zustimmung scholl ihr aus dem

Publikum entgegen. Tja, das sehe sie im Grunde genauso, ließ uns Ingrid mit einem betroffenen Gesichtsausdruck wissen. Leider könne man halt nicht immer so, wie man wolle, und sie selbst habe neben ihrem Beruf zudem eine Familie. Beides beanspruche weite Teile ihrer Zeit, und da sie beruflich bedingt heute nicht mehr in der alten Heimat lebe, seien Besuche bei ihrer armen alten Mutter mit sehr langen Anfahrten verbunden, die sie schlechterdings nicht jede Woche oder auch nur jeden Monat in Kauf nehmen könne. Schließlich wollten ebenfalls ihre Kinder und ihr Gatte Zeit mit ihr verbringen, wenn sie einmal ein freies Wochenende habe.

»Oder glauben Sie, ich würde meine Mutter gerne allein lassen?«, fragte sie mit unschuldigem Blick ins Publikum, und ein aufrichtiges kollektives Kopfschütteln war die kalkulierte Reaktion.

So sei das eben, wenn die eigenen Kinder erwachsen würden, eine Familie gründeten und ihr eigenes Glück in der Welt suchten. Und man könne und dürfe ihnen das keineswegs verwehren, fügte Ingrid hinzu, denn niemand habe das Recht dazu.

»Viele von Ihnen sind ja sicherlich schon im Rentenalter, wie ich annehme?«, leitete sie ihre eigentliche Verkaufsoffensive ein, und allerseits wurde, mit Ausnahme eines einzigen Tisches, Zustimmung bekundet. »Und wer von Ihnen hat Kinder?« Wieder erhoben sich, mit Ausnahme eines einzigen Tisches, überall Hände. »Und wer von Ihnen bekommt jeden Tag Besuch von seinen Kindern?« Drei oder vier Hände wurden zaghaft in die Höhe gereckt. »Na, Ihnen meinen Glückwunsch!«, sprach Ingrid. Und unter Zuhilfenahme zahlreicher Beispiele aus dem Alltagsleben, wie etwa dem

Einkaufen, dem Kochen, dem Putzen, dem Fahren zum Arzt und Ähnlichem, skizzierte sie auf niederschmetternde Art, wie beschwerlich das Leben im Alter sei.

Andächtig lauschten alle im Saal, und angesichts von Ingrids schonungs- und illusionslosen Ausführungen rechnete ich zwischenzeitlich damit, dass der nächste Schritt das Verkaufen von Zyankalikapseln sein würde, um jeden, der jenseits der 60 war, von seinen Leiden zu erlösen. Möglicherweise würden Patenschaften oder gar Adoptionsmodelle für Kinder aus der sogenannten Dritten Welt angeboten, die sich dann um die Hausarbeit kümmern sollten. Oder betrieb Ingrid hauptberuflich ein Altersheim, für das im Anschluss höchstbietend Plätze versteigert würden?

Ich hatte mich getäuscht. Nachdem unsere Betreuerin uns bewusst gemacht hatte, dass uns nichts als Jahrzehnte im Zeichen des Siechens und der totalen Hilflosigkeit bevorstünden, erläuterte sie, dass das keineswegs die einzig mögliche Variante eines Lebens jenseits des Renteneintrittsalters sei. Es gebe vielmehr verlässliche Wege, Einsamkeit, Leid und Schmerz im Alter zu vermeiden, und wem auch nur ein wenig an seiner Gesundheit gelegen sei, der könne gar nicht anders, als die heutige Gelegenheit zu nutzen, etwas für sich selbst zu tun, das im Grunde mit Geld gar nicht zu bezahlen sei. Hier und heute bestünde, so erläuterte sie dem gebannten Publikum, die einmalige Chance, mehr für seinen Körper zu tun, als das regelmäßige Arztbesuche, Massagen und Aufbauspritzen zusammen könnten. Jeder der Teilnehmer habe heute die fantastische Möglichkeit, ein für alle Mal fast alle Beschwerden abzustellen, die ihn bedrückten und belasteten. Wer wolle, fügte Ingrid beschwörerisch hinzu, könne dafür sorgen, dass er 100 Jahre alt werde, und habe bis dahin praktisch vergessen, was Schmerzen überhaupt seien.

Eine nicht geringe Skepsis war dem Publikum ebenso wenig abzusprechen, wie das für eine gewisse Neugier galt, was nun kommen würde.

»Ich sehe an Ihren Gesichtern, dass einige noch skeptisch sind, stimmt's?«, sagte unsere Wohltäterin, die herbeigeführte Stimmung im Saal korrekt deutend. Vereinzeltes Nicken in der Runde. »Und ich wette, Sie sind neugierig, was ich Ihnen nun zeigen werde. Habe ich recht?« Und wie im Kasperltheater war wiederum ein zustimmendes Nicken bei vielen zu beobachten. »Na, dann will ich Sie nicht mehr länger auf die Folter spannen«, setzte sie hinzu, und warf flugs den mitgebrachten Diaprojektor an, der die ganze Zeit über leise summend auf dem Tisch neben ihr gestanden hatte. Und das Nächste, was wir zu sehen bekamen, war das Bild eines entsetzlichen Monsters mit ekligen Greifzangen, einem widerlich behaarten Körper und einem Maul, das selbst Arnold Schwarzenegger einen Schrecken eingejagt hätte. In der Projektion an der Wand hatte das Bild eine Größe von etwa zwei Quadratmetern. Ein entsetzter Aufschrei ging durch das Auditorium.

Sichtlich genoss Ingrid den erzielten Effekt, den sie vermutlich jede Woche mehrfach vor ähnlichen Menschenansammlungen erzeugte, und sah triumphierend in die Runde.

»Wissen Sie, was das ist?«, fragte sie mit der Stimme einer Grundschullehrerin, die gerade die Innereien eines sezierten Frosches neben das Pausenbrot eines Erstklässlers gelegt hat, um ihn in Zukunft vom permanenten Stören des Unterrichts durch Herumalbern abzuhalten.

Ich persönlich tippte auf eine Requisite aus einem Spielberg-Film oder einen Schnappschuss aus dem Kühlschrank der WG, in der ich während meines Studiums ein paar Monate gelebt hatte.

»Eine Kellerassel?«, »Eine Zecke?«, »Ein Krebsgeschwür?«, war an Vorschlägen aus dem Publikum zu vernehmen, doch unsere Herrin und Meisterin schüttelte nur verneinend den Kopf.

»Das ist eine Milbe!«, rief eine Stimme ein paar Tische neben mir, die ich, ohne mich dorthin zu wenden, als die des Fleischbergs mit der Nikotinphobie identifizieren konnte.

»Richtig, Herr Schmölders«, bestätigte Ingrid anerkennend. »Das ist eine Milbe.«

Sieh einer an, dachte ich mir - sie kennt sogar seinen Namen. Demnach steckte er offensichtlich entweder in der Tat mit der Veranstaltungsleitung unter einer Decke (sic!), oder er war tatsächlich einer jener Menschen, die häufiger aus freien Stücken diese Veranstaltung besuchten. So oder so war das ein weiterer Grund, Vorsicht im Hinblick auf unbedachte Äußerungen walten zu lassen.

»Und weiß jemand«, setzte Ingrid ihre demagogische Penetration fort, »wo diese Tiere vorkommen?«

Abermals war es Herr Schmölders, der die korrekte Antwort präsentierte: »Na, im Bett leben die!«, erklärte er, und wieder waren es Lob und Anerkennung seitens Ingrid, was er, neben einem förmlich spürbaren Respekt vor seiner breiten Allgemeinbildung aus dem Kreis der Mitfahrer, erntete.

Es folgte ein wortgewaltiger Vortrag Ingrids, der

aus unzähligen Detailinformationen zum Thema Milben bestand. Wie sie leben, wovon sie sich ernähren, was sie den ganzen Tag über so treiben, wie sie sich fortpflanzen, wie sie ins Bett hineinkommen, und welche Krankheiten durch sie übertragen werden können. Zwischendurch tauschte Ingrid das an die Wand geworfene Bild durch andere, nicht weniger eindrucksvolle Milbenporträts aus, und nach rund dreißig Minuten dürfte allen im Raum klar gewesen sein, in welch gigantischen Haufen von ekligen kleinen Biestern wir uns jede Nacht wälzen, wenn wir den Schlaf der Gerechten (und vor allem den der hochgradig Infektionsgefährdeten) schlafen.

Unsere Betten sind, wenn ich das richtig verstanden habe, nichts anderes als ein riesiger Tummelplatz für fiese winzige Monster, die sich von unseren nächtlichen Ausdünstungen ernähren, und quasi ununterbrochen ihre Exkremente auf den Schlafenden herniederprasseln lassen. Im Grunde ist ein herkömmlicher Schlafplatz nichts anderes als eine Art Versammlungsort für extrem gefährliche Kleinstorganismen, die uns dadurch, dass sie uns buchstäblich zuscheißen, alle Krankheiten anhängen, die ein durchschnittlicher menschlicher Körper im Laufe seines Lebens bekommen kann. Und wer morgens regelmäßig inmitten eines stinkenden Berges von Exkrementen wach wird, braucht sich keine Sorgen über seine mögliche Inkontinenz oder einen massiven Schließmuskeldefekt zu machen, sondern kann die ganze Schuld auf die Milliarden von Milben schieben, die sich in seinem Bett tummeln. Ebenso erschütternd wie aufschlussreich, das sinngemäß aus dem Mund einer selbst ernannten Expertin bei einer Werbeverkaufsveranstaltung zu hören, während man auf dem Weg zum größten Zuchtbullen der Welt ist.

Nachdem das alles geklärt war, bestand im Grunde nur noch hinsichtlich der Frage Unklarheit, ob und gegebenenfalls *was* sich gegen die flächendeckende Kontaminierung der heimischen Schlafstätten tun lässt. Gab es eine Rettung durch den massiven Einsatz von Chemikalien? Ließ sich möglicherweise das Schlimmste an Gesundheitsschäden verhüten, wenn man fortan nur im Stehen nächtigte, indem man seinen Körper bei Einsetzen der Dunkelheit mit einer Art Anti-Milben-Halterung an der Wand fernab von Bettdecken befestigte? Konnte das regelmäßige Einbalsamieren mit einer speziellen Paste Abhilfe verschaffen? War es ratsam, in der Apotheke einen gegnerischen Bakterienstamm, ein paar Petrischalen und eine Nährlösung zu erwerben, um sodann durch die Herbeiführung eines Kleinkriegs auf der heimischen Matratze die Schädlinge in grausamen Gefechten zu vernichten? Oder bestand ein Ausweg darin, einmal mit dem Flammenwerfer durch die eigene Wohnung zu gehen, um auszumerzen, was sich an gefährlichem Getier darin tummelte?

Keineswegs - Ingrid hatte eine Art Patentrezept dabei, mit dem sich ein gesunder Schlaf für alle Zukunft sicherstellen lässt, und man merkte ihr förmlich an, wie glücklich sie darüber war, in vollkommen selbstloser Manier so viele von schlimmen Krankheiten bedrohte Menschen damit beglücken zu können. Sie griff in einen großen Karton hinter der Diawand, aus dem sie etwas hervorzog, das auf den ersten Blick an eine herkömmliche Bettdecke erinnerte, die vermutlich von Abermilliarden Milben bevölkert wurde. Was sie da in Händen hielt, war sicherlich eine Brutstätte der kleinen Monster, und sie würde nun dem Publikum demonstrieren, wie man sie ein für alle Mal vernichten konnte. Zumindest nahm ich das an, und ich war gespannt, welche Methode sie anwenden würde. Zugleich war ich ein wenig beunruhigt, weil ich in unmittelbarer Nähe zur Bühne saß, und wahrscheinlich die ersten paar Tausend Milben bereits bis zu meinem Tisch und auf meine Kleidung gesprungen waren, um sich in der folgenden Nacht dann in meinem Bettzeug einzunisten, und mich langsam aber sicher unter ihren Ausscheidungen zu begraben.

Doch weit gefehlt. Wie unsere Kammerjägerin erklärte, sei dies die einfachste aller Lösungen, um zukünftig gesund seine Nächte zu verbringen, und jeder, der an der Erhaltung seiner Gesundheit interessiert sei, könne nun etwas erwerben, das ihn für den Rest seines Lebens erfreuen werde.

»Das hier ist eine Lammfelldecke!«, rief sie triumphierend aus, und sie habe gegenüber den im Handel erhältlichen Daunendecken den im Grunde unbezahlbaren Vorteil, dass sie garantiert milbenfrei sei und in alle Ewigkeit bleiben werde. Wer unter einer solchen Decke schlafe, werde nie wieder unter den Ausscheidungen von ekligen Kleinstorganismen liegen, sondern gewissermaßen klinisch rein jede Nacht die Augen zumachen. Mit dem Erwerb einer Lammfelldecke gehörten, wie sie souverän lächelnd erklärte, nicht nur verschwitzte, sondern vor allem gesundheitsgefährdende Nächte endgültig der Vergangenheit an. Darüber hinaus verhindere das Produkt Krampfadern, Schweißfüße, Gelenkschmerzen und sogar Raucherbeine. Und heute bestehe, sprach sie ins gebannt auf die Bettdecke starrende Publikum, die einmalige Möglichkeit, dieses fantastische Produkt zum Sonderpreis zu erhalten.

»Man könnte sagen, dass heute ein Glückstag für Sie und Ihre Gesundheit ist!«, fügte sie mit einem strahlenden Gesichtsausdruck hinzu.

Die Lammfelldecke in Händen haltend, überschüttete unsere wohlwollende Ingrid die anwesenden Langzeitmilbenopfer mit Informationen zu deren Herstellung, Qualität, Strapazierfähigkeit und allgemeinen Vorteilen, die nach nunmehr insgesamt drei Stunden der infiltrierenden Beschallung ähnlich leblos wirkten wie eine Milbe, welche vor einer Woche von einem herabfallenden Lammfellkissen erschlagen wurde. Immer wieder wurden einzelne aus der Gruppe aufgefordert, sich durch Betasten selbst einen Eindruck von der hervorragenden Qualität zu machen, und einer wurde sogar gebeten, sich auf einen der Tische zu legen, um sich liegend davon zu überzeugen, wie bequem und federleicht das Lammfellprodukt sei; ich musste kurz laut auflachen, als Ingrid mit der Wahl des Wortes ›federleicht‹ den rhetorischen Höhepunkt des Tages setzte, ohne ihren Lapsus jedoch zu bemerken. Und nachdem sie ein letztes Mal ausführlich erläutert hatte, dass es sich bei der eigenen Gesundheit um das wichtigste Gut im Leben überhaupt handele, und dass diese im Grunde unbezahlbar sei, folgte dann der bizarrste Teil der Veranstaltung, indem zum Verkauf der Wunderdecken geschritten wurde. Der Preis, den sie den Anwesenden heute machen könne, liege um fünfzig Prozent unterhalb des regulären Ladenpreises, da die Firma günstig eine größere Menge eingekauft habe, und jeder, der die einmalige Gelegenheit nutzen wolle, könne nun noch einmal einen Rabatt von stattlichen zwanzig Prozent erhalten.

Was mochte so eine Decke wohl kosten?, fragte ich mich, und ging in Anbetracht der erwähnten Nachlässe von einer Summe von hundert bis hundertfünfzig Euro aus. Und hätte ich über entsprechende Geldmittel verfügt, hätte ich an jenem Tag die Anschaffung einer neuen Bettdecke vielleicht ernsthaft erwogen. Weniger aus Furcht vor den Scharen kleiner Monster, sondern vielmehr getrieben von dem Wunsch, in den Sommermonaten nächtens weniger zu schwitzen. Und weil meine heimische Milbenbrutstätte ohnehin nach mehr als zehn Jahren der Nutzung allmählich den Gedanken an einen Austausch ratsam erscheinen ließ, wäre die Gelegenheit zu einem Schnäppchen aus Ingrids Händen denkbar willkommen gewesen.

Allerdings lag ich mit meiner Preisschätzung ein wenig daneben, wie ich rasch erfahren sollte, als das erste halbe Dutzend der Anwesenden im Publikum per Handzeichen bekundet hatten, eine solche Decke haben zu wollen. Ingrid verteilte sogleich Kaufverträge an die Interessenten, die auch umgehend ausgefüllt wurden, nachdem sie auf eine Frage nach der zu zahlenden Summe aus dem Kreis der Milbenfeinde geantwortet hatte, inklusive eines Kissens, ebenfalls mit Lammfell gefüllt, betrage der Rabattpreis - und ich glaubte meinen Ohren nicht zu trauen - 1.200 Euro. In Worten: eintausendzweihundert Euro. Für eine Bettdecke! Oder zutreffender gesagt: elf Mal eintausendzweihundert Euro für die elf Garnituren aus Bettdecke und Kissen, die von den Teilnehmern an dieser in der Tat ›unvergesslichen‹ Ausflugsfahrt gekauft wurden. Da mag sich der eine Teil der Bevölkerung fragen, wie man angesichts einer solchen Kaufkraft in der überwiegend aus Ruheständlern bestehenden Gruppe allen Ernstes noch von Altersarmut in unserer Republik sprechen kann, während der andere Teil der Bevölkerung vermutlich die regelmäßige Teilnahme an Werbeverkaufsveranstaltungen als Hauptursache von jener benennt.

Im Anschluss ging Ingrid, die anscheinend mit den Tageseinnahmen von brutto gut 13.000 Euro nicht ganz zufrieden war, auf weitere Details aus dem Bereich der umfassenden und ganzheitlichen Pflege der Körpergesundheit ein, indem sie neben Pasten gegen Haarausfall (500 ml für 58 Euro), einer Salbe zur Durchblutungsförderung (400 ml für 38 Euro) und einer Tinktur zur Stärkung von Herz und Kreislauf (400 ml für 45 Euro) abschließend eine weitere Decke hervorholte, die deutlich dünner war als jene aus Lammfell. Was mochte nun wohl folgen? Eine Anti-Ameisen-Picknickdecke? Eine elektrisch betriebene und sich selbst reinigende Massagedecke? Oder gar eine Decke, die den biologischen Alterungsprozess umkehrt?

Erneut sah ich mich getäuscht. Das, was sie da in Händen halte, sei eine Neuentwicklung aus Japan, wo die Menschen bekanntlich fast alle 100 Jahre alt würden. Habe sich vielleicht schon einmal jemand gefragt, warum das so sei? Allgemeines Kopfschütteln und eine neugierige Erwartungshaltung im Publikum, die Ingrid sichtlich genoss, weil sie nun aufs Neue als intellektuelle und umfassend gebildete Autorität auftreten konnte.

»Wegen des signifikant höheren Konsums von Fisch pro Kopf der Bevölkerung?«, warf ich im fragenden Ton in den Saal, was, wie Ingrids irritierte Reaktion zeigte, in ihrem Drehbuch nicht vorgesehen war.

Wieder lag eine gewisse Drohung in ihrem Blick, der mich voller Kälte traf, und ich schob, einen ohne mich abfahrenden Bus gedanklich vor mir sehend, ein »Nein? Tja, war nur so eine Idee von mir« entschuldigend hinterher.

Doch was mochte es dann sein? Weniger Bungeespringer gegenüber der Bundesrepublik? Eine geringere Neigung zum Eintritt ins reguläre Erwerbsleben? Eine allgemein gesündere und ausgewogenere Ernährung als der durchschnittliche Mitteleuropäer? Der Verzicht auf Eheschließungen? Besser ausgestattete Pflegeheime? Oder möglicherweise großflächige staatlich finanzierte Milbenvernichtungsprogramme?

Nein, die Erklärung für die hohe Zahl an Lebensjahren der Japaner lautete anders. Dort werde, wie Ingrid behauptete, seit Generationen mithilfe künstlicher Magnetfelder Durchblutungsstörungen entgegengewirkt, welche bekanntlich zu den häufigsten Todesursachen zählten. Durch magnetische Kräfte sei es möglich, die Blutzirkulation anzuregen, und auf diese Weise den Kreislauf zu stabilisieren. Das sei ja gerade im fortgeschritteneren Alter ein Problem, wenn sie sich nicht täusche, und ihr fragender Blick stieß erneut auf allgemeines Kopfnicken im Publikum, das vermutlich während der mehrstündigen Werbeverkaufsveranstaltung innerlich bereits um weitere Jahre gealtert war. Zumindest ich fühlte mich langsam völlig ermattet, und obwohl die ganze Angelegenheit einen gewissen Unterhaltungswert für Freunde des Absurden hatte, sehnte ich mehr als alles andere deren Ende herbei.

Ingrid hingegen war offensichtlich fest entschlossen, die restlichen ihrer Produkte unters Volk zu bringen, und ging nun auf die Wirkungsweise der in ihrer linken Hand baumelnden Decke ein. Es handele sich dabei um eine sogenannte Magnetfelddecke, die auf Basis neuester wissenschaftlicher Erkenntnisse hergestellt worden sei. Unterhalb der Oberfläche seien Magnete in das Material eingearbeitet, erläuterte sie, und diese seien das wirksamste Mittel gegen unregelmäßige Durchblutung und Herz-Kreislauf-Probleme.

»Sie werden sich jetzt bestimmt fragen, wie genau das funktionieren soll, schätze ich«, sprach sie in die eher skeptischen Gesichter, und wiederum war es Zustimmung, die sie erfuhr.

Auch ich war neugierig, was uns als Nächstes für eine Geschichte präsentiert werden würde, und nahm an, sie würde sich um Vorschläge wie das Einbalsamieren mit Hühnermist und das anschließende Einrollen in eine der Decken, oder gebündelte magnetische Strahlen zur Zertrümmerung von Milbenlarven drehen. Doch die tatsächliche Erklärung war noch weitaus besser.

Insgesamt dreißig Magnete seien in jede Decke eingearbeitet, erklärte Ingrid, und zwar nach einer speziellen auf die Anatomie abgestimmten Anordnung. Zwischen diesen entstünden permanent Magnetfelder wechselnder Intensität, was durch die Bewegung des Körpers im Schlaf zusätzlich verstärkt werde. Demnach sollte man, wie ich mir spontan dachte, vor dem Zubettgehen wohl unbedingt die Armbanduhr ablegen, damit die Hand nicht während der gesamten Nacht zwischen den einzelnen Feldern hin und her geschleudert wurde. Das Tragen metallener Halsketten würde mutmaßlich ebenso unklug sein, wollte man nicht mit dem Hals gleichsam an die eigene Matratze gefesselt werden und tagelang hilflos in seinem Bett liegen, bis jemand kam, um einem aufzuhelfen.

Darüber verlor Ingrid gleichwohl kein Wort, sondern erläuterte, dass die Magnetfelder dem Blutkreislauf zu einer besseren Zirkulation verhelfen, und die Begründung für diese Wirkung war derart abstrus, dass sie fast schon wieder überzeugte, wenn man zuvor bereit gewesen war, seinen Verstand an der Garderobe abzugeben. Wie jeder wisse, enthalte das menschliche Blut eine Vielzahl von Bestandteilen, so zum Beispiel rote Blutkörperchen, weiße Blutkörperchen, Hämoglobin, Salze und Natrium.

»Weiß jemand, was sonst noch in unserem Blut enthalten ist?«, fragte sie in die Runde, und angesichts von dessen biologischem Durchschnittsalter tippte ich auf große Mengen Tranquilizer, Stimulantia, Barbiturate und Insulin.

Abermals war es Herr Schmölders, der das von offensichtlicher Unwissenheit genährte Schweigen im Saal brach. »Na, Eisen ist da auch enthalten«, sprach er mit der Stimme eines Klassenprimus, der wegen seines permanenten Einschmeichelns bei der Lehrerin von seinen Klassenkameraden in den Pausen regelmäßig mit dem Kopf in die Kloschüssel gesteckt, oder bei der Klassenfahrt nackt im Kleiderschrank eingeschlossen wird.

Volltreffer - Herr Schmölders hatte seinen Text korrekt wiedergegeben, denn Eisen war der gesuchte Begriff. Abermilliarden von Eisenmolekülen schwämmen in unserem Blut, übernahm Ingrid das Wort, und hakte nach, ob irgendjemand unter den Anwesenden wisse, wie Eisen auf Magnete reagiere. Diesmal meldete sich eine weibliche Stimme, vermutlich die Ehefrau von Herrn Schmölders, und wies auf die magnetische Anziehungskraft auf Metalle, Eisen eingeschlossen, hin.

»Genau!«, rief Ingrid freudig aus. »Und jetzt raten Sie mal, was die Magnetfelddecke mit dem Eisen in

Ihrem Blut macht«, was dann doch mein Vorstellungsvermögen im Hinblick auf aberwitzige Behauptungen übertraf. Wollte sie uns allen Ernstes erzählen, diese Decke habe einen magnetischen Einfluss auf die winzig kleinen Eisenmoleküle, die sich unter der Hautschicht durch die Venen und Arterien bewegen?

Sie wollte. Und mit dreißig Minuten wollte sie das, unter Zuhilfenahme weiterer Grafiken und Diagramme, verhältnismäßig ausführlich. Das Blut im menschlichen Körper werde durch die mittels Decke erzeugten Magnetfelder während der gesamten Nacht in Bewegung gehalten, und weil wir uns im Schlaf ständig bewegten, veränderten sich auch die Magnetfelder ständig, sodass die Zirkulation enorm verstärkt werde. Der Effekt sei eine spürbar verbesserte Durchblutung, und diese führe wiederum zu einem gesünderen und längeren Leben. In Verbindung mit einer Lammfelldecke sei das gleichsam das Nonplusultra für die individuelle Lebensverlängerung, und wer beide Produkte zusammen kaufe, erhalte zusätzlich sogar noch einen praktischen und robusten Fußwärmer für die Stunden vor dem Fernseher aus - na, was wohl? - Lammfell. Garantiert milbenfrei, wie ich vermutete.

Sogleich reckten sich erneut etliche Hände, und tatsächlich konnte Ingrid stolze achtzehn Exemplare der Decke zum Stückpreis von 299 Euro verhökern. Ein wenig bedauerlich, dass ihre mitten im Verkaufsprozess dahingenuschelte Bemerkung, Menschen mit einem Herzschrittmacher sollten vor der Anwendung zunächst ihren Arzt konsultieren, in der allgemeinen Konsumeuphorie unterging. Möglicherweise hätte der Hinweis das Leben des ein oder anderen Käufers verlängert.

Ingrid dankte abschließend für das entgegengebrachte Interesse, wünschte uns weiterhin viel Vergnügen beim Ausflug, und machte sich mit ihren rund 20.000 Euro Bruttoeinnahmen auf den Weg in ihr magnetisches und milbenfreies Heim.

Anschließend wurde programmgemäß das im Prospekt angepriesene ›einzigartige Schlemmervergnügen‹ serviert, das aus drei lauwarmen Kartoffeln, einem leicht welken Salatblatt sowie einem Stück Fleisch bestand, welches sowohl hinsichtlich Konsistenz als auch Geschmack an eine mit Zwiebeln eingeriebene Schuhsohle erinnerte.

Damit war, nach insgesamt knapp sechs Stunden, die Werbeverkaufsveranstaltung vorüber, und unsere mit Decken beladene Reisegruppe begab sich wieder zum Bus, in dem der Fahrer friedlich schlummerte. Kaum war er geweckt, half er leise fluchend den Besitzern neuer langlebiger Gebrauchsgüter dabei, ihre Einkäufe zu verstauen, und lenkte sein Gefährt in Richtung Autobahn und Bauer Ewald, nach dessen Domizil ich mich inzwischen regelrecht sehnte. Das Sitzfleisch an meinem Hinterteil war enorm beansprucht worden und fühlte sich an, als sei ein ganzes Rudel Zuchtbullen darüber gelaufen. Mein Gehirn war nicht mehr in der Lage, irgendwelche von den Ohren aufgenommene Schallwellen in sinnvolle Bedeutungseinheiten umzuwandeln, was insofern ganz praktisch war, als auch die Gespräche der Mitreisenden über ihre günstigen Einkäufe und die allgemeine Bedrohung der Gesundheit und des Abendlandes durch Milbenattacken nicht mehr recht in mein Bewusstsein drangen. Ich hatte mir etwas zugemutet, von dem ich im Vorfeld bereits angenommen hatte, dass es auf einer Liste meiner klugen Entscheidungen keinen der vorderen Plätze einnehmen würde, und die Bestätigung war ziemlich eindrucksvoll gewesen. Nun wollte ich möglichst bald ein bisschen umherlaufen und einfach Ruhe haben, und jeder Kilometer, den wir Richtung Bauer Ewald zurücklegten, war wie ein Tropfen Balsam auf meine Seele.

Meine Vorfreude wurde allerdings jäh gezügelt, als nach weiteren zweieinhalb Stunden Fahrt unser Chauffeur das Gefährt verlangsamte, und, während er von der Autobahn abbog, durch das Bordmikrofon verkündete, in Anbetracht der fortgeschrittenen Uhrzeit werde der Aufenthalt auf dem Gelände gegenüber der ursprünglichen Planung gekürzt werden müssen.

»Sie haben eine halbe Stunde Zeit, um sich umzusehen. Danach fahren wir wieder zurück. Viel Spaß wünsche ich.«

Und außer einem Knacksen sowie einem Geräusch, das an ein tiefes Gähnen erinnerte, drang nichts mehr aus den Lautsprechern. Der Höhepunkt des ›herrlichen Ausflugs zu einem der schönsten Ziele Deutschlands‹ würde also vergleichsweise kurz werden, und ich war allmählich sicher, dass ich diese ›romantische und unvergessliche Ausflugsfahrt‹ wohl in der Tat niemals vergessen würde.

Es gab nun lediglich eine Mission, die ich erfüllen musste. Wie ein Irrer stürmte ich sogleich nach der Ankunft zum Eingangsbereich des Geländes, fragte eine dort herumstehende Dame mit Namensschild nach dem kürzesten Weg zum größten Zuchtbullen der Welt, und war nach einem Spurt von etwa 500 Metern am Ziel angelangt. Dort stand er, der gigantische Koloss, schien angesichts seines Gesichtsausdrucks im Augenblick jedoch so ziemlich zu allem anderen aufgelegt, als seinem Namen alle Ehre zu machen. Allerdings ließ sich erahnen, wozu er fähig war, wenn ihn die Lust überkam. Gemächlich kaute er vor sich hin, und ein gewisses Mitleid stieg in mir auf, als ich an all die Kühe dachte, die beim Besteigen durch diesen stattlichen Fleischberg mutmaßlich schwerste Verletzungen erlitten hatten. Wie schon beim seinerzeitigen Betrachten seines Fotos auf dem Werbeprospekt, war ich ungeheuer glücklich darüber, keinen Euter zu haben. Wer von diesem Bullen beglückt wurde, war anschließend, Gattungsgleichheit vorausgesetzt, wohl nur noch als Rumpsteak oder Geschnetzeltes zu gebrauchen.

Ehrfurchtsvoll starrte ich ihn einige Minuten an, ehe dann die Zeit gekommen war, mein eigentliches Vorhaben zu realisieren. Mich vergewissernd, dass keine anderen Besucher in der unmittelbaren Nähe waren, nahm ich das beim Eintreffen auf dem Parkplatz vom Busfahrer erhaltene ›schmackhafte exquisite Paket aus vier Kilogramm exzellenter Fleisch- und Wurstwaren‹ aus meinem Rucksack, verteilte seinen Inhalt auf dem Gehweg vor dem Gehege des größten Zuchtbullen der Welt, warf einen handgeschriebenen Zettel mit dem Wort ›Ingrid‹ darauf, und begann, in einem ekstatischen Tanz darauf herumzuspringen. Hätte ich einen Magneten mitgeführt, so hätte ich zumindest einen Versuch unternommen, dem Bullen damit aus sicherer Entfernung das Blut aus den Adern zu saugen, um es in die jetzt leeren Kunststoffdärme meines ›exquisiten Fleisch- und Wurstpakets‹ abzufüllen, und einige Tage später dazu zu benutzen, auf die Wände von Ingrids Haus in großen Buchstaben ein Gedicht zu schreiben, das von Lämmern, Magneten und Milben erzählt.

So jedoch beendete ich mein Ritual nach einigen Minuten, reinigte meine wurstverschmutzten Schuhe am Gras, das das Gehege des größten Zuchtbullen der Welt umsäumte, und traf rechtzeitig wieder beim Bus ein, der mich und die anderen 3.000 Jahre Lebenserfahrung samt zahlreicher Bettdecken und wertvoller Reiseandenken dann sicher nach Hause brachte.

Als wir auf dem Weg zur Autobahn an einem Friedhof vorbeifuhren, fragte ich mich seufzend und mit Tränen in den Augen, wie viele derer, die dort erkaltet liegen, heute noch fröhlich durch die Gegend laufen könnten, wenn sie sich rechtzeitig zum Erwerb eines preiswerten, gesundheitsfördernden und lebensverlängernden Lammfell-Magnetfeld-Decken-Doppelpacks samt Fußwärmer für 1.500 Euro entschieden hätten.

Bis heute steht an einem exponierten Platz auf meinem Wohnzimmerschrank ein Utensil, das entfernt an einen billigen Glasaschenbecher ohne jeden konkreten Verwendungszweck erinnert, und direkt daneben liegen die Reste von sechs minderwertigen Messern, die aufgrund der nach wenigen Schneidevorgängen abgebrochenen Klingen leider nicht mehr in den Echtholzblock passen, der mir längst als Staubfänger und mobile Milbenzuchtstation dient. Dahinter befinden sich je ein Schnappschuss von Ingrid und einer vom nicht-eregierten Geschlechtsteil des größten Zuchtbullen der Welt, und ausgebreitet ist das Ganze auf einem weißen Stück Polyester, auf das ich mit einem dicken Filzstift ›echtes Lammfell‹ geschrieben habe. Mangels ausreichender Liquidität habe ich mich entschlossen, meinen milbenverseuchten Körper nächtens weiterhin unter einem Haufen von Milbenexkrementen zu betten, und mein

Blut bewegt sich nach wie vor stockend in großen Klumpen auf einer magnetfeldfreien Oberfläche aus minderwertiger synthetischer Qualität. Im Grunde unentschuldbar, dass ich bis heute nicht die Zeit gefunden habe, noch einmal zum Bauer-Ewald-Denkmal zu pilgern, um dort symbolisch eine Lammfelldecke zu verbrennen. Ingrids Haupthaar würde sicherlich einen idealen Brandbeschleuniger abgeben. Und ich wette jeden Betrag, dass sich spontan ein Rudel ausgemergelter Milben zusammenfinden würde, um frohlockend einen ausgelassenen Reigen um die Feuerstelle zu tanzen.

Wie man unglaublich schnell unglaublich reich wird

Wenn ich realistisch bin, sind meine Qualifikationen in Hinblick auf den regulären Arbeitsmarkt objektiv untauglich. Daran gibt es nicht viel zu rütteln. Um nun dennoch nicht länger auf die soziale Hängematte oder das Zuwerfen von Münzen durch Passanten in Fußgängerzonen angewiesen zu sein, hatte ich irgendwann beschlossen, fortan Stellenanzeigen in großen Tageszeitungen zu lesen. Statt weiterhin darauf zu hoffen, dass mich eine sterbenskranke Millionärin heiraten und sofort als Alleinerben ihres Anwesens und ihrer Vermögensbestände einsetzen würde, hatte ich aufmerksam die Angebote in jenem Blatt studiert, hinter dem angeblich stets ein kluger Kopf zu finden ist, und war auf ein interessantes Inserat gestoßen.

Da ich es nie vermocht hatte, etwas Anständiges zu lernen, schien mir die Möglichkeit eines einträglichen Einkommens als Quereinsteiger in den Vertrieb ›branchenneutraler Service- und Dienstleistungen‹, wie es im Inserat hieß, verlockend.

Wenn es nicht gerade darum gehen würde, größere Bestände minderwertiger Schuhcreme als calciumhaltige Zahnpasta zu verkaufen, müsste das grundsätzlich zu schaffen sein, dachte ich mir. Immerhin hatte ich an bisherigen Verkaufserfolgen vorzuweisen, dass ich zu Schulzeiten mein BMX-Rad zu einem guten Preis an einen Klassenkameraden verhökert hatte. Ebenso war es mir gelungen, meinen gebrauchten und recht betagten Pkw über das Internet zu verkaufen, ohne etwas drauflegen zu müssen, und obwohl der Wagen nicht vollgetankt war, hatte ich noch 250 Euro erhalten. Darüber hinaus hatte ich einmal an ein Antiquariat meine Schulbücher zu Kilopreisen weitergegeben, und mein bis dato größter Verkaufserfolg war es zweifelsohne gewesen, über eBay sowohl einen defekten Toaster als auch die vollständige Playboy-Sammlung der Jahrgänge 1989 bis 1996 zu veräußern. Eine Karriere im Vertrieb von Service- und Dienstleistungen gleich welcher Art schien mir also eine realistische Möglichkeit, meine Einkommenssituation entscheidend zu verbessern.

Ich war folglich erfreut, als ein paar Wochen nach dem Versand meiner Bewerbungsunterlagen die Einladung zum Vorstellungsgespräch eintraf. Dass ich rund eineinhalb Monate auf die Antwort hatte warten müssen, war mir als gutes Zeichen erschienen, denn das sprach eindeutig für ein längeres und intensives Prüfungs- und Auswahlverfahren unter den eingegangenen Bewerbungen. Meine Unterlagen mussten in diesen Wochen des Wartens, das schien mir evident, mit denen vieler Dutzend oder gar Hunderter Konkurrenten verglichen worden sein, und obwohl mir nicht so ganz klar war, warum die Auswahl ausgerechnet auf mich gefallen war, war ich hierüber doch ebenso glücklich wie stolz.

Mit Sicherheit war es eine kluge Entscheidung gewesen, statt des aus Kostengründen zunächst ins Auge gefassten Urlaubsfotos mit nacktem Oberkörper und einem Sombrero auf dem Kopf, eines mitzusenden, das ich eigens in einem Fotofix-Automaten am Bahnhof angefertigt hatte. Und wahrscheinlich war ein weiterer Einflussfaktor gewesen, dass ich an Referenzen eine Bescheinigung der Volkshochschule als langjähriger und erfolgreicher EDV-Kursleiter beigefügt hatte. Selbstverständlich hatte ich im Lebenslauf auch eine länger zurückliegende Kandidatur um den Posten des stellvertretenden Dozentenvertreters an der Volkshochschule erwähnt, und darauf hingewiesen, dass mir allein aufgrund satzungstechnischer Bestimmungen die bereits gewonnene Wahl bedauerlicherweise wieder aberkannt worden war.[1] Darauf verzichtet hatte ich, eine Bescheinigung meines Vermieters über ›tadelloses‹ Verhalten mit zur Post gegeben, und ebenso wenig den Nachweis über regelmäßig besuchte Veranstaltungen des Tischfußballvereins sowie ordnungsgemäß entrichtete Mitgliedsbeiträge mitgeschickt.

Da war einzig dieses gelbe Briefpapier, das mich zunächst irritierte, weil das dem Schreiben auf den ersten Blick einen dubiosen Charakter verlieh. Niemals würde ich etwa einen Steuerbescheid akzeptieren und die geforderte Summe nachzahlen, wenn er auf gelbem Papier gedruckt wäre. Auch würde ich keinen Gebrauchtwagen kaufen, wenn die Händlergarantie auf gelbem Papier daherkäme, und ich würde mich weigern, die Zehn Gebote in meinem Alltag strikt einzuhalten, wenn sie in gelbe Tafeln gemeißelt worden wären. Gelbes Papier bei einem offiziellen Geschäftsbrief mit der Einladung zu einem Vorstellungsgespräch wirkte in etwa so passend auf mich, wie ein Toilettenpapier in der Farbe braun, ein Chirurg in einem roten Kittel oder ein Bestatter im weißen Anzug.

Wollte ich wirklich Vertrauen in ein Unternehmen setzen, das gelbes Briefpapier für eine Einladung zu einem Vorstellungsgespräch verwendet? War es ein

[1] Hierauf wird weiter unten im Kapitel ›Wie man auch ohne Bauch-Rücken-Beine-Po-Intensiv-Trainingskurs an Wahlen teilnimmt‹ zurückzukommen sein.

Zeichen von Originalität oder eher von Unseriosität, wenn ein potenzieller Arbeitgeber von der hierzulande in einem ungeschriebenen Gesetz kodifizierten Norm des weißen Papiers abweicht? Ich war mir nicht sicher. Immerhin stammte das Stellenangebot keineswegs aus einem kostenlos verteilten regionalen Mitteilungsblatt oder aus einer dunklen Bahnhofskneipe voller zwielichtiger Gestalten, sondern hatte sich in einer großen überregional verbreiteten Tageszeitung aus einer Stadt am Main befunden. Und dass ich mein Bewerbungsschreiben eigens an eine Personalberatung hatte schicken müssen, um überhaupt mit dem Unternehmen in Kontakt treten zu können - war das nicht ein Zeichen von Professionalität in Zeiten des Outsourcings?

Ich überzeugte mich autosuggestiv davon, dass das Unternehmen sich etwas dabei gedacht haben musste, und auf diese Weise sein Bemühen um Exklusivität hatte unterstreichen wollen. Vermutlich war ein gut bezahlter Mensch von einer Unternehmensberatung mehrere Wochen lang im Haus gewesen und hatte gemeinsam mit seinem zwölfköpfigen Team ein Gutachten erstellt, das unter dem Titel ›Mehr Farbe ins Wirtschaftsleben bringen‹ als eine der wichtigsten Maßnahmen zur Gewinnung eines eigenständigen Images die künftige Verwendung gelben Briefpapiers empfahl. Oder man hatte, wie ich mir alternativ als Erklärung zurechtlegte, günstig einen großen Restposten gelben Papiers aus einer treuhandgeförderten Investitionshilferuine in Ostdeutschland erstanden, den es nun steuersparend zu verwenden galt.

Die farbliche Gestaltung des Papiers konnte mich also letztlich nicht davon abhalten, die Reise zu meinem potenziellen neuen Arbeitgeber anzutreten. Zu verlockend erschien die Aussicht, demnächst über ein regelmäßiges Einkommen zu verfügen, und in Anbetracht dessen war die gelbe Farbe ein vernachlässigenswertes Detail, das vermutlich nichts zu bedeuten hatte. Das Vorstellungsgespräch war für einen Dienstagvormittag um 11 Uhr in Heilbronn angesetzt, und nachdem ich den Termin telefonisch noch einmal bestätigt hatte, besorgte ich mir eine Zugfahrkarte und machte mich auf die Reise.

Pünktlich vor Ort am Bahnhof eingetroffen, begab ich mich zum Schulungsgebäude des Unternehmens, das in einer dem Schreiben beigelegten Anfahrtsbeschreibung detailgetreu abgebildet war, und das von außen einen recht repräsentativen Eindruck machte. Offenbar frisch renoviert und in zentraler Lage, wischte der Firmensitz letzte Zweifel an der Seriosität beiseite, was nicht zuletzt daran gelegen haben dürfte, dass das Haus nicht in einem gelben Farbton gestrichen war. Ich näherte mich erleichtert dem Gebäude, um jedoch sogleich wieder von Irritation heimgesucht zu werden, da die Eingangstür verschlossen war. Dafür fand sich ein handgeschriebener Zettel an der Tür, auf dem zu lesen stand, man möge bitte den Eingang an der Rückseite benutzen, zu dem der Weg quer über eine Baustelle der Stadtwerke führte. Trotz des anhaltenden Regens gelang es mir, nur relativ geringe Mengen des Matsches mittels meiner Schuhe durch den Hintereingang ins Haus zu tragen, und ich war offen gestanden glücklich, dass es nicht zu Stürzen oder gar Verletzungen auf dem nur schlecht befestigten Pfad dorthin gekommen war.

Auffallend viele Menschen in ziemlich ähnlichen Anzügen mit ziemlich ähnlichen Hemden und ziemlich ähnlichen Frisuren standen in der Eingangshalle herum, und nicht wenige davon machten einen ebenso deplatzierten Eindruck, wie ich ihn erwecken musste. Einer der Herren trat sogleich auf mich zu, nannte seinen Namen und stellte sich als Angehöriger der Firma vor, woraufhin ich seine Hand schüttelte und im nächsten Augenblick gebeten wurde, ihm zu folgen. Er führte mich zu seinem Chef, der mich gerne persönlich mit einem Willkommenstrunk begrüßen wolle, und wies mich unterwegs darauf hin, im Anschluss solle ich einfach den anderen Herren in den ersten Stock folgen, wo zunächst eine allgemeine Informationsveranstaltung auf mich warte, ehe man dann zum Einzelgespräch kommen werde.

Ich war völlig verwirrt. Hatte sich die komplette Belegschaft heute versammelt, um mich willkommen zu heißen? Waren die schätzungsweise siebzig bis achtzig Anzugträger sowie einige Damen extra gekommen, um sich bei mir vorzustellen und mich kennenzulernen? Würde ich im Anschluss die Schlüssel zu meinem persönlichen Fuhrpark, meinen Büros in London, Berlin, Paris, Houston und New York, meinen Appartements in St. Moritz, Nizza, Los Angeles, Adelaide und Kapstadt sowie die Handynummer des Piloten meines Privatjets erhalten? Diente der Termin dem Kennenlernen meines persönlichen Beraterteams, meiner Hausangestellten, meiner Bodyguards, meiner Mätressen und meines Ärztestabs? Das schien mir alles doch ein wenig unwahrscheinlich, wenngleich ich mir nicht erklären konnte, was die enorme Zahl der Anwesenden anderes zu bedeuten haben mochte. Warum waren die alle zur gleichen Zeit hier, zu der ich mein Vorstellungsgespräch hatte?

Das Rätsel löste sich rasch auf, nachdem ich zum Chef geleitet worden war. Er war schätzungsweise 50, relativ klein und ein wenig dicklich. In einer kleinen Schlange standen vier der Anzugträger vor ihm, und jedem reichte er mit einem etwas debilen Grinsen die Hand, begrüßte ihn im Namen der Firma, und wies darauf hin, im Anschluss an das ›kleine Begrüßungsgetränk‹ würde zunächst eine allgemeine Informationsveranstaltung für alle Bewerber stattfinden, die er selbst moderieren werde. Danach finde sich dann noch Zeit, ein persönliches Gespräch mit einem seiner Mitarbeiter zu führen.

»Wären Sie mit diesem Vorgehen einverstanden?«, setzte er dümmlich lächelnd hinzu, als habe ein »Nein« von einem der Anwesenden irgendeine Folge für den tatsächlichen Ablauf.

Jeder der derart Begrüßten trat nach dem ungeheuer persönlichen Ritual zu den siebzig bis achtzig anderen, die demnach alle ebenfalls hier waren, weil sie im Bewerbungsverfahren ›ausgewählt‹ worden waren. Und meine Freude darüber, dass ich zu den Auserwählten zählte, verschwand im gleichen Moment, als mir das bewusst wurde. Wenn mich nicht alles täuschte, hatte offenbar jeder, der auf die Anzeige geantwortet hatte und nicht gerade inhaftiert war, eine Einladung zu diesem ›persönlichen Vorstellungsgespräch‹ an einem Dienstagvormittag um 11 Uhr erhalten. Ähnlich wie ich in diesem Augenblick wäre sich vermutlich Armstrong vorgekommen, wenn ihm ein Team sowjetischer Kosmonauten weiland einen Christbaumständer zur Befestigung der US-Flagge gereicht hätte, den sie von den chinesischen Kollegen entliehen hatten.

Brav nahmen wir alle im dafür vorgesehenen Raum Platz, der durch die Vielzahl der Anwesenden entsprechend gut gefüllt war. An jedem Platz lagen ein Notizblock und ein Kugelschreiber mit Firmenlogo, um sich im Verlauf der nächsten zwei Stunden wichtige Notizen machen zu können, was die ausgeschriebene Position oder auch die Handynummer der adrett gekleideten Mittzwanzigerin rechts neben mir betraf. Alle schienen in gespannter Erwartungshaltung zu sein, oder aber sich in einer Art Schockzustand zu befinden, weil sie mit etwas völlig anderem gerechnet haben mochten, als nun mit Dutzenden anderen in einem schlecht klimatisierten und überfüllten Raum zu sitzen, und ihren Blick zwischen C&A-Anzügen und billigen Werbekulis umherschweifen lassen zu müssen.

Der Chef des Unternehmens trat daraufhin vor die versammelten Auserwählten, und begann im breitesten Schwäbisch einen Vortrag, der laut seinen Worten dazu dienen sollte, das Unternehmen vorzustellen und uns mit den Aufgaben der im Inserat genannten Führungsposition vertraut zu machen. Seine Sprechgeschwindigkeit ähnelte der eines Volltrunkenen, welcher erfolglos versucht, nach einer durchzechten Karnevalsnacht vom Rücksitz aus einem Taxifahrer seine Adresse zu nennen, und seine Ausführungen hatten mit dem eigentlichen Aufgabenfeld in etwa so viel zu tun, wie eine Seegurke mit der Herstellung von Teflonpfannen. Unterstützt wurde sein einschläfernder Monolog durch eine bunte Power-Point-Präsentation, die zwar zahlreiche Statistiken und so etwas wie eine grafische Kurzeinführung

›Volkswirtschaftslehre für Gehirnamputierte‹ beinhaltete, jedoch ebenfalls keinerlei Informationsgehalt im Hinblick auf die Tätigkeit hatte.

Es wurde zum Beispiel erläutert, dass der Finanzmarkt ein sehr komplexer Markt sei, und dass es unter anderem die Möglichkeit gebe, an der Börse Aktien zu kaufen. Jede Aktie weise einen Kurswert auf, und zu diesem sei es möglich - genügend Liquidität vorausgesetzt -, grundsätzlich beliebig viele Aktien von allen an der Börse notierten Unternehmen zu kaufen. Die Aktienkurse stiegen manchmal und fielen manchmal, und es ist den Worten des Herrn zufolge gut, wenn man Aktien preiswert einkauft und teurer wieder verkauft. Auch kann man, wie er ausführte, gegen Zinsen Geld bei einer Bank ausleihen, und dieses entweder investieren oder für Konsumgüter ausgeben. Man kann Versicherungen abschließen, um sich zum Beispiel vor den Folgen eines Unfalls, eines Hausbrands, einer Erkrankung oder eines Einbruchs zu schützen, und bei Versicherungen ist es in der Regel gut, wenn sie für relativ wenig Geld möglichst gute Leistungen bieten. Und falls man von seinem verdienten oder geliehenen Geld genügend übrig hat, kann man es in einen Immobilienfonds stecken, um dann später an der Vermietung oder am Verkauf der Immobilie zu verdienen.

»Warum erzähle ich Ihnen das alles?«, fragte er nach ungefähr einer Stunde des monotonen Redens, und ich denke, ich war nicht der Einzige im Raum, der sich diese Frage schon mehrfach gestellt hatte. »Nun, ganz einfach«, fügte er hinzu, »Ihre Aufgabe wird es sein, unsere Kunden davon zu überzeugen, dass wir die größte Beratungskompetenz am Markt besitzen. Sie sollen an unsere exklusiven und gut verdienenden

Kunden die besten Produkte verkaufen, und Sie werden überrascht sein, wie leicht Sie damit fünfstellige Beträge pro Monat verdienen können. Alles, was Sie dafür tun müssen, ist der Einstieg bei uns durch das Unterschreiben eines Partnerschaftsvertrags, zu dem ich Ihnen gleich noch einiges erläutern werde. Nun ist erst einmal eine Viertelstunde Pause, während der Sie Gelegenheit haben, ein persönliches Gespräch mit unseren kompetenten, erfahrenen und erfolgreichen Ansprechspartnern zu führen. (Tatsächlich sprach er von AnsprechSpartnern.) Ich darf Sie dazu in die Eingangshalle bitten.« Sprach's und begab sich dorthin, gefolgt von einem einigermaßen eingeschläferten ihm hinterherschlurfenden Publikum.

Das alles hatte so gar nicht den Anschein eines Vorstellungsgesprächs, sondern wirkte eher wie eine Werbeverkaufsveranstaltung, wenn es auch weder vielseitig verwendbare und wunderschöne Reiseandenken noch große Wurstprobierpakete gab. Doch das gefallene Wort vom sogenannten Partnerschaftsvertrag statt eines Arbeitsvertrags beseitigte endgültig jede Hoffnung bei mir, hier gehe es tatsächlich um eine Anstellung bei einer Firma. Stattdessen handelte es sich offensichtlich um ein Unternehmen, das seine Daseinsberechtigung primär darin zu sehen schien, Dutzende von Menschen stundenlang in einem Raum zu versammeln, um sie dann dort mithilfe umfangreicher Referate voller Banalitäten zu langweilen.

Das war eine Strategie, die ich nicht erwartet hatte, und die mich allmählich stutzig machte, womit man dort eigentlich sein Geld verdiene. Wer finanzierte zum Beispiel das Einkommen jener gut zwei Dutzend Menschen, die während der Pause an den Tischen in der Eingangshalle standen und darauf warteten, dass potenzielle neue Mitarbeiter sie ansprachen? Wofür genau erhielten sie ihr Geld? (Vorausgesetzt, sie hatten überhaupt jemals nennenswerte Geldsummen dafür zu sehen bekommen.)

Ich ergriff die Gelegenheit beim Schopfe und näherte mich einem der kompetenten AnsprechSpartner, der mit einem eher trübseligen Gesichtsausdruck an einem der Stehtische lehnte und offensichtlich ganz und gar nicht angesprochen werden wollte. Mangels anderer sinnvoller Aktivitäten in der Pause ignorierte ich diese Ausstrahlung jedoch und trat zu ihm. Meine Fragen nach der genauen Tätigkeit beschied er mit dem Hinweis, das sei ja im Vortrag bereits erklärt worden, und alle weiteren Fragen ließen sich am besten dadurch beantworten, dass ich mir die Sache einfach einmal ansehe.

»Learning by doing ist da die beste Strategie«, setzte er hinzu.

Als ich darauf hinwies, dazu sei ich ja grundsätzlich bereit, würde allerdings gerne im Vorfeld etwas näher wissen, was ich inhaltlich denn in Zukunft ›by doing‹ lernen solle, folgte wiederum der Hinweis, das lasse sich nur schwer im Gespräch vermitteln, und sei darüber hinaus ja im Vortrag schon angesprochen worden.

»Und wie hoch ist der monatliche Verdienst bei der Sache?«, versuchte ich es mit einer anderen Frage.

Das sei unterschiedlich, bekam ich zu hören, und lasse sich nicht in genauen Zahlen angeben.

»In welcher Höhe bewegen sich die Monatseinkommen denn *ungefähr*?«, bohrte ich nach, und erhielt als

Antwort nur die Information, das könne er gar nicht so genau sagen, weil das letztlich allein vom monatlichen Zeiteinsatz für den Job abhänge.

»Und wie viel Zeit muss man dafür ungefähr pro Monat aufwenden?«, fragte ich in der Annahme, nun endlich einmal eine brauchbare Information zu bekommen.

Das variiere stark und hänge letztlich davon ab, wie viel ich verdienen wolle, war die Auskunft.

Ich gab es auf, irgendetwas Substanzielles von ihm hören zu wollen, und machte mich auf den Weg zu einem anderen Tisch mit einem weiteren kompetenten AnsprechSpartner. Wie sich rasch herausstellte, erwartete mich hier nichts anderes, und ich zog mich anschließend allein an einen freien Tisch zurück, wo ich mir erst einmal einen Kaffee genehmigte und meinen Ärger darüber zu vergessen suchte, dass in der Halle, ebenso wie inzwischen fast überall und demnächst wahrscheinlich sogar in Fußgängerzonen, Parks und auf Berggipfeln über 3.000 Metern, Rauchverbot herrschte. Dort stand ich etwa zwei Minuten herum und versuchte, am besten nicht darüber nachzudenken, wie viel mich die Zugfahrt hierher gekostet hatte, während ich meine Geschmacksnerven von lauwarmem und extrem dünnem Kaffee betäuben ließ.

»Sie haben also Interesse an einer Mitarbeit bei uns?«, sprach mich ein offensichtlich einsamer anderer AnsprechSpartner an, der zu mir trat. »Haben Sie irgendwelche Fragen an mich?«

»Ja«, gab ich mit einem mitleidigen Blick zurück, »wie lange machen Sie das hier schon?«

»Seit einem knappen Jahr. Warum fragen Sie?«, erwiderte er, und mit einem »Na, dann weiterhin viel

Erfolg« ging ich vor die Tür, um eine Beruhigungszigarette zu rauchen.

Allerdings hatte ich noch nicht genug von dieser eindrucksvollen Demonstration des Unseriösen, zumal ich die Anfahrt teuer bezahlt hatte, und nun für mein Geld wenigstens etwas geboten bekommen wollte. Nach meiner Nikotindosis begab ich mich daher wieder in den Veranstaltungssaal, um dem zweiten Teil beizuwohnen. Schließlich war, ebenso wie im Übrigen alle anderen, die Frage nach der zumindest ungefähren Einkommenshöhe noch nicht beantwortet, und ich wollte wissen, ob es hierzu irgendwelche Anmerkungen geben würde. Zumindest bestand die theoretische Chance, vielleicht doch etwas über die genaue Art der Tätigkeit zu erfahren, wenn ich dahingehend auch ehrlich gesagt nicht mehr voll der Hoffnung war.

Dem ermüdenden ersten Teil schloss sich nun der Vortrag eines anderen Herrn an, der des Schwäbischen nicht mächtig war, und dessen Sprechgeschwindigkeit gewissermaßen am anderen Ende der Skala unliebsamer Vortragsstile lag. Er hatte offenbar den Anspruch, in jeder Sekunde möglichst viele Worte unterzubringen, und da er das in einer recht hohen Lautstärke tat, war es kaum möglich, ihm inhaltlich zu folgen. Er redete wie ein Maschinengewehr, und die seinerzeitigen Zuhörer im Berliner Sportpalast werden vermutlich etwas zumindest rhetorisch Vergleichbares zu hören bekommen haben. Hätte er zwischenzeitlich gefragt, ob wir lieber Butter oder Kanonen haben wollen, so wäre wahrscheinlich keiner der Anwesenden in der Lage gewesen, sachlich für das eine oder das andere zu optieren.

Gleichwohl war ihm selbst das Inhaltliche seiner Ausführungen gar nicht so wichtig, da er seinen Vortrag ebenfalls durch eine Power-Point-Präsentation unterstützte. Und diese bestand, anders als bei seinem Vorredner, nicht aus Statistiken und Grafiken, sondern aus einer Vielzahl von Bildern, auf denen edle und frisch renovierte Villen mit mehreren Hundert Quadratmetern Wohnfläche zu sehen waren. Er benannte jeweils das Erbauungsjahr, die geografische Lage, die durchgeführten Restaurierungsarbeiten sowie den aktuellen Marktwert, der bei keinem der Objekte unter etlichen Millionen Euro lag. Und ob nun das vorgeführte Objekt in Königstein, das am Bodensee, das am Potsdamer Platz in Berlin oder das mitten in München - alle seien Toplagen, komplett vermietet und die ideale Option für jeden Besserverdienenden, der sich eine Altersvorsorge aufbauen wolle. Für kleine Fische sollten sich die zukünftigen Berater und Führungskräfte gar nicht erst interessieren, sondern gleich mit lukrativen Objekten einsteigen. Es sei ein Leichtes, derartige Villen an den gut betuchten Mann zu bringen, weil inzwischen jeder Bürger geneigt sei, privat fürs Alter vorzusorgen. Und nichts sei dazu besser geeignet als eine Immobilie.

Ein ums andere Bild waberte in atemberaubender Geschwindigkeit vorüber, und schwerlich lässt sich bestreiten, dass dadurch gewisse Begehrlichkeiten beim Betrachter geweckt wurden, obgleich sämtliche Betrachter doch eigentlich eingeladen worden waren, um einem Vorstellungsgespräch beizuwohnen. Wer zahlreiche sündhaft teure Häuser sehen wollte, kam bestens auf seine Kosten. Wer hingegen wegen einer seriösen und einigermaßen einträglichen Erwerbsmöglichkeit gekommen war, mochte sich fragen, wozu er das Geld für die Anreise ausgegeben hatte. Und zur Gänze unbeantwortet blieb die Frage, wie es einem Anfänger in der Branche gelingen solle, die Verkaufsrechte für eine der Villen zu bekommen, von denen mit an Sicherheit grenzender Wahrscheinlichkeit alle einer der großen Banken gehörten.

Nachdem dieses virtuelle Hausbesichtigungsprogramm überstanden war, trat ein bebrillter Mittvierziger ans Mikrofon, der laut Ankündigung abschließend ebenfalls ein paar Worte zum Thema Altersvorsorge verlieren wollte, und der rhetorisch in etwa so ansprechend zu formulieren wusste, wie eine am Reifenprofil des Vorderrads eines zwanzig Jahre alten Diesel-Pkw klebende Nacktschnecke, nachdem das Fahrzeug etwa zehn Meter weit gefahren ist. Sein Grundsatz sei, wie er erläuterte, dass es in diesem Geschäft darum gehe, Komplexes und Kompliziertes einfach zu formulieren, damit der Kunde es auch verstehen könne. Man dürfe den Kunden keinesfalls durch zahllose überflüssige Details verwirren, dann sei ein erfolgreicher Vertragsabschluss quasi bereits garantiert. Dazu legte er eine Folie auf, die einen Irrgarten zeigte, über den ein gerader Pfeil gezeichnet war. Der Irrgarten sei ein Symbol für den Markt, und der Pfeil entspreche der Philosophie der Firma. Statt den Kunden mit Informationen zu überfrachten, sei es einzig sinnvoll, eine simple Lösung vorzuschlagen. Alles andere sei letztlich nicht nur Zeitverschwendung, sondern überdies kontraproduktiv im Hinblick auf erfolgreiche Geschäfte.

Prima, dachte ich mir - man fährt zu solventen Kunden, legt ihnen ein Dutzend vorformulierter Verträge zum Kauf mehrerer Immobilien vor, und sagt nichts außer »Hier unterschreiben«. Keine Frage, dass da bald das eigene Konto überquellen dürfte.

Wichtig seien im Grunde lediglich drei Dinge, fügte der Schatten eines jeden Begriffs von Rhetorik, Persönlichkeit und Charisma hinzu: »Termine, Termine und Termine.« Denn der oberste Grundsatz der Firma laute, Termine »am Fließband« zu machen, damit alsbald ein fünfstelliges Monatseinkommen Wirklichkeit werden könne. Und er erinnerte daran, dass nur der direkte Weg durch den Irrgarten zum Erfolg führe, da es ein einfaches Gesetz in der Branche gebe, das sich jeder gut merken und am besten notieren solle:

keine Termine → keine Kunden → kein Erfolg
viele Termine → viele Kunden → viel Erfolg

Als er eine Folie mit exakt diesen Informationen auflegte, woraufhin nicht wenige Hände im Publikum zum Kuli griffen und die Darstellung übertrugen, war ich kurz davor, meinen Kopf mehrfach kräftig gegen die Wand zu schlagen, neben der ich saß. Alternativ erwog ich, meine Hose auszuziehen, mir ein paar Federn in den Hintern zu stecken, und wild onanierend und »Kikeriki« schreiend durch den Saal zu hüpfen, um eine Art Zeichen zu setzen. Dabei war ich nicht ganz sicher, ob Pflegekräfte, die daraufhin sicherlich herbeigerufen worden wären, mich nicht als einzig Normalen im Raum zurückgelassen hätten, wenn sie miterlebt hätten, was ich hatte miterleben dürfen.

Den Abschluss seiner Ausführungen leitete er mit den Worten ein, nun folgten Erläuterungen, wie die genaue Aufgabe von uns zukünftigen Top-Beratern im Detail aussehe, und ich hegte kurzzeitig die Hoffnung, zumindest etwas von der Veranstaltung mitzunehmen, das über den bereits eingesteckten Kuli mit Firmenlogo hinausreiche. Möglicherweise folgten nun, nach knapp zwei Stunden dilettantischer Infiltration, inhaltslosen Power-Point-Arrangements und gähnender Langeweile, tatsächlich ein paar Informationen über das, dessentwegen ich und die anderen Anwesenden ursprünglich eingeladen worden zu sein angenommen hatten. Und in der Tat wurde nun ein wenig Licht in das Dunkel des informationsarmen Vormittags gebracht, das gleichwohl so manches aufscheinen ließ, was den Kugelschreiber zur denkbar besten aller hier realisierbaren Optionen machte.

Wiederum folgte eine Grafik, die der mit den Erklärungen zu Kausalzusammenhängen zwischen Kunden, Terminen und Erfolg im Hinblick auf Substanz in nichts nachstand. Darauf zu sehen war der vorgesehene Ablauf erfolgreicher geschäftlicher Aktivitäten für das Unternehmen:

Anruf → Termin → Datenaufnahme beim Kunden
→ Weitergabe an einen Spezialisten →
Vertragsabschluss → hoher Verdienst

»Das ist unser Geschäftskonzept. Haben Sie dazu noch Fragen?«, sprach der Präsentator, und war bereits im Begriff, die Folie beiseitezulegen und die Bühne zu verlassen, als ich, kurz bevor mein Magen sich durch die Speiseröhre nach oben stülpen wollte, um mein Gehirn zu erwürgen, einen letzten Versuch startete, das Abendland noch nicht ganz verloren zu geben.

»Entschuldigen Sie bitte«, meldete ich mich zu Wort, »was bedeutet denn die genannte ›Weitergabe an einen Spezialisten‹? Welcher Spezialist soll das denn sein?

Und wer bekommt dann die Prämie bei einem erfolgreichen Vertragsabschluss?«

Der bebrillten Nacktschnecke war deutlich anzumerken, dass an dieser Stelle laut Konzept keine Fragen vorgesehen waren, sodass der hilflose Kerl einen unsicheren Blick zu seinem Chef warf, der nun neuerlich das Wort ergriff: »Damit sind die Führungskräfte unseres Unternehmens gemeint, die bereits über ausreichende Erfahrung verfügen«, belehrte er uns. »Das Nähere können wir jetzt nicht besprechen, da die Zeit allmählich drängt.« Und nachdem er sein Manuskript wieder zur Hand genommen hatte, setzte er zur Schlussoffensive an. »Sie interessiert bestimmt die Frage, wie es im Hinblick auf die Zusammenarbeit nun weitergeht«, sprach der Chef ins Publikum, nachdem das bebrillte Rhetorikgenie mit sichtbarer Dankbarkeit von der Bühne abgetreten war. »Nun, ganz einfach: Kommende Woche findet hier in unserem Ausbildungszentrum ein dreitägiges Grundseminar statt, in dessen Verlauf Sie mit den Themen Rendite-Wohnungen für Top-Klientel, Immobilien-Beteiligungen für Top-Klientel und betriebliche Altersvorsorge für Top-Klientel vertraut gemacht werden. Dazu können Sie sich gleich im Anschluss anmelden. Und vergessen Sie nicht: Wer zuerst kommt, mahlt zuerst. Wir haben nur eine begrenzte Teilnehmerzahl! Ich danke für Ihre Aufmerksamkeit.«

Damit war der inhaltliche Teil dessen abgeschlossen, was in meiner Einladung als Vorstellungsgespräch bezeichnet worden war. Und kaum waren die letzten Worte im Raum verklungen, strömten etwa zwei Dutzend kompetente AnsprechSpartner aus, verteilten sich an den Tischen, und präsentierten Anmeldebögen für das angesprochene Grundseminar von drei Tagen Dauer. Ausdrücklich war auf den Zetteln ›verbindliche Anmeldung‹ zu lesen, von Kostenfreiheit stand dort jedoch kein Wort. Die AnsprechSpartner beschränkten ihre moderierenden Worte bei der Vorlage des Formulars auf den Hinweis, am besten sofort zu unterschreiben, damit man schon bald zu den Topverdienern in diesem Land zählen könne, und ich vermute, nicht wenige davon würden sich als Spezialisten bezeichnen, wenn man sie danach fragte. Jeder der anwesenden Besucher, die im Raum saßen und tatsächlich in großer Zahl unterschrieben, würde den gleichen Titel tragen, sobald er andere zu einer Unterschrift würde bewegen können.

Wahrscheinlich speiste sich das Einkommen der sogenannten Spezialisten zu einem nicht geringen Teil aus jenen Geldern, die für die Besuche der Seminare zu entrichten waren, und solange es gelang, immer wieder neue Gehirnamputierte zu finden, war es theoretisch durchaus möglich, innerhalb weniger Jahrhunderte genügend Geld zusammenzubekommen, um sich zumindest für ein oder zwei Monate die Miete in einer der zuvor gezeigten Top-Immobilien leisten zu können.

Scheinbar war exakt dies die Intention nicht weniger unter den Angereisten, da zu meiner Verblüffung überall Menschen zu sehen waren, die die Veranstaltung offenbar mehr überzeugt hatte als mich, weil sie in der Tat massenweise das Anmeldeformular unterschrieben. Und überall war man damit beschäftigt, gleich auch noch einen sogenannten Geschäftspartnervertrag zu unterzeichnen, mit dem man ganz offiziell in die Dienste der Organisation trat. Ich weiß nicht recht, warum ich plötzlich an eine Winterlandschaft mit vielen, vielen durch die Luft fliegenden Schneebällen denken musste.

Mehr aus Gründen des intellektuellen Masochismus als aus einem tatsächlichen Interesse an einer Arbeitsaufnahme, ließ ich mir neben einem der Anmeldeformulare zum Seminar einen Blankovertrag mitgeben, weil ich doch gar zu gerne wissen wollte, was man neben einer mutmaßlich kostspieligen Anmeldung zu einer inhaltsarmen dreitägigen Informationsveranstaltung noch von hier mitnehmen konnte, wenn man sich standhaft weigerte, seinen Verstand zu benutzen. Als ich diesen nachher während der Zugfahrt las, war ich nicht sicher, ob ich für jene, die gleich vor Ort unterschrieben hatten, eher Schadenfreude, Bedauern oder den Wunsch nach einem flächendeckenden Programm zur postnatalen Abtreibung übrig hatte.

Da war zum Beispiel die Rede von diversen Schulungen, welche die Firma anbietet, und an denen die Teilnahme verpflichtend ist. Hierzu ist jeweils ein laut Vertrag ›angemessenes‹ Entgelt zu entrichten, dessen Höhe im Anschluss an die Anmeldung, je nach Teilnehmerzahl, von der Geschäftsführung festgelegt wird. Auch hat der neue Mitarbeiter dafür zu sorgen, dass die von ihm angesprochenen Kunden zu regelmäßigen als ›Informationsseminaren‹ bezeichneten Werbeveranstaltungen kommen; andernfalls gibt es drastische Abzüge bei den Provisionen. Zudem stellt man dem zukünftigen Top-Berater diverse ›Arbeitsunterlagen‹ zur Verfügung, die freilich von ihm selbst bezahlt werden müssen, und vor meinen Augen schwebten an dieser Stelle Berge von bunt bedrucktem Papier ohne jeglichen nennenswerten Nutzwert für mehrere Hundert Euro, wie zum Beispiel Schaubilder á la ›viele Termine → viele Kunden → viel Erfolg‹.

Den kompletten Geschäftsverkehr mit den Kunden beziehungsweise Opfern der sogenannten Berater wickelt gemäß Vertragsbestimmungen das Unternehmen ab, womit dann auch die Frage beantwortet ist, wer nachher den Löwenanteil der Provisionen einstreicht. Auf seinem Briefpapier und seinen Visitenkarten darf der neue ›Berater‹ den Firmennamen nicht führen, solange dies die Organisation nicht ausdrücklich gestattet, und es ist ihm untersagt, Mitarbeiter oder Bürokräfte zu beschäftigen, die nicht zuvor ebenfalls einen Geschäftspartnervertrag unterzeichnet haben, womit sie sich automatisch zum Erwerb der Arbeitsunterlagen und der Teilnahme an Seminaren verpflichten.

Falls der Berater eines schönen Tages dann doch bemerken sollte, dass er einen ziemlichen Knebelvertrag bei einem unseriösen Unternehmen unterschrieben hat, und sich zu einer Auflösung der Geschäftsbeziehung entschließt, ist das keineswegs mit der Bekundung dieser Absicht in schriftlicher Form getan. Sechs Monate währt die Zeit, bis er aus dem Vertrag wieder herauskommt, und in der Zwischenzeit ist er selbstverständlich zur weiteren Teilnahme an den Seminaren und zur Übernahme dadurch entstehender Kosten verpflichtet.

Nicht auszuschließen, dass für solche Fälle eigens ein intensives Aussteigerprogramm existiert, in dessen Rahmen es möglicherweise die ein oder andere spezielle unfreiwillige Behandlung mit Psychopharmaka und bewusstseinserweiternden Substanzen, körperliche Gewalt oder Isolationshaft gibt; natürlich unter entsprechender Kostenbeteiligung. Und wenn das dann alles überstanden ist, müssen sämtliche erhaltenen Arbeitsunterlagen laut Vertragsbestimmungen an die Firma unentgeltlich zurückgegeben werden.

Wer da mit ehrlicher Arbeit sein Geld verdienen will, hat vermutlich einfach nicht mit dem richtigen AnsprechSpartner gesprochen.

Sollte die Staatsanwaltschaft noch nicht bei ihm gewesen sein, können Sie einen solchen AnsprechSpartner in jeder beliebigen 800-Quadratmeter-Villa in Königstein, Freiburg, München, Berlin oder auf Sylt finden, wo er als Spezialist Tag um Tag Geschäftspartnerverträge für Hirntote vorbereitet. Lernen Sie auf seinem Anwesen die prominentesten Entscheidungsträger der europäischen Wirtschaftswelt kennen, treffen Sie dort mit den internationalen Finanzmagnaten zusammen, dinieren Sie mit der politischen Führungsebene aller Staaten dieser Welt, essen Sie erlesene Speisen aus allen Kontinenten der Erde von goldenen Tabletts, lassen Sie sich den Rücken von geschulten Fachkräften stundenlang massieren, machen Sie ausgedehnte Ausritte auf prachtvollen arabischen Hengsten über schier unüberschaubare Grundstücke, und geben Sie einem der ungezählten Pagen das Trinkgeld für das Vorfahren Ihres Wagens selbstredend nur in großen Scheinen.

Vor allem aber sollten Sie sich, während des Besuchs am besten starken Blasendruck vortäuschend, eines der Marmorbäder im Haus einmal aufmerksam anschauen. Sie werden feststellen können, dass das vierlagige seidene Toilettenpapier, mit dem sich der kompetente AnsprechSpartner den Hintern abwischt, die Farbe gelb hat. ›Für Spezialisten‹, ist in geschwungener Schrift auf jedes Blatt gedruckt.

Wie man auch ohne Bauch-Rücken-Beine-Po-Intensiv-Trainingskurs an Wahlen teilnimmt

Die Möglichkeit zur Teilnahme an einer lehrreichen Kräuterwanderung klingt verlockend. Auch auf ein bisschen ayurvedische Körpererfahrung hätte ich grundsätzlich Lust. Ein Thema wie ›Topflappenhäkeln für Anfänger‹ klingt ebenfalls unglaublich spannend. Oder sollte ich eher etwas wie eine ›Wochenendwerkstatt Kartoffeldrucktechnik‹ auswählen? Ansonsten bliebe vielleicht noch die Variante ›Wir töpfern eine Osterlandschaft‹ oder ›Entspannt mit den Wechseljahren umgehen‹. Oder alternativ eines der unzähligen anderen Angebote, wie man hierzulande seine Freizeit gestalten kann, wenn man nichts Besseres damit anzufangen weiß, als sich obskuren Tätigkeiten in einem illustren Teilnehmerkreis zu widmen.

In jedem Fall kann man auf diese Weise seine Lebenserfahrung um Kenntnisse bereichern, die kaum einen ungewöhnlichen Wunsch offenlassen. Was also spricht dagegen, sich für einen Kurs an der Volkshochschule anzumelden? Ist das nicht eine sinnvolle Alternative zum lethargischen Herumhängen vor dem öden Vorabendprogramm im Fernsehen beziehungsweise dem lästigen Pflegen von Konversation mit dem Lebenspartner? Und ist es nicht in jedem Fall ein attraktives Ausweichangebot zum Herumärgern mit den vorsätzlich oder versehentlich gezeugten Sprösslingen?

Die Anmeldung zu einem Volkshochschulkurs bietet die Möglichkeit, nachmittags oder abends für ein paar Stunden das Haus zu verlassen, ohne gegenüber dem Partner dafür wieder einmal eine allzu durchschaubare Ausrede bemühen zu müssen, und gewährleistet neben

Einblicken in ungewöhnliche Hobbys anderer Menschen eine Weile Ablenkung vom Einheitsbrei des Alltags. Wir erlernen zum Beispiel im Rahmen eines Origami-Kurses das Falten eines Kolibris oder Aasgeiers aus Papier der Stärke 100g/m^2, können uns in den kreativen Umgang mit Träumen einweisen lassen, erfahren viel über Freizeitmöglichkeiten als Single fernab von Diskotheken, Gaststätten und Swingerklubs, oder basteln aus einem simplen Stück Holz, einem Gummiband und ein wenig Pappe ein Musikinstrument, das sich über vier Oktaven spielen und später bei jeder Feier im Verwandschaftskreis zur Freude aller vorführen lässt.

Die Volkshochschule ist ein Ort, an dem sich in kleinen Gruppen Menschen versammeln, die ihre Freizeit kreativ nutzen wollen, und gegen ein geringes Entgelt vieles erlernen können, für das im Berufsalltag Zeit und Motivation fehlen. Wer hierher kommt, möchte auch und gerade nach Feierabend noch kreativ und aktiv sein, sieht man von jenen Menschen ab, die einen VHS-Kurs in erster Linie als eine Art Kontakthof betrachten. Das Kursangebot ist breit gestreut und unglaublich vielfältig. Passend zu den eigenen Interessen, egal, wie ungewöhnlich sie sein mögen, kann prinzipiell jeder etwas finden, was seinen Wünschen entspricht. Ausgenommen sind im Grunde lediglich Kursinhalte zum Erlernen strafrechtlich bewehrter Fertigkeiten sowie solche, die gegen die allgemein akzeptierten Sitten und Moralvorstellungen verstoßen. Kurse zum Briefbombenbau sind daher ebenso wenig im Veranstaltungsheft zu finden, wie etwa Intensivschulungen zum Thema Geiselnahmen oder Angebote aus dem Bereich professionelle sexuelle Unzucht mit Haustieren. Ferner hat man nach demelftenseptember in fast allen Städten Vorbereitungskurse zum Erwerb eines Pilotenscheines aus den Programmheften genommen.

Nun, das sehr breit gestreute Veranstaltungsangebot bietet dennoch eine schier unerschöpfliche Fülle an Freizeitaktivitäten, von denen nicht wenige sogar einen Bezug zur Welt des Berufslebens aufweisen. Und um meine entschieden zu geringen Kenntnisse im Hinblick auf die effiziente und professionelle Nutzung meines Computers zu verbessern, hatte ich mir von der Volkshochschule ein Programmheft schicken lassen, das zu meiner großen Freude kostenlos versandt wurde, und mich nach Angeboten im Bereich Software-Anwendung umgesehen.

Weil über viele Monate hinweg alle meine Bewerbungsschreiben an potenzielle Arbeitgeber erfolglos geblieben waren, war mir irgendwann der Gedanke gekommen, es könne möglicherweise an der Zusammenstellung meiner beruflichen Tätigkeiten liegen, dass mich niemand einstellen wollte. Ich hatte vielerlei versucht, um zu Geld zu kommen, doch konnte keine meiner bisherigen Tätigkeiten auf einer Liste erfolgreicher beruflicher Schritte einen der vorderen Plätze einnehmen. Und die Tatsache, dass ich die meisten Jobs nur während relativ kurzer Zeiträume ausgeübt hatte, war in den Augen potenzieller Arbeitgeber wohl eher ein Beleg für Unzuverlässigkeit als dafür, dass man sich förmlich um mich riss. Da ich allerdings am tatsächlichen Verlauf meiner Biografie nichts ändern konnte, sah es somit einigermaßen ungünstig aus, was meine Ernährung durch andere Menschen als Gegenleistung für die vorübergehende Nutzung meiner Arbeitskraft anbelangte.

Offenbar war niemand bereit, mich zumindest für eine Weile einzustellen. Also sagte ich mir irgendwann, es komme wohl nicht allzu sehr darauf an, was ich bislang so gemacht hatte, sondern vor allem darauf, mich gut zu verkaufen. Theoretisch lässt sich jedes Produkt, so minderwertig es hinsichtlich seiner Qualität auch sein mag, am Markt erfolgreich platzieren, falls nur die Werbung stimmt. Mit massiver Reklame lassen sich zum Beispiel instabile Computerbetriebssysteme mit zahlreichen Sicherheitslücken weltweit vertreiben, bis man schließlich ein marktbeherrschendes Monopol mithilfe eines mangelhaften Produktes geschaffen hat. Selbst dioxinbelastete Eier aus Freilandhaltung lassen sich zu überhöhten Preisen verkaufen, wenn man nur ›Öko‹ auf die Packung schreibt, weil der verantwortungsvolle Verbraucher sie aufgrund seines anerzogenen schlechten Gewissens grundsätzlich gegenüber Eiern von Hühnern aus Käfig-, Boden- oder Sibirischer-Arbeitslager-Haltung bevorzugt. Gelingt es, durch die Verpackung oder Werbemaßnahmen Aufmerksamkeit zu erregen, ist der eigentliche Verkauf im Grunde ein Kinderspiel, heißt es in jedem durchschnittlichen Marketingratgeber, und wenn das für Konsumgüter gilt, so sollte sich das genauso auf Menschen und ihre Erwerbsbiografie übertragen lassen.

Daher hatte ich beschlossen, mich für einen Computerkurs anzumelden, in dem ich lernen wollte, wie man mit seinem Textverarbeitungsprogramm zum Beispiel einen tabellarischen Lebenslauf optisch aufwertet, ein Anschreiben richtig layoutet, einen Serienbrief erstellt und ganz allgemein beigebracht bekommt, wie man aus seinem Computer mehr herausholt. Ein Kurs unter dem Titel ›Word für Fortgeschrittene‹ schien mir genau das

Richtige zu sein, und rasch war die Anmeldekarte ausgefüllt und die Teilnahmegebühr von schlappen 36 Euro überwiesen. Dafür würde ich eine laut Ankündigungstext ›anwendernahe und professionelle Einführung in die Möglichkeiten von Word‹ sowie ›wertvolle und unbekannte Tricks für die private und berufliche Nutzung‹ erhalten. Verteilt waren die insgesamt zwölf Unterrichtsstunden auf vier Abende, und ich war begierig, den ›schier unendlichen Reichtum an Gestaltungsmöglichkeiten meines Rechners‹ kennenzulernen.

Inmitten eines Kreises von fünfzehn anderen Gestalten fand ich mich einige Wochen darauf im Veranstaltungsraum ein. Anwesend waren Menschen beiderlei Geschlechts im Alter von 20 bis etwa 70 Jahren, mit denen ich vor ziemlich neuen Rechnern saß, die der Steuerzahler alle ungefragt bezahlt hatte. Nach einer kurzen Begrüßungsrunde begann der Kursleiter zunächst zu erklären, was wir da vor uns hatten, und seine Worte sorgten für eine gewisse Erheiterung bei mir. Er erläuterte zum Beispiel, das große flache fernsehartige Gerät in Augenhöhe sei der Monitor, die Tastatur diene dazu, Texte und Befehle einzugeben, und das kleine Kunststoffteil rechts daneben werde als Maus bezeichnet. Alle sahen ihn dabei aufmerksam an, und der schätzungsweise vierzigjährige Herr am Platz rechts neben mir machte sich Notizen, die er durch eine weitgehend maßstabsgetreue Zeichnung von Hardware und Peripherie ergänzte.

Nachdem das überstanden und die erste halbe Stunde vorüber war, wurden wir zum Anschalten der Rechner aufgefordert, wozu bei vier der Teilnehmer die administrative Unterstützung des Kursleiters erforderlich war. Den Rest der ersten Kursstunde füllten Erläuterungen, wie man das Kunststück fertigbrachte, durch mehr oder minder rhythmische Bewegungen der Maus den possierlichen kleinen weißen Pfeil auf dem Bildschirm hin und her zu bewegen sowie vom Kursleiter als solche bezeichnete ›spezielle Tricks‹, wie man aus dem weißen Zeiger einen schwarzen oder gar eine Sanduhr machen konnte. Das führte bei nicht wenigen der Teilnehmer zu großer Freude, und um mich herum erging man sich in kleinen Wettbewerben, wer den Pfeil am schnellsten vom rechten zum linken Bildschirmrand bewegen konnte.

Als dann zum Ende der ersten Kurseinheit für die nächste Woche hilfreiche Tipps zum Verändern von Hintergrundfarbe und Schriftart angekündigt wurden, wusste ich, dass ich meine Kursgebühr ebenso gut einem Microsoft-Opfer-Fonds hätte spenden können. Ich blieb den weiteren Stunden fern, freilich nicht ohne zuvor meinen Sitznachbarn darauf hingewiesen zu haben, der beste Schutz gegen Viren auf dem Computer sei das Ausstreuen von Rattengift rund um die Maus.

Wenn meine Kursteilnahme im Hinblick auf Hilfen zum Erstellen von Bewerbungsschreiben auch etwa ebenso hilfreich war wie das Auftragen von Sonnencreme zum Schutz gegen Milzbrandbakterien, war sie doch alles andere als vergebens gewesen. Durch das Mitansehen des Gebarens der anderen Kursteilnehmer, die augenscheinlich wirklich viel Neues gelernt hatten, war mir der Gedanke gekommen, mich ganz einfach selbst als Kursleiter für den Bereich Computer an der Volkshochschule zu bewerben.

Gleich am nächsten Tag nahm ich Kontakt zur Schulleitung auf, um mich zu erkundigen, ob es hierzu Möglichkeiten gebe. Meine Frage wurde positiv beschieden, weil man gegenwärtig händeringend Kursleiter im EDV-Bereich suche, und nachdem ich in den anschließenden Tagen einen der Ankündigungstexte abgetippt und die Tage und Uhrzeiten mit der Schulleitung abgestimmt hatte, war ich im kommenden Semester als Kursleiter im Programmheft mit insgesamt vier Kursen aufgelistet. Damit war nicht nur eine Phase des finanziellen Darbens zu Ende, sondern ich hatte überdies das Problem nicht mehr, Kenntnisse über das professionelle Erstellen von Bewerbungsschreiben erwerben zu müssen.

Nachdem ich so einige Halbjahre als Kursleiter für die Einführung in die Benutzung des Computers tätig gewesen war, hatte ich durch die Teilnehmer an meinen Kursen eine Menge über Möglichkeiten gelernt, wie man den Rechner keinesfalls nutzen sollte, wenn man irgendeine Form von Arbeitsleistung und vor allem vorzeigbare Ergebnisse von ihm erwartet. Wenn ich beim dritten oder vierten Treffen im Rahmen eines jeden Kurses damit begann, komplizierte Operationen wie zum Beispiel das Anklicken eines Icons auf der Benutzeroberfläche vornehmen zu lassen, ergaben sich stets Dinge, bei denen ich mich zusammenreißen musste, um nicht laut zu lachen.

»Bewegen Sie die Maus einfach ein Stück nach oben«, war eine der todsicheren Anweisungen, um mitansehen zu können, wie ein nicht geringer Prozentsatz der Teilnehmer das kleine Kunststoffteil neben der Tastatur einige Zentimeter vom Mousepad hochhob.

Ausgesprochen heiter waren zumeist auch Situationen, in denen ich zum Öffnen einer Datei aufforderte, weil dann regelmäßig einzelne den Auswurfknopf am CD-ROM-Laufwerk drückten. Der Höhepunkt war jedoch zweifelsfrei gewesen, als einmal ein Teilnehmer wissen wollte, wie er denn ein bestimmtes Programm starten könne, wenn er gerade ein anderes benutze.

»Schließen Sie erst einmal das Fenster«, hatte ich erwidert, und ich hätte mit den Computern im Raum beinahe ein Bill-Gates-Gedächtnis-Feuer entzündet, als er sich daraufhin vom Stuhl erhob, durch den Veranstaltungsraum schritt und das gekippte Fenster schloss.

Auf diese Weise hatte ich in den zurückliegenden Semestern eine annehmbare Summe Geld bekommen, von der ich mich aus moralischen Gründen weigere, sie als verdient zu bezeichnen. Ich hatte meine Honorare für meine Tätigkeit schlicht erhalten. Denn für die ›Leistung‹, Menschen zu erläutern, wo sich der Schalter für das Ein- und Ausschalten des Monitors befindet, oder wie man eine Datei abspeichert, Geld entgegenzunehmen, war mir zunächst moralisch verwerflich erschienen. Zu Anfang war ich mit regelrechten Schuldgefühlen vom Geldautomaten zurückgekehrt, wenn wieder einmal eine Überweisung von der Volkshochschule eingetroffen war, und wäre ich ein religiöser Mensch, hätte ich sicherlich anschließend einen Beichtstuhl aufgesucht.

Andererseits gab es, wie ich mir irgendwann klarmachte, zahlreiche Tätigkeiten, die weitaus besser entlohnt waren, und noch weniger an Einsatz und Leistung verlangten. Zu nennen sind hier beispielsweise Einsätze als Schiedsrichter in der Fußballbundesliga, durch die man für neunzig Minuten willkürliches Herumträllern auf einer Metallpfeife neben einem stattlichen Honorar Urlaubsreisen, Limousinen des oberen Preissegments oder hochwertige Unterhaltungselektronik bekommt. Zusätzlich bietet sich die Möglichkeit, zuvor im Wettbüro die Spielergebnisse zu tippen, viel Geld darauf zu setzen und sie dann selbst zu bestimmen. Ähnlich lukrativ scheint ein Job in Militärgefängnissen in befreiten Schurkenstaaten zu sein, bei dem man im Grunde nicht viel mehr tun muss, als Leute unter Androhung von Folter und Gewalt zu Verhaltensweisen zu bringen, die sie freiwillig niemals zeigen würden, und im Anschluss die Aufnahmen auf kostenpflichtige Internetserver einzuspielen.

Mehrmals hatte ich in der Vergangenheit mit der Schulleiterin telefoniert, und im Laufe der Zeit hatte sich wenn auch kein freundschaftliches Verhältnis, so doch eine gewisse gegenseitige Sympathie herangebildet. Wenn ich etwa anrief, um die Kurstermine für das kommende Halbjahr abzustimmen, plauderten wir meist noch eine Weile über dies und das, und ich fand es angenehm, über den beruflichen Kontakt hinaus ein paar Worte zu wechseln. Vor allem hatte der persönliche Kontakt den Vorteil, relativ problemlos meine Wünsche hinsichtlich der inhaltlichen und zeitlichen Kursgestaltung durchsetzen zu können. Kurz, die Tätigkeit war nicht anspruchsvoll und einigermaßen einträglich, und meine Vorbereitung bestand allwöchentlich aus nicht mehr, als mich ins Auto zu setzen und zum Veranstaltungsort zu fahren. Viel leichter konnte man wohl kaum seine Finanzbestände aufbessern.

Es kam jedoch der Tag, an dem ich gewissermaßen lernen musste, dass hier auf Erden so gut wie nichts ohne

Gegenleistungen zu bekommen ist, die über den eigentlichen Gegenstand eines Vertrags hinausreichen. Eines schönen Nachmittags klingelte mein Telefon, und am anderen Ende der Leitung begrüßte mich die Schulleiterin. Nach ein paar Floskeln, wie sehr es sie freue, dass ich nun schon seit so langer Zeit erfolgreich als Kursleiter für ihr Haus tätig sei, und dass einzelne Teilnehmer immer wieder bekundeten, wie angenehm das Lernen bei mir sei, folgte dann die Einleitung zu dem, was sie von mir wollte: Ob ich Freitagnachmittag kommender Woche bereits etwas vorhabe, begehrte sie zu wissen.

Ich dachte sogleich an einen Krankheitsfall unter den anderen Kursleitern für die hochanspruchsvolle Schulung am Rechner, sah kurz in meinen Kalender und bekundete, terminlich frei zu sein.

Das sei aber sehr schön, fuhr sie fort, denn am genannten Termin finde die jährliche Dozentenversammlung statt, und sie wolle mich gerne dazu persönlich einladen.

»›Dozentenversammlung‹, sagen Sie?«, gab ich zurück. »Ich wusste gar nicht, dass es so etwas gibt.«

»Doch, doch - so etwas gibt es. Hätten Sie denn Lust zu kommen?«

Ich wusste nicht recht, was ich sagen sollte. Ich hatte keine Vorstellung, wozu so etwas diente, und allein der Begriff schien mir in gewisser Weise ein drastischer Kontrast zum Freitagnachmittag zu sein.

»Worum geht es denn bei dieser Versammlung?«, fragte ich daher, ohne mich sogleich auf einen Termin kurz vor dem Wochenende festlegen zu lassen.

»Dort werden alle Fragen besprochen, die die Dozenten, die Kurse und allgemeine organisatorische Dinge betreffen. Sie findet einmal im Jahr statt, und jeder, der bei uns einen oder mehrere Kurse leitet, darf daran teilnehmen und ist wahlberechtigt.«

Wahlberechtigt?, dachte ich mir. War ich das nicht ohnehin als Bürger dieses Landes und Besitzer der Hälfte einer doppelten Staatsbürgerschaft? Meines Wissens bedurfte es nicht der Teilnahme an einer solchen Versammlung, um mein Wahlrecht als braver Bürger auszuüben. Erst recht nicht an einem Freitagnachmittag, der angesichts der allmählich ansteigenden frühlingshaften Temperaturen vor allem dadurch angenehm zu werden versprach, dass ich bislang keine terminlichen Verpflichtungen hatte. Meine Begeisterung über die Information und die Einladung hielt sich daher in überschaubaren Grenzen. Aus Neugier bat ich dennoch um weitere Erläuterungen.

Daraufhin erklärte die Dame mir, die Wahlberechtigung beschränke sich keineswegs auf das aktive Wahlrecht, sondern natürlich ebenso auf das passive. Gewählt würde ein Gremium, in dem auch ein Vertreter der Dozenten stimmberechtigt sei, und dieses entscheide unter anderem über die Bewilligung von Haushaltsgeldern, die allgemeine Programmgestaltung und Neueinstellungen. Getagt werde ein bis zwei Mal jährlich, und die Position sei mit einem gewissen Gestaltungs- und Machtspielraum verbunden. Allerdings sei die jetzige Amtsinhaberin ihrer Meinung nach völlig ungeeignet für die Aufgabe. Sie blockiere ständig wichtige Entscheidungen, sei kooperationsunwillig, und habe darüber hinaus im Laufe der Jahre einige Sympathisanten für ihre im Grunde nicht mehrheitsfähigen Auffassungen gewinnen können. Das alles erschwere die Arbeit ungeheuer, und es sei an der Zeit, dass frischer Wind in das Gremium komme.

»Um es kurz zu machen: Ich würde es sehr gerne sehen, wenn Sie am Freitag kommen würden, um sich wählen zu lassen. Ein Mann wie Sie ist dort gefragt! Und natürlich«, fügte sie hinzu, »würde sich Ihre Mitarbeit in dem Gremium sozusagen nicht negativ auf eine mögliche Ausweitung Ihres Kursangebots auswirken.«

Ich stutzte. Wenngleich ich in der Vergangenheit relativ selten die Erfahrung gemacht hatte, dass innerhalb parteipolitisch bestimmter Strukturen des öffentlichen Dienstes nichts so sehr verbreitet ist wie Transparenz, Nachvollziehbarkeit von Entscheidungen und offener Wettbewerb, überraschte mich diese Direktheit doch ziemlich. Wenn ich das recht verstand, sollte die amtierende Dame, die die Position laut Schulleiterin bereits seit Ewigkeiten ausübte, von ihrem Posten verdrängt werden, und ich sollte gewissermaßen der Sargnagel sein, der das vollbringen würde. Mit meiner Wahl sollte die langjährige lokale Karriere einer mir unbekannten Frau ein abruptes Ende finden, indem ich über eine Versammlung hereinbrechen würde wie ein unbekannter Rächer, der gekommen war zu richten die Lebenden, die Toten und die Amtsinhaber.

Wenn ich nun der Mitwirkung in einem Gremium, dessen genaue Zusammensetzung und Arbeitsweise mir nicht bekannt waren, auch nicht grundsätzlich voller Ablehnung gegenüberstand, so hatte die Angelegenheit trotzdem einen schalen Beigeschmack. Mir schien, ich solle zu einem mir noch verborgenen Zweck benutzt werden, und mich interessierte, wie genau der eigentliche Zweck der Schulleiterin aussehen mochte. Gab es vielleicht Kompetenzstreitigkeiten innerhalb des Hauses, die durch die inszenierte Wahl ein für alle Mal beseitigt werden sollten? Hatte die Amtsinhaberin möglicherweise eine ansteckende Hautkrankheit, deren Ausbreitung in dem ehrenamtlichen Gremium die Schulleiterin auf rigide Art und Weise verhindern wollte? Oder würde ich kurz nach meiner Wahl erfahren, dass es neben den erwähnten ein bis zwei Sitzungen pro Jahr ferner hausmeisterliche Tätigkeiten gab, zu deren Übernahme ich qua Amt ebenfalls verpflichtet war? Würde ich fortan vor meinen Computerkursen zunächst mit Besen oder Schneeschaufel bewaffnet die Gehwege zu den Veranstaltungsräumen reinigen müssen? Ich konnte mich von dem Verdacht nicht befreien, mit der Angelegenheit seien weitaus mehr Folgen für mich verbunden, als die Schulleiterin mir genannt hatte.

Auf der anderen Seite klang es prinzipiell interessant, über Haushaltsmittelzuweisungen und Stellenzusagen mitentscheiden zu können. Schließlich bestand, wenn bereits das Wahlverfahren derart öffentlich und transparent war, möglicherweise die Option, später über die Schaffung einer neuen und objektiv überflüssigen Planstelle sowie meine eigene Einstellung mit lebenslanger Alimentation zu befinden. Ich würde in meiner demokratisch legitimierten Position, wenn ich erst einmal gewählt war, das Gleiche tun können, wozu alle gewählten Amtsträger die Möglichkeit haben, solange sie nicht töricht sind und vergessen, ortsansässige Pressevertreter gelegentlich mit kleinen Präsenten zu bedenken. Ich hatte vielleicht in Zukunft die Chance, durch eine simple Unterschrift dafür zu sorgen, dass ich mir nie wieder Gedanken über die Finanzierung meines Lebensunterhalts machen musste. Vorausgesetzt, ich würde ein bis zwei Amtsperioden abwarten, ehe ich solche Fakten schuf, würde vermutlich niemand auf die Idee kommen, mir unlautere Absichten oder gar Begünstigung im Amt zum Vorwurf zu machen. Das hier konnte sich als wichtiges Sprungbrett erweisen, das nicht zu besteigen wahrscheinlich höchst fahrlässig war. Kurz, der Schwabe würde sagen, die ganze Geschichte hatte ein ›Gschmäckle‹.

Was mich zudem irritierte, war eine völlig offene Frage. Vorausgesetzt, ich würde mich tatsächlich bereit erklären, einer Kandidatur zuzustimmen, gab es da ein nicht unerhebliches Problem: Ich kannte, mit Ausnahme der Schulleiterin selbst, keinen einzigen der Menschen, die dort anwesend sein würden, und diese Unkenntnis beruhte auf Gegenseitigkeit. Selbst wenn es der Wunsch der offiziellen Seite war, dass ich in die Position gelangte, würde doch eine entscheidende Hürde im Weg stehen, die da Wahl mit Mehrheitsentscheidung genannt wird.

Vermutlich ein paar Dutzend Menschen würden an einem Freitagnachmittag in einem Raum versammelt sein, die mich wählen sollten, ohne zuvor auch nur einmal meinen Namen gehört, geschweige denn mich gesehen zu haben. Das schien mir ziemlich unwahrscheinlich. Und erst recht war ich nicht bereit, mich selbst zur Wahl vorzuschlagen – wie würde das denn aussehen? Inmitten eines Kreises von mutmaßlichen 60-jährigen Töpferei- und Batikmalerei-Kursleiterinnen, die fast die gesamte Nachkriegszeit für die Volkshochschule gedient hatten, sollte ich aufstehen und sagen, ich würde gerne in ihrem Interesse fortan meine Stimme in einem Gremium erheben, von dem ich bis vor ein paar Minuten nie in meinem Leben gehört hatte? Keinesfalls. Das erschien mir noch unehrenhafter, als zum Beispiel auf dem Landesparteitag einer der führenden Parteien dieser Republik als Vorsitzender zu kandidieren, bei dem dann gemäß Absprache 95 bis 99 Prozent der Anwesenden die Hand heben, weil die Presse zugegen ist.

Meine Bedenken wurden, als ich sie äußerte, sogleich beiseitegeschoben.

»Machen Sie sich darüber keine Sorgen - man wird Sie vorschlagen und wählen. Darum werde ich mich selbstverständlich im Vorfeld kümmern.«

Sie versicherte mir abschließend erneut, der Arbeitsaufwand beschränke sich auf die Teilnahme an ein bis zwei Sitzungen pro Jahr, was nach einem akzeptablen zeitlichen Pensum aussah.

Nunmehr skeptischer als zuvor, was genau die Dame im Schilde führte, erklärte ich mich bereit, mir die Versammlung einmal anzusehen, respektive anzutun. Jedoch ohne eine definitive Zusage für eine Kandidatur. Das Ganze erschien mir obskur, und wäre da nicht die schiere Neugier auf den Ablauf der inszenierten Veranstaltung gewesen, hätte ich vermutlich abgesagt. So hingegen notierte ich den Termin in meinem Kalender, um in der darauffolgenden Woche einem Spektakel beizuwohnen, das weitaus bizarrer verlief, als ich es mir in meiner Fantasie hatte ausmalen können.

Den Raum bevölkerten, als ich mit geringfügiger Verspätung von vielleicht einer Viertelstunde vor Ort eintraf, etwa zwei Dutzend Damen im Alter zwischen Ende vierzig und Mitte sechzig. Die Schulleitung hatte sich dazu entschlossen, die Tische in Form eines U anzuordnen, sodass es keinem erspart blieb, unabhängig von seinem Sitzplatz jeweils rund die Hälfte der Gesichter direkt anblicken zu müssen. Allenthalben war man in Zweier- oder Dreiergruppierungen im regen und heiteren Austausch begriffen, was auf eine langjährige Bekanntschaft untereinander schließen ließ. Ich selbst war, wie ich rasch feststellte, mit Ausnahme eines einzelnen anderen Herrn der einzige Penisträger im Raum, und hätte der Altersdurchschnitt anders ausgesehen, wäre mir das wie ein kleines Paradies mit vielen, vielen Optionen für die gemeinsame weitere Tagesgestaltung auf der horizontalen Ebene vorgekommen. So hingegen nahm ich am offenen Ende des U Platz, und versuchte trotz der neugierigen Blicke, die mein Eintreten auf sich gezogen hatte, möglichst unauffällig zu wirken. Mit der Schulleiterin, die sichtlich erfreut schien, meiner angesichtig zu werden, tauschte ich ein kurzes Kopfnicken zur Begrüßung aus.

Wenige Augenblicke darauf erhob sie die Stimme mit den Worten, nun, da alle da seien, könne die diesjährige Dozentenversammlung beginnen. Sie verlas die Tagesordnung, die aus insgesamt sieben Punkten bestand, von denen bereits der dritte die Wahl des Dozentenvertreters sein sollte. Zuvor galt es, den Tätigkeitsbericht der Schulleitung über sich ergehen zu lassen, und im Anschluss den Bericht der noch amtierenden Dozentenvertreterin anzuhören. Immerhin würde ich meine Konkurrentin um den wichtigen Posten also kennenlernen, bevor ich sie dann mithilfe eines abgekarteten Spiels regelwidrig aus dem Feld schlagen sollte. Und wenn alles gut ging, würde ich in Anbetracht der Reihenfolge der Tagesordnungspunkte schätzungsweise nach einer halben bis dreiviertel Stunde den Raum als neues Machtzentrum an der Volkshochschule wieder verlassen können. Zumindest nahm ich in meiner Naivität an, dass diese Einschätzung realistisch sei.

Der sogenannte Tätigkeitsbericht der Schulleitung, der sich dann tatsächlich über mehr als eine Stunde erstreckte, und der vor allem dadurch auffiel, dass aus den Ausführungen nicht so recht hervorging, warum er diesen Namen trug, war in etwa so interessant wie das Lesen des Telefonbuchs von Shanghai für einen Sprachunkundigen, oder das Sortieren identischer Büroklammern nach Form, Farbe und Größe. Ähnlich unterhaltsam muss es für einen Blinden sein, eine Kinokarte für einen Stummfilm zu erwerben, wenngleich er eindeutig den Vorteil hat, nichts von dem mitzubekommen, was um ihn herum vorgeht.

Im rhetorisch eher kärglichen Vortrag war enorm viel von einzelnen Kursen die Rede, und ausführlich wurde erläutert, wie das neue Kursnummerierungssystem funktioniere. Breit führte die Schulleiterin aus, was man sich bei dessen Entwicklung gedacht habe, und wie es um die ersten Produktivitätsfortschritte seit seiner Einführung bestellt sei. Darüber hinaus seien die Teilnehmerzahlen für die Bauch-Rücken-Beine-Po-Kurse im zurückliegenden Halbjahr um mehr als 40 Prozent gestiegen, und zudem sei es gelungen, den Auslastungsgrad der Räumlichkeiten um rund fünf Prozent zu verbessern. Auch habe man es vermocht, das Angebot an Malkursen auszuweiten, was in erster Linie darauf zurückzuführen sei, dass man die Anzahl der zur Verfügung stehenden Pinsel erhöht habe. Ferner werde das zweimal jährlich erscheinende Programmheft nun in einem neuen Layout präsentiert, wodurch sicherlich die Teilnehmerzahlen weiterhin steigen würden.

So ging das rund siebzig Minuten lang; nur gelegentlich unterbrochen durch einzelne Rückfragen anwesender Kursleiterinnen etwa zur zukünftigen Nummer ihres Kurses ›Plastisches Gestalten mit Speckstein‹, oder kritische Worte zur Haarstärke der angeschafften Pinsel.

Nachdem das ausgestanden war, folgte gemäß der Tagesordnung der von mir herbeigesehnte Bericht der Dozentenvertreterin, und ich war gespannt, welche der Damen sich als meine Vorgängerin in diesem verantwortungsvollen Amt entpuppen würde. Vor allem aber interessierte mich, wie ihre Tätigkeit im Einzelnen ausgesehen hatte, weil ich dadurch einen Eindruck davon bekommen würde, was mich erwartete, falls ich im Anschluss tatsächlich gewählt werden würde.

Gab es über die von der Schulleiterin am Telefon erwähnten ›ein, zwei Sitzungen pro Jahr‹ hinaus noch andere Aufgaben? Konnte man in der Position tatsächlich einen gewissen Einfluss auf Entscheidungen nehmen? Und bestand wirklich, zumindest theoretisch, die Möglichkeit, per Akklamation eine neue gut dotierte Planstelle zu schaffen, die ich dann sogleich selbst mit meiner Person besetzen konnte? Fragen über Fragen, von deren Beantwortung es letztlich abhing, ob ich kandidieren würde.

Es erhob daraufhin eine Dame das Wort, die zweifelsohne weder einen Bauch-Rücken-Beine-Po-Kurs leitete, noch jemals erfolgreich an einem solchen teilgenommen hatte. Eher hätte ich ihr die leitende Funktion in einem Kurs wie ›Unvorteilhafte Gestaltung der eigenen Person‹, ›Was Sie aus Ihrer Frisur machen können, wenn Sie keinen Wert darauf legen, unter Menschen zu gehen‹ oder ›Tägliche Belastungstests für Textilien‹ zugeschrieben. Der Stuhl, auf dem sie Platz genommen hatte, erntete meinen vollen Respekt, da er ihr standzuhalten vermochte, und zweifelsfrei hatte dieser einige Jahrzehnte weniger an Lebenszeit hinter sich, als das für seine sprichwörtliche Be-Sitzerin galt.

Die Dame selbst war in ein Gewand gehüllt, dessen farbliches Design in einer Mischung aus Rosa, Dunkelblau und Grün zwar nicht ganz meinen Geschmack traf, jedoch durch die Strapazierfähigkeit des Materials beeindruckte. Ich stand in Anbetracht ihres bevorstehenden Berichts unter einer ähnlichen Anspannung wie dieses bunte Dreipersonenzelt, das sie an ihrem üppigen Leib trug. Auf ihrem Kopf befand sich etwas, das entfernt an einen Termitenhügel aus künstlichem Haar erinnerte, und das möglicherweise dadurch verursacht worden war, dass kurz vor der Versammlung ein Föhn in ihrer Hand explodiert war.

Ihr Gesamterscheinungsbild erweckte den Eindruck, ihr sei es um jeden Preis ein Anliegen, in der Öffentlichkeit aufzufallen, wozu die eher schwächliche und beinahe heisere Stimme freilich nicht so recht zu passen schien. Hier saß eine Konkurrentin um den Posten im Raum, die im doppelten Wortsinn eine schwere Gegnerin war, und die vermutlich nicht so einfach zu schlagen sein würde. Unabhängig von der Intrige, die eigens zu diesem Zweck von der Schulleiterin ersonnen worden war.

Ebenso wie das der Schulleiterin, begann auch ihr Referat mit unzähligen Details, denen sich freilich noch viele weitere anschließen sollten. Nachdem sie erwähnt hatte, schon seit langer Zeit in ihrer Funktion tätig zu sein - »Ich mach das jetzt seit 1978« - und folglich zahlreiche Einblicke in Organisationsstruktur und Probleme an der Volkshochschule habe, ging sie auf solch spannende Dinge wie die Gesamtzahl der Kursleiter, deren durchschnittliches Alter, die durchschnittlich geleisteten Stunden, die durchschnittliche Teilnehmerzahl an einem Kurs und die durchschnittliche Zeit ein, die zur Vorbereitung eines Kurses erforderlich sei. Das dauerte etwa eine Viertelstunde, und ich war gespannt, wann sie auf ihren eigentlichen Tätigkeitsbereich zu sprechen kommen würde.

Von vier Sitzungen, die sie im zurückliegenden Jahr besucht habe, war in ihren Ausführungen die Rede, was somit nicht ganz mit der Information seitens der Schulleitung an mich übereinstimmte. Dort sei über vielerlei Dinge gesprochen worden, und unter anderem habe man im Herbst die Neueinstellung einer Kollegin für den Bereich Öffentlichkeitsarbeit beschlossen.

Sieh an, dachte ich mir, in der Tat scheint es also die Möglichkeit zu geben, durch den Posten die eigene berufliche Zukunft finanziell abzusichern. Das klang schon einmal vielversprechend.

Darüber hinaus seien diverse Probleme angesprochen worden, und auf einzelne hiervon werde sie nun näher eingehen, falls die Schulleitung damit einverstanden sei. Ein kurzer Blickwechsel zwischen beiden schloss sich an, aus dem zu ersehen war, dass die Schulleitung das zwar nicht sonderlich begrüßte, aber die basisdemokratische Stimme nicht sogleich ersticken wollte.

»Wenn Sie sich kurzfassen...«, erwiderte meine persönliche Wahlhelferin, und ich hoffte, ihre Worte würden bis in Gottes Gehörgang vordringen.

Doch weit gefehlt. Es folgte eine Schilderung so ziemlich aller Probleme, die sich überhaupt ausmalen lassen, was das Führen des Lebens auf diesem Planeten betrifft. Dabei wies die Dame immer wieder darauf hin, dass sie keineswegs persönliche Ansichten präsentiere, sondern vielmehr Beschwerden von Kursleitern weitergebe, die sich an sie gewendet hätten. Ausführlich eingegangen wurde zum Beispiel auf das Problem der schlechten Busverbindung zu den Unterrichtsräumen, da diese, anders als zuvor, nun nicht mehr im Zehnminutentakt von den Stadtwerken angefahren würden, sondern nur noch im Viertelstundentakt. Dadurch sei es vielen Kursteilnehmern nicht mehr möglich, pünktlich zum Kurs zu kommen, weil die Busse nunmehr um fünf Minuten nach statt zur vollen Stunde einträfen.

Ohne mit einem Wort darauf einzugehen, warum man denn nicht einfach einen Bus eine Viertelstunde früher nehmen könne, ging sie zum nächsten Punkt über, und der betraf die Tafeln in den Unterrichtsräumen. Viele Kursleiter beschrieben die Tafeln mit Kreide, ohne sie nach dem Kursende mit dem Schwamm abzuwaschen, und das bedeute für die nachfolgenden Kursleiter, zunächst einmal selbst zum Schwamm greifen zu müssen. Das sei als Zustand dauerhaft schlicht nicht hinnehmbar. Weitaus schlimmer seien aber jene Tafeln, die im Zuge von Modernisierungsmaßnahmen durch Whiteboards ersetzt worden seien, denn auf diese würde nicht mehr mit Kreide geschrieben, sondern mit Filzstiften. Es sei eine ungeheure Arbeit, sie am nachfolgenden Tag zu reinigen, weil die Stifte sehr starke Farbstoffe besäßen, und die Schrift selbst nach dem Wegwischen, zumindest schemenhaft, sichtbar bleibe.

Bei allen sogenannten Problemen, die sie ansprach, erfuhr sie raunende Zustimmung aus der Runde jener Damen, die sie vermutlich seit 1978 immer wieder gewählt hatten, und einzelne meldeten sich während ihres Referates laufend zu Wort, um in beispielhaften Episoden die benannten Punkte zu bestätigen. Ab und an warf die Schulleitung ein, das Problem sei bekannt, und man habe bereits zugesagt, dem Abhilfe zu verschaffen, doch hatte die Frisurkatastrophe im Dreipersonenzelt offenbar einen unerschöpflichen Vorrat an Beschwerdepunkten vorbereitet. Häufig seien, so führte sie aus, nicht genügend Stühle in einem Veranstaltungsraum vorhanden, die dann stets aus dem Nachbarraum zu holen seien, oder es fehle an Kugelschreibern für die Teilnehmer. Auch sei das Schwarze Brett im Eingangsbereich nur schwer einsehbar, und sie fordere, dass es um etwa einen Meter weiter nach rechts gehängt werde.

Während ich im Kopf auszurechnen versuchte, welchen Durchmesser der Stahlträger in der Decke wohl ungefähr haben müsse, um die Dame an einem Strick gleich daneben aufzuhängen, beschrieb sie die Schwierigkeiten mit den nur schlecht zu öffnenden Fenstern im ersten Stockwerk, um sodann nach mehr als einer halben Stunde zur Schlussoffensive anzusetzen: Ständig erreichten sie zahlreiche Anrufe von Kursleitern, weil zu wenige Kassettenrekorder im Haus vorhanden seien. Das behindere die Durchführung vor allem der Sprachkurse nachhaltig, da permanent einzelne Geräte defekt seien.

Allgemein war wieder Zustimmung zu vernehmen, und nun begannen einzelne ihrer Kolleginnen, von selbst erlebten Schwierigkeiten mit defekten Kassettenrekordern im Unterrichtsraum zu berichten. Wie sie eigens hatten den benachbarten Medienraum aufschließen und von dort ein intaktes Gerät hatten holen müssen, oder wie im Kurs ›Deutsch für Ausländer VII‹ mitten in der Lerneinheit ›Wie man einkaufen geht‹ das

Abspielgerät ausgefallen sei. Eine der Damen berichtete gar, dass eine der Kassetten vom Gerät buchstäblich zerfetzt worden sei, und sie nachher lediglich über Bandsalat verfügt habe. Etwa ein Drittel der Anwesenden im Saal war mittlerweile damit beschäftigt, traumatische Erlebnisse mit Audiomedien zum Besten zu geben, was zu einem entsprechenden Lautstärkepegel führte, dem die Schulleitung trotz besänftigender Worte keinen Einhalt zu bieten vermochte.

Das war der Moment, als mir der Kragen platzte. Ich schlug mit voller Kraft auf den Tisch vor mir, was sogleich zu einem Verstummen des erregten Geschnatters im Raum führte.

»Entschuldigen Sie bitte, meine Damen«, sprach ich in den nun erfreulich leisen Raum, »wären Sie damit einverstanden, wenn wir von jedem der Anwesenden zwei Euro einsammeln, und davon ganz einfach einen neuen Kassettenrekorder kaufen?« Und demonstrativ griff ich zum Geldbeutel, nahm eine Münze heraus und legte sie vor mich auf den Tisch. Kein Laut regte sich. »Das dürfen Sie gerne als Anzahlung behalten. Können wir jetzt endlich mit der Tagesordnung fortfahren? Ich habe nämlich heute noch Besseres zu tun, als mich stundenlang über Kassettenrekorder zu unterhalten. Und Sie vermutlich auch«, setzte ich hinzu.

Glücklicherweise ergriff daraufhin die Schulleiterin wieder das Wort, und der Bericht der Dozentenvertreterin wurde in diesem Augenblick als beendet betrachtet. Man dankte ihr für die Ausführungen, und angekündigt wurde der nächste Tagesordnungspunkt, die Wahl des neuen Dozentenvertreters. Inzwischen hatte ich beschlossen, mich eher für den Posten eines Sandsacks bei einem Boxklub, als Sortierer des Inhalts der gelben Säcke bei einem Unternehmen aus der Müllbranche, das Amt des Bundespräsidenten oder den Posten des Papstes zu bewerben, oder mir einen Ring durch die Nase zu ziehen und ein Klavier dranzuhängen, als mich in diese Position wählen zu lassen.

Gedanklich sah ich mich am Sonntagnachmittag gemütlich mit einer Tasse Tee und einem Roman auf der Couch sitzen, während im Viertelstundentakt Anrufe erregter Kursleiterinnen eintrafen. Sie würden mir von fehlenden Pinseln für den Malkurs, explodierten Kassettenrekordern, verpassten Bussen, vorlauten Kursteilnehmern, geänderten Öffnungszeiten bei Aldi, feuchten Wänden im Keller oder geschwollenen Krampfadern erzählen, und ich würde mir währenddessen überlegen, ob das Einnehmen einer Zyankalikapsel oder das Initiieren eines Amoklaufs die klügere Variante wäre.

Mir war mittlerweile klar, dass der Posten des Dozentenvertreters keineswegs in erster Linie aus der Teilnahme an ein bis zwei Sitzungen pro Jahr bestand, sondern dass darin eine Art Kummerkasten für nur bedingt lebensfähige menschliche Wesen zu sehen war. Und ich würde, soviel stand fest, das auf keinen Fall länger als ein bis zwei Sonntagnachmittage aushalten, ehe es zu massiven verbalen Entgleisungen meinerseits kommen würde. Dass die Schulleiterin mich im Vorfeld nicht explizit über die eigentliche Hauptbeschäftigung des Amtes aufgeklärt hatte, war vermutlich kein Zufall gewesen. Insofern also ein Glück, dass die Zeltträgerin mit dem Termitenhügel auf dem Kopf so lange und ausführlich aus ihrem ereignisreichen und spannenden Leben als Dozentenvertreterin berichtet hatte.

»Wir kommen nun zur Wahl des neuen Dozentenvertreters«, ließ sich die Schulleiterin vernehmen. »Ich bitte um Wahlvorschläge.«

Aufmerksam und mit einer gewissen Erwartungshaltung in ihren Gesichtszügen blickte sie in die Runde, doch verharrte diese zunächst in passiver Ruhe.

»Wer würde das denn machen wollen?«, fragte sie, und um den beabsichtigten Verlauf der Wahl zu beschleunigen, schob sie hinterher: »Sie können natürlich auch jemand anderen vorschlagen als sich selbst.« Dabei blieb ihr Blick an jenem einzigen anderen männlichen Wesen hängen, das außer mir noch im Raum war.

»Ich würde Herrn Thönnes vorschlagen«, gab der Herr daraufhin seinen hübsch auswendig gelernten Text zum Besten, und die Schulleiterin fügte sogleich hinzu, ich sei seit vielen Jahren als Kursleiter im Bereich EDV tätig und ein ausgewiesener Computerexperte. Während sie das sagte, notierte sie meinen Namen auf einem Formular, und im nächsten Augenblick wies sie darauf hin, wir könnten dann zur eigentlichen Wahl schreiten.

Doch da hatte sie die Rechnung ohne das Dreipersonenzelt gemacht. »Ist denn keine Wiederwahl möglich?«, rief die Dame ebenso verunsichert wie energisch aus, und alle Blicke, die Sekunden zuvor an mir gehangen hatte, wanderten zunächst zu ihr, um dann auf die Schul- und selbst ernannte Wahlleiterin zu fallen. Hektik und Gesichtsröte breiteten sich bei dieser aus, und stammelnd teilte sie mit, »natürlich« sei auch eine Wiederwahl möglich. Hilfesuchend blickte die Zeltträgerin zu einer ihrer Sympathisantinnen, die sodann vernehmen ließ, sie schlage die Amtsinhaberin zur Wiederwahl vor.

»Gibt es weitere Vorschläge?«, fragte tonlos die Schulleiterin, während sie die Namen notierte, und als sich niemand mehr meldete, wurde der Wahlgang eröffnet, indem um Handzeichen gebeten wurde.

»Einen Augenblick, bitte«, meldete ich mich zu Wort, ehe mein letztes Stündchen diesseits von ruhigen Sonntagnachmittagen schlagen würde. »Darf ich, bevor ich kandidiere, vielleicht ein paar Informationen darüber haben, wie meine Tätigkeit im Falle einer Wahl konkret aussehen würde? Was hätte ich als Dozentenvertreter denn genau zu tun?«

Sofort meldete sich die Schulleiterin zu Wort und erläuterte, mit dem Amt verbunden sei die Teilnahme an ein paar wenigen Sitzungen pro Jahr sowie das Wahlrecht bei wichtigen Personalentscheidungen.

»Und was ist mit Fällen wie defekten Kassettenrekordern, vollgeschmierten Tafeln und verpassten Bussen?«, hakte ich nach. »Gehört das Bearbeiten von solchen Anfragen und Beschwerden anderer Kursleiter ebenfalls zum Aufgabengebiet? Ich frage nur aus Interesse, weil ich momentan beruflich ziemlich stark eingespannt bin und gerne den zeitlichen Aufwand kennen würde. Vielleicht kann ja die Amtsinhaberin ein paar Worte dazu sagen...«

Erwartungsgemäß ließ diese eine ausführliche Charakterisierung der einzelnen Zuständigkeiten folgen, die nun noch um einiges umfangreicher klang als zuvor beschrieben. Selbstverständlich sei man Ansprechpartner in allen ›wichtigen‹ Fragen, und natürlich sei ein gewisser zeitlicher Aufwand damit verbunden. Da die Tätigkeit ehrenamtlich ausgeübt werde, müsse man als Dozentenvertreter für sämtliche Anliegen ein offenes Ohr haben. Auf diese Weise sei es möglich, einen fruchtbaren Austausch zwischen der Schulleitung und den Kursleitern aufzubauen, der einer entsprechenden Pflege bedürfe. Exemplarisch nannte die Amtsinhaberin einzelne Fälle, in denen ein Eingreifen erforderlich und erfolgreich gewesen sei, und deutlich war ihr anzumerken, dass mich ihre Schilderungen von einer Kandidatur, die freilich für mich ohnehin längst erledigt war, abhalten sollten. Als sie geendet hatte, kündigte die Schulleiterin erneut die Durchführung des Wahlgangs an, bei dem, wie sie erläuterte, die Anwesenden die Wahl zwischen dem Dreipersonenzelt und mir haben würden.

»Das ist nicht ganz korrekt - ich ziehe meine Kandidatur zurück, weil ich dafür nicht zur Verfügung stehe«, sprach ich in den Raum, der im gleichen Moment abermals von einem tiefen Schweigen erfüllt wurde. Auf den Gesichtszügen meiner persönlichen Wahlmanipulatorin war deutlich zu sehen, wie ihr Unterkiefer darum kämpfte, nicht herabzusacken, und hätte sie Kontaktlinsen getragen, wären diese bei ihrem entsetzten Augenaufschlag vermutlich herausgefallen. Ich lächelte, während ich mir gedanklich vorstellte, wie sie im Anschluss vor Verzweiflung einen Kassettenrekorder verspeisen würde. Einige Sekunden brauchte sie, um die Fassung wiederzufinden, und nachdem sie neuerlich erfolglos um weitere Wahlvorschläge gebeten hatte, wurde das Zelt als einzige Kandidatin ohne Gegenstimmen bei zwei Enthaltungen zur alten und neuen Amtsinhaberin gewählt. Ein Ergebnis, wie es auch Ulbricht in einer vergleichbaren Situation erzielt hätte.

Sodann galt es, noch einen stellvertretenden Dozentenvertreter zu wählen, und hilfesuchend wandte sich die

Schulleiterin an mich: »Würden Sie denn *dafür* zur Verfügung stehen...?«

Als ich durch Nachfragen erfahren hatte, dass ich nur in dem unwahrscheinlichen Fall einzuspringen habe, wenn die Amtsinhaberin einmal erkrankt sei (oder von einem herabfallenden Kassettenrekorder erschlagen werden sollte), stimmte ich einer Kandidatur zu, was jedoch bei einer der anwesenden Damen zu einer erheblichen Unruhe führte. Sie saß direkt neben der üppigen wiedergewählten Dame, und rasch stellte sich heraus, dass sie seit Ewigkeiten den Stellvertreterposten innehatte. Als passender Kontrast zur optischen Fülle des Zeltes erinnerte ihre eher zierliche äußere Erscheinung an einen Hering, und offenbar diente sie jenem in der Tat als eine Art Befestigungshilfe, wenn auch nur im Amt.

Sie ließ sich ebenfalls nominieren, und da es keine weiteren Vorschläge gab, wurde zur Wahl geschritten, die ich zu meiner eigenen Überraschung mit fünfzehn zu sechs Stimmen bei einer Enthaltung für mich entscheiden konnte. Vereinzelter Applaus brandete in der Runde von den zuvor vermutlich mit neuen Specksteinen, Pinseln und Ähnlichem Bestochenen auf, der allerdings durch hektische Gesten der Schulleiterin sogleich abgewürgt wurde.

Da saß ich also nun als frisch gewählter neuer stellvertretender Dozentenvertreter inmitten eines Haufens konspirativer Nachkriegskursleiterinnen, ohne dass bei mir so rechte Freude über meinen erdrutschartigen Sieg aufkommen wollte. Soeben erwog ich, mich im Rahmen einer kooperativen Geste zur freiwilligen Reinigung von Kassettenrekordern oder samstagnachmittäglichem

Tafelwischen zu melden, als sich das langjährig eingespielte Kassettenrekorderbetreuungsteam zu einer letzten Offensive entschloss, um Kultur und Tradition des Abendlandes zu retten.

»Haben Sie Ihren Wohnsitz überhaupt hier in der Stadt?«, keiften Zelt und Hering fast einstimmig, woraufhin ich, einfach nur so zum Spaß, deutlich vernehmbar »Nein« erwiderte, und mit einem grenzdebilen Gesichtsausdruck in die Runde grinste.

»Dann ist die Wahl ungültig!«, schrien die beiden Damen förmlich. »Das ist in der Satzung nämlich ausdrücklich vorgeschrieben!«

»Tja - weltlicher Ruhm währt kurz«, entfuhr es mir lächelnd, und wenn mich die Erinnerung nicht täuscht, schlug der Unterkiefer der Schulleiterin in diesem Augenblick exakt an jener Stelle des Tisches auf, wo ihre Kontaktlinsen hätten liegen müssen, falls sie denn welche getragen hatte.

Der Wahlgang wurde annulliert, und Zelt und Hering schienen so zufrieden wie zwei Menschen, die gerade einen Bus nicht verpasst haben. Da war nicht die Spur eines Zweifels, dass man sich wie auch in den vergangenen Jahrzehnten durchgesetzt hatte, was eine gewisse Verärgerung bei mir hervorrief. Schließlich war ich, wie mir schien, mit unlauteren Methoden aus dem Wettbewerb gedrängt worden, und wenn ich letztlich sogar heilfroh hierüber war, behagte mir das aus prinzipiellen Gründen ganz und gar nicht.

Sekunden bevor der Wahlgang mit nur einer Kandidatin, nämlich der amtierenden Stellvertreterin, erneut eröffnet werden sollte, erhob ich meine Stimme, um einen Beitrag zum Pluralismus zu leisten: »Falls weitere Wahlvorschläge erlaubt sind, würde ich den Herrn dort vorne vorschlagen, der vorhin so freundlich war, mich vorzuschlagen«, was dieser mit einer weitreichenden Verblüffung zur Kenntnis nahm, jedoch widerstandslos über sich ergehen ließ. Auf seinen Lippen glaubte ich ein spöttisches Lächeln zu sehen, aber ich war mir nicht sicher, ob es eher einem Gefühl der Eitelkeit oder der Verlegenheit entsprang.

Die Karten waren also neu gemischt, und ich war gespannt, wozu die bisher teilweise dramatische Entwicklung der Vorfälle noch führen würde. Wenn ich auch nicht als frisch gekürter Dozentenvertreter oder zumindest dessen Stellvertreter den Raum wieder würde verlassen können, stellten die Vorkommnisse bereits nun mehr als eine Entschädigung für die entgangenen Amtswürden dar. Meine Verstimmung über die langwierigen und langweiligen Tätigkeitsberichte und Klagen über defekte Kassettenrekorder war längst wie weggeblasen, und ich hoffte, dem guten Mann würde es tatsächlich gelingen, den Wahlgang für sich zu entscheiden. Diesmal wurden, auf Antrag des Dreipersonenzeltes, Wahlzettel ausgegeben, und meine Hand zitterte vor Erregung leicht, als ich den Namen des Herrn darauf schrieb. Er würde als stellvertretender Dozentenvertreter schon optisch mit seiner hageren Gestalt sicherlich einen perfekten Kontrast zu seiner gewichtigen Kollegin darstellen.

Die Auszählung ergab zwölf zu neun Stimmen bei wiederum einer Enthaltung für den mir unbekannten Menschen, und der Ausdruck auf den Gesichtern von Dreipersonenzelt und Hering lag irgendwo zwischen Irritation, Verärgerung und blankem Entsetzen. Der der Schulleiterin sah ungefähr so aus wie der eines

Durchschnittsverdieners beim Erhalt des Steuerbescheides, durch den er zwar weniger als erwartet zurückerhält, jedoch immerhin Gewissheit darüber hat, dass die zahlreichen falschen Angaben niemandem aufgefallen sind.

Spontan begann ich Applaus zu spenden, in den (mit zwei Ausnahmen) alle Anwesenden einfielen, bis dann der neu gewählte Stellvertreter durch eine Geste Ruhe erbat und seine Stimme erhob: »Vielen Dank«, ließ er vernehmen. »Ich freue mich über Ihr Vertrauen. Und bevor irgendwelche Zweifel aufkommen«, ergänzte er mit einem Blick zur zerknirscht dreinblickenden Vorgängerin in seinem Amt, »möchte ich darauf hinweisen, dass ich seit meiner Geburt Bürger dieser Stadt bin.« Mit versteinerter Miene nahm die aus dem Feld Geschlagene die Bemerkung zur Kenntnis. Vereinzeltes Lachen war im Raum zu hören.

»Allerdings gibt es eine Information, die vielleicht nicht vollkommen unwichtig ist«, setzte er hinzu, und nicht nur ich war neugierig, was nun folgen würde.

War der Neugewählte Mitglied einer terroristischen Vereinigung und daher nur eingeschränkt wählbar? Hatte er ein sexuelles Verhältnis mit der Schulleiterin? Besaß er möglicherweise nicht die deutsche Staatsbürgerschaft und folglich auch nicht das passive Wahlrecht? Würde er nun darauf hinweisen, nebenberuflich einen Handel mit gebrauchten Kassettenrekordern zu betreiben, was er im Rahmen seines Amtes auszunutzen gedenke?

Eine knisternde Spannung lag im Raum, die er sichtlich genoss. Und dann folgten Worte aus seinem Mund, bei denen ich sämtliche meiner Gesichts-, Bauch- und

Brustmuskeln anspannen musste, um nicht lauthals loszulachen.

»Nur für den Fall, dass es jemanden interessiert«, sprach er mit einer Ruhe und Gelassenheit in der Stimme, wie sie selbst vom Sprecher eines Sondereinsatzkommandos gegenüber einem Geiselnehmer nicht übertroffen wird, »möchte ich darauf hinweisen, dass ich gar nicht an der Volkshochschule tätig bin, und dort noch nie einen Kurs geleitet habe. Könnte ja sein, dass das Konsequenzen für meine Wählbarkeit hat.«

Unschuldig wie ein Goldfisch in seinem Glas blickte er in die Runde, aus der einige Sekunden lang kein einziger Laut drang. Und abermals lag da dieses spöttische Lächeln auf seinen Lippen, das nun wesentlich einfacher zu klassifizieren war.

Wohlgemerkt: Einige Sekunden lang war es totenstill im Saal. Dann brach ein lautstarkes Gekeife los, aus dem ich, innerlich von heftigen lautlosen Lachkrämpfen geschüttelt den Raum verlassend, trotz des Lärmpegels deutlich die Stimmen des Dreipersonenzeltes und der mutmaßlich in wenigen Minuten wiedergewählten Stellvertreterin heraushören konnte. Von »Betrug«, »Unverschämtheit«, »Skandal« und »bodenloser Frechheit« war aus vielen Kehlen die Rede, und dass man das unter keinen Umständen durchgehen lassen könne. Einzelne forderten, sofort die Personalien des Herrn feststellen zu lassen, und beständig wurde energisch ein weiterer Wahlgang gefordert.

Gleichwohl wusste ich, dass ich keinesfalls mehr die Beherrschung würde aufbringen können, um dem letzten Wahlgang beizuwohnen. Ich begab mich auf den direkten Weg zum Ausgang, weil ich ernsthaft fürchtete, der aufgebrachte Mob könne mich steinigen. Und nichts lag mir bei meinem zugegebenermaßen stark beschleunigten Schritt ferner als Überlegungen, einen Freitagnachmittag sinnlos verschwendet zu haben. Im Gegenteil: Ein Ignorant gegenüber den Vorfällen des täglichen Lebens, wer Kinofilme braucht, um sich bestens unterhalten zu fühlen.

Dass ich seit jener Zeit nicht mehr als Kursleiter im Bereich EDV tätig bin, ist weniger darauf zurückzuführen, dass mich die aufgebrachte Meute unter Zuhilfenahme von Pflastersteinen auf dem Parkplatz gestellt hätte, sondern wohl eher auf den Umstand, dass einzelne der Vorkommnisse mich gegenüber den verantwortlichen Stellen offenbar in Misskredit gebracht haben. Zwar habe ich nicht mehr getan, als für meine Begriffe zur rechten Zeit ein paar Klarstellungen vorzunehmen, doch mag das Zusammentreffen der Ereignisse in den Augen des ein oder anderen Anwesenden der Führungsebene den Eindruck hervorgerufen haben, es mache sich jemand lustig über Strukturen, für die er beim besten Willen weder Verständnis noch Sympathie aufbringen kann. Und wenn ich es auch zweifelsfrei begrüße, mir heute nicht nach zwanzig Anrufen am Sonntagnachmittag Gedanken darüber machen zu müssen, wo ich einen funktionstüchtigen Kassettenrekorder, einen wasserlöslichen Filzstift oder einen Pinsel mit der richtigen Haarstärke herbekomme, ist da ein gewisses Bedauern, dass es mir zukünftig ebenfalls verwehrt sein wird, weiterhin gegen Entgelt Menschen beim Hochheben von Computermäusen oder dem Schließen von gekippten Fenstern beobachten zu können.

Meine Karriere als EDV-Experte endete beinahe ebenso schnell wie meine nie so recht begonnene als

Dozentenvertreter, ohne dass es jemals eine offizielle Begründung für die Einstellung meiner Kursangebote zum kommenden Halbjahr gegeben hätte. Nicht einmal einen Gutschein zur Teilnahme an einem Kurs ›Topflappenhäkeln für Anfänger‹ oder etwas Ähnliches als Dankeschön für meinen langjährigen aufopferungsvollen Einsatz hat man mir zugesandt. Und sollte mir eines Tages, nach vielen Monaten des durch Arbeitslosigkeit hervorgerufenen frustbedingten Hineinschaufelns riesiger Nahrungsmengen, die Teilnahme an einen Bauch-Rücken-Beine-Po-Kurs ohne die Angabe von Gründen verweigert werden, schließe ich nicht aus, dass ich zur Verbesserung meiner Lebenssituation den Wohnort wechseln werde. Notfalls werde ich während der Übergangszeit bis zum Finden einer geeigneten Wohnung in einem Zelt nächtigen. Um eines solchen habhaft zu werden, könnte ich es meiner Konkurrentin einfach vom Leib reißen, wenn sie sich das nächste Mal in der Kassettenrekorderabteilung eines Kaufhauses aufhält.

Wie man rundum gesund bleibt und 120 Jahre alt wird

Vergessen Sie für einen Augenblick alles, was Sie über Prognosen zur zukünftigen Rentenhöhe nachwachsender Generationen wissen. Eliminieren Sie jede Information aus Ihrem Bewusstsein, die Warnungen vor einer Überalterung der Bevölkerung der Bundesrepublik in Verbindung mit einem Zusammenbruch der gesetzlichen Rentenversicherung enthält. Tilgen Sie alles aus Ihrer Erinnerung, was im Zusammenhang mit Warnungen vor dem demografischen Kollaps unserer Gesellschaft steht. Löschen Sie jedes Wissen darüber, was mögliche Finanzierungsschwierigkeiten des Krankenversicherungssektors in den kommenden Jahrzehnten betrifft. Und vergessen Sie, dass nicht wenige aus unserer Mitte im hohen Lebensalter von der ach so lieben und fürsorglichen Verwandtschaft in ein staatliches Pflegeheim abgeschoben werden, um gemeinsam mit ein paar Fremden im Zimmer an Alzheimer zu erkranken, hemmungslos in Bett und Kleidung zu urinieren, und rund um die Uhr unter medikamentösem Dauereinfluss zu stehen.

Angenommen, all dies tritt nicht ein oder wird von Ihnen erfolgreich verdrängt - wäre es dann nicht fantastisch, 120 Jahre oder noch älter zu werden? Würde damit nicht der Traum eines jeden Menschen (und vor allem der der Herzschrittmacher, Toupets, Hüte und Windeln herstellenden Industrie) wahr? Wäre das nicht die Krönung all unserer Bemühungen um die Schaffung einer besseren Welt?

Nun, das ist keineswegs ausgeschlossen. Es ist sogar ausgesprochen leicht zu realisieren. Und das Beste daran: Die Sache kostet Sie gerade einmal zehn Euro pro

Monat! Nahezu unglaublich, aber wahr - zumindest dann, wenn man den sicherlich vertrauensvollen Angaben eines zweifelsfrei absolut seriösen Herstellers Glauben schenken darf.

Stellen Sie sich das einmal vor: Wenn Sie sich für sein revolutionäres Produkt entscheiden, werden Sie Ihre Rentenbezugszeit um mehr als vierzig Jahre steigern können, was, gemessen am statistischen Durchschnitt, einer Verlängerung um stolze 270 Prozent entspricht. Sie werden theoretisch mit zwei verschiedenen Ehepartnern jeweils goldene Hochzeit feiern können, falls Sie sich nicht allzu lange nach der Führerscheinprüfung zum ersten Bund fürs Leben entschließen. Sie werden fast zwei Jahrzehnte länger als Ernst Jünger auf diesem Planeten umherwandeln und Lieder über die Jugendzeit von Johannes Heesters, kurz vor dessen Ableben, komponieren können. Sie werden jeden Achtzig- oder Neunzigjährigen mit ›Du‹ anreden dürfen, und Sie werden rund fünfundzwanzig Mal bei einer Bundestagswahl Ihre Stimme abgeben können.

Wie das alles möglich sein soll? Nun, zunächst einmal müssen Sie außerordentliches Glück haben, damit der Hersteller Ihnen überhaupt die Chance bietet, sein tolles Produkt kennenlernen zu dürfen. Das geschieht, falls Sie zu den wenigen Kindern des Glücks zählen, mittels einer ungeheuer persönlichen Postwurfsendung, die vermutlich nicht öfter als ein paar Hunderttausend Mal versandt wird. Auch ich war einer der Glücklichen, die das Informationsschreiben im Briefkasten finden konnten, und war seinerzeit sogleich begeistert von der Option, viele Jahrzehnte länger als ursprünglich zu erwarten auf diesem Planeten Exkremente ausscheiden zu können. Tatsächlich zählte ich zu den Empfängern des Schreibens, und mir war zumute wie einem Lottospieler, der längst alle Hoffnungen hat fahren lassen, und nun Besuch vom Geldboten der Lottogesellschaft mit einem riesigen Koffer unter dem Arm erhält. Das hier war meine große Chance, den Verfallserscheinungen meines Körpers demonstrativ zu zeigen, wie unbeeindruckt sie mich ließen. Zwar hatte ich das in den zurückliegenden Jahren durch ungesunde Ernährung, wenig Schlaf, hohen Nikotinkonsum und den Verzicht auf sportliche Aktivitäten bereits versucht, aber das war weitgehend ohne beobachtbare Erfolge geblieben.

Der bloße Erhalt dieses exklusiven Schreibens stimmte mich daher glücklich, wenn damit, wie ich durch das Lesen erfuhr, auch lediglich die erste Hürde genommen war. Im Begleitbrief wurde ich sogleich unmissverständlich darauf hingewiesen, es seien zwar viele berufen, jedoch nur wenige auserwählt: ›Reagieren Sie sofort! Wir können nur eine begrenzte Menge Neukunden aufnehmen! Der teure Rohstoff ist limitiert!‹ So hieß es wörtlich auf dem als solchem überschriebenen ›Gratis-Test-Zertifikat‹, mit dem der Empfänger eine Monatspackung des fantastischen Produkts anfordern kann.

Bei wem das nicht eine gewisse Neugier weckt, dem ist wohl im doppelten Wortsinn nicht zu helfen. Es muss sich um ein erlesenes Produkt handeln, wenn der Hersteller derart eindringlich dafür wirbt, und immer wieder ausdrücklich darauf hinweist, wie ›einmalig‹, ›hochwertig‹, ›gesundheitsfördernd‹ und ›lebensverlängernd‹ sein Präparat ist. Zwar gibt es vieles unter Gottes Sonne, das uns das Leben leichter, erträglicher und angenehmer macht, doch dieses Produkt hier stellt alles bisher Dagewesene weit in den Schatten. Es handelt sich angeblich um nicht weniger als das ›Geheimnis für ein langes Leben‹, bei dem sich der aufmerksame Leser freilich die Frage stellt, warum es so offen hinausposaunt und marktschreierisch feilgeboten wird, wenn es sich um ein Geheimnis handelt. Dennoch ist es dem Hersteller zufolge zweifelsfrei ›das aufregendste Produkt, das wir jemals vorgestellt haben‹. Wenn sich der potenzielle Neukunde an dieser Stelle auch fragt, ob die Firma überhaupt schon einmal ein anderes Produkt vorgestellt hat, klingt das doch ausgesprochen anziehend. Obwohl Aufregung, insbesondere im Alter, nicht sonderlich gut für ein langes und unbeschwertes Leben sein soll, macht das unweigerlich neugierig auf das Präparat. Dass darüber hinaus ›keinerlei unerwünschte Nebenwirkungen bekannt‹ sind, ist das Sahnehäubchen auf dem Angebot. Wer da nicht zuschlägt, plant vermutlich einen baldigen Selbstmordanschlag, um sich ein paar Dutzend Jungfrauen im Paradies zu sichern.

Was aber kann das Wundermittel mit dem Namen NOB GreenPower[1] genau? Worauf basiert seine Wirksamkeit? Welches sind die Inhaltsstoffe? Wo sind die wissenschaftlichen Untersuchungen, die die Wirksamkeit belegen? Wie hat man das Präparat getestet? Gibt es Vergleichswerte zu ähnlichen Präparaten? Und wie sehen die ›vielen schlüssigen Beweise‹ aus, von denen im Anschreiben die Rede ist?

Plakativ mit der Verlängerung der Lebenszeit auf 120 Jahre zu werben, ist eine Sache, doch will der kri-

[1] Freilich ist dies nicht der korrekte Produktname, so wie in der Namensgebung HAL für den Computer in Kubricks 2001 auch keine Anspielung auf den Konzern IBM zu sehen ist. Aus Datenschutzgründen wird hier selbstredend nicht der tatsächliche Handelsregistereintrag des Herstellers genannt.

tische Verbraucher natürlich wissen, ob das Produkt auch hält, was es verspricht. Eine gewisse Skepsis ist daher vollkommen berechtigt, und damit der Käufer weiß, wofür er in den kommenden Jahrzehnten bis zu seinem 120. Geburtstag sein Geld hergeben soll, sind dem Schreiben interessante Informationen beigelegt. Sieht man sich diese näher an, keimen jedoch erste Zweifel an der wissenschaftlichen Seriosität und der Zuverlässigkeit des Produkts auf. Dies vor allem deshalb, weil an keiner Stelle erklärt wird, was NOB überhaupt ist, wo es vorkommt, wie es gewonnen wird, oder ob man es künstlich herstellen kann. Das Einzige, was sich diesbezüglich an Informationen im Werbebrief findet, ist der Hinweis, es sei ›zwanzigmal wirkungsvoller als Vitamin C und fünfzigmal so effektiv wie Vitamin E‹. Warum und in welcher Hinsicht es das ist, bleibt vollkommen unklar. Um zu demonstrieren, wie unglaublich die Wirksamkeit von NOB GreenPower ist, hier einer der dem Brief beigefügten sogenannten wissenschaftlichen Belege:

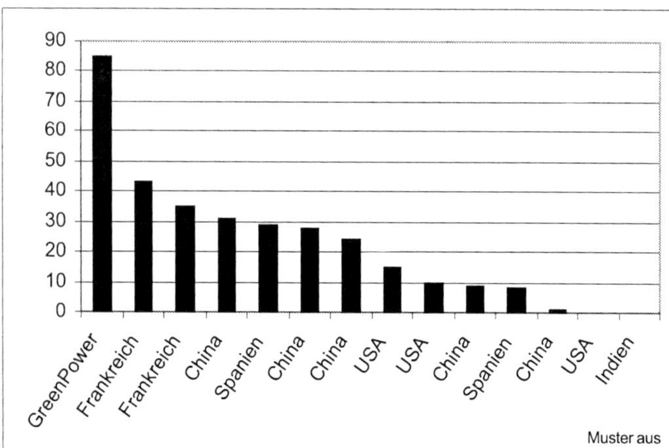

Zunächst einmal fällt auf, dass das Produkt mehr als doppelt so viel Wirkstoffe enthält wie das Land Frankreich, und dass sein NOB-Gehalt den der USA um das sechs- und achteinhalbfache übersteigt. Das ist eine Information, die durchaus beeindruckend klingt, zumal der Hersteller den Vergleich seines Präparats mit ganzen Staaten nicht scheut. Wenngleich ein wenig unklar bleibt, warum mit Ausnahme Indiens jedes Land mehrfach in dem Diagramm auftaucht, und wie das NOB einmal in einem kleinen Päckchen, das Sie kaufen können, ein anderes Mal jedoch zwischen ganz Alaska und Mexiko enthalten sein kann, wirkt das recht eindrucksvoll. Für einen Europäer ist es im Grunde schon genügend Befriedigung, von irgendetwas mehr zu haben als die Vereinigten Staaten, sieht man von Raubmorden, den Kosten für eine Operation oder der Zahl der Strafgefangenen ab. Ausgesprochen stark scheint der NOB-Gehalt Chinas zu schwanken; die einzelnen Angaben bewegen sich zwischen null und rund dreißig Prozent. Liegt das möglicherweise daran, dass man morgens, mittags und abends Messungen vorgenommen hat? Und wenn dem so ist: Warum sind es dann gleich fünf verschiedene Werte? Warum gibt es in Indien scheinbar überhaupt kein NOB? Und weshalb hat Spanien zugleich mehr und weniger NOB als China? Woher stammen die einzelnen Zahlen, und was sollen sie zum Ausdruck bringen?

Fragen über Fragen, die vielleicht ein leichtes Misstrauen beim Kunden hervorrufen könnten, würde da nicht sein Blick sogleich auf eine Information zur Quelle der Daten stoßen: ›Muster aus‹, steht dort in ebenso knappen wie klaren Worten, und es ist folglich kein Problem, die Richtigkeit der Quelle selbst zu überprüfen. Wenn es ein ›Muster aus‹ ist, kann getrost davon ausgegangen werden, dass die Sache Hand und Fuß, vor allem aber eine Menge NOB hat. Wem das nicht reicht, um vollends von dem Präparat überzeugt zu sein, der kann seine Zweifel dadurch aus dem Weg räumen lassen, dass er auf die Verlässlichkeit der Daten hingewiesen wird.

Um den Leser, der gerade so viele vollkommen unverständliche Zahlen hat zur Kenntnis nehmen müssen, nicht unnötig zu verwirren, findet sich anstelle des Verweises auf durchgeführte Studien eine Formulierung, die vertrauenerweckender ist, als das irgendwelche Angaben dubioser unabhängiger Institute sein könnten. Statt zumindest eine einzige wissenschaftliche Institution zu nennen, die wenigstens schon einmal von dem Produkt gehört hat, heißt es unterhalb des Diagramms schlicht: ›Obige Studie zeigt, dass GreenPower sich zu bester Rohstoffqualität, wissenschaftlicher Grundlage und Aussagen, dic nachgewiesen werden können, verpflichtet fühlt.‹

Sieh einer an - das also ›zeigt‹ das Diagramm! Es belegt, wie der kritische Leser vielleicht zuvor nicht glauben wollte, die wissenschaftliche Grundlage und sogenannte nachweisbare Aussagen. Gut, das zu wissen, obwohl es ähnlich überzeugend klingt wie der Hinweis eines Mannes, der auf einen Kuhfladen zeigt, es handele sich dabei um ein Bündel Geldscheine. Wenn der Hersteller behauptet, die sogenannte Studie zeige, dass das so ist, dann wird es so sein. Irgendeine nähere Erläuterung, was die Angaben im Diagramm bedeuten sollen, würde jeden Kunden vermutlich nur unnötig verwirren. Wer würde da noch Zweifel an der Wirksamkeit des Präparates haben wollen? Und wer würde nicht sofort ein paar Dutzend Packungen zum Vorzugspreis ordern?

Solchermaßen neugierig geworden, und darüber hinaus mit überzeugenden wissenschaftlichen Beweisen versorgt, wird sich der Kunde irgendwann fragen, wie genau die Wirkung des kostbaren Stoffes aussieht, und auf welche Weise NOB GreenPower eine Lebenszeit von 120 Jahren zu gewährleisten vermag. Auch hierzu finden sich aufschlussreiche Informationen in dem Schreiben, die stilistisch an die großen Werke der deutschen Literatur heranreichen: ›Nahrung mit NOB ist, wie wenn Sie aus einem Jungbrunnen trinken.‹ Jeder, der schon einmal aus einem Jungbrunnen getrunken hat, wird sich mühelos den Effekt vorstellen können. Für alle anderen ist kurz aufgelistet, was genau geschieht, wenn man sich an einem solchen labt: Mindestens reduziert und teilweise sogar vollständig verhindert werden ›Falten, mentale Störungen und Gedächtnisverlust‹. Darüber hinaus hilft das Wundermittel gegen ›physische Störungen, die Kraft und Lebensenergie rauben‹.

Fantastisch! Nehmen Sie einfach NOB, wenn Sie zum Beispiel Erektionsstörungen oder einen gebrochenen Arm haben, und wenden Sie es regelmäßig an, wenn das Hüftgelenk nicht mehr will, oder Ihnen bei einem Einsatz in einer der Krisenregionen dieser Welt durch einen Bombenanschlag ein bis zwei Beine amputiert wurden.

Ob auch Lungenkrebs, Arteriosklerose, Alzheimer und Prostataleiden bei Einnahme von NOB ebenfalls der Vergangenheit angehören? Nun, das ist nicht auszuschließen, denn das Präparat entfaltet seine Wirkung bei nahezu jedem erdenklichen Gebrechen. Laut Hersteller ist es wirksam gegen ›Schuppenflechte, Ekzeme, Ausschläge, Juckreiz und Sonnenbrand‹. Es ›lindert Rheumatismus, Geschwüre und Magenstörungen‹, hilft gegen ›hohen Blutdruck‹, und ist gar in der Lage, ›Löcher in Ihren Zähnen zu verhindern‹. Zusätzlich ›bemerken 98 von 100 Menschen eine Verbesserung ihrer Sehfähigkeit nach der Einnahme‹, und nicht unerwähnt bleiben soll, dass ›82 Prozent der Frauen berichten, dass prämenstruelle Probleme nach wenigen Tagen mit NOB verschwanden‹.

Nun mag der immer noch nicht überzeugte Leser einwenden, sein Blutdruck sei völlig in Ordnung, mit Ausschlägen und Ekzemen habe er keine Probleme, einer Brille bedürfe er ohnehin nicht, und die 82 von 100 Frauen, die ein Verschwinden ihrer prämenstruellen Probleme bemerkten, seien mutmaßlich zu Beginn der Studie kurz vor, und an deren Ende kurz nach den Wechseljahren gewesen, wodurch sich die Abnahme der Beschwerden erklären lasse.

Der kritische Kunde hält das Ganze möglicherweise für einen großen Schwindel eines unseriösen Herstellers, der mit zweifelhaften Methoden versuche, unbedarften Zeitgenossen das Geld aus der Tasche zu ziehen. Letztlich, so mag er als langjährig mit Werbepraktiken Vertrauter entrüstet ausrufen, werde hier auf unlauteren Wegen ein Präparat ohne nachweisbare Wirkung angepriesen, und man versuche, aus den Ängsten und Hoffnungen kranker Menschen Profit zu schlagen. Es handele sich, so könnte sein Eindruck sein, um eine zugleich widerliche und vor allem dilettantische Vorgehensweise, was das Einsammeln von Geld ohne eine wirkliche Gegenleistung betrifft. Und sollte er an dieser Stelle entweder amüsiert oder verärgert das Schreiben der Altpapierverwertung zuführen, kann er sicher sein, aufgrund seines böswilligen Misstrauens eine der größten Chancen seines Lebens buchstäblich weggeworfen zu haben.

Keineswegs nämlich geht es dem Hersteller darum, mit dubiosen Methoden ein absurdes Produkt zu bewerben. Und noch viel weniger ist er daran interessiert, einen wirtschaftlichen Profit zu erzielen. Ganz im Gegenteil: Dieser Konzern ist mildtätiger als alle Samariter zusammen es jemals gewesen sind, großzügiger als seinerzeit Jesus bei der Verteilung von Fischen und Brot, aufopferungsvoller als Sankt Martin mit seinem ordinären Mantel, und wohlwollender als die Caritas, die Johanniter und das Rote Kreuz zusammen. Und man ist sich auf Herstellerseite durchaus bewusst, wie allein man mit seiner Mildtätigkeit innerhalb des rücksichtslosen, gewinnorientierten und menschenverachtenden kapitalistischen Wirtschaftssystems steht.

Wörtlich heißt es in den sehr persönlich gehaltenen Zeilen der Autorin des Informationsbriefes, die mit dem Entwickler des Wundermittels verheiratet zu sein behauptet: ›Es tut ihm [d.h. dem Ehemann der Briefeschreiberin] leid, sagen zu müssen, dass, mit nur zu wenigen Ausnahmen, die Profitgier alle anderen Überlegungen erschlägt. Es gibt oft wenig oder kein Gespür für die Schmerzen und Leiden von Millionen. Sie würden eher eine Pille verkaufen, die pro Stück einen Profit von 2,50 Euro bringt, obwohl sie gefährliche, potenziell schädliche Nebenwirkungen hat, als eine billige, natürliche Lösung anzubieten.‹

Die Welt ist schlecht, wie jeder weiß. Durch diese anklagenden und eindringlichen Worte rückt dies noch einmal deutlich ins Bewusstsein, und wer würde an dieser Stelle nicht seufzend »Jaja, so ist es - gäbe es wenigstens einen einzigen Lichtblick innerhalb des korrupten, profitgierigen und verabscheuenswürdigen Wirtschaftssystems« von sich geben. Wer wischte sich nicht bei diesen Worten eine Träne der Anteilnahme aus dem Augenwinkel? Wer griffe sich nicht ans Herz, während er das liest, und wer wünschte sich nicht einen einzigen Gerechten unter all den Scharlatanen? Wer träumte nicht von preiswerten, natürlichen und vor allem wirksamen Medikamenten, bei denen die einzigen bekannten Nebenwirkungen Wohlbefinden und Glückseligkeit sind? - Doch wer würde sich andererseits bereitfinden, selbst mit gutem Beispiel voranzugehen, und durch Großzügigkeit und Menschenliebe ein Zeichen in diesen dunklen Zeiten zu setzen?

Nun, es ist niemand anderes als der Hersteller selbst, wie man im weiteren Text erfahren kann. Ginge es nach dem Willen der Dame und ihres Gatten, würde man Ihnen den ganzen Keller mit NOB-Schachteln vollstopfen, Sie täglich in NOB-Tinktur baden lassen, Ihren Körper mit NOB-Salbe balsamieren, und Ihnen rund um die Uhr NOB-Zäpfchen dorthin stecken, wohin sie sich fortan alle anderen Medikamente stecken können. Kurz: Wären die Dinge so, wie sie es in einer guten, gerechten und rundum lebenswerten Welt sein sollten, wären die 120 Jahre Lebenszeit kein ferner Traum mehr, sondern bereits morgen greifbare und vor allem preiswerte Wirklichkeit. Niemand müsste im Altersheim vor sich hin siechen, und niemand müsste sterben, bevor er rund 700 Monate lang Rentenzahlungen erhalten hat.

Allerdings gibt es Umstände, die auch der Gütigste nicht ändern kann, und die es uns verwehren, schon morgen in einer Welt voller Frieden, Freude und kostenlosem NOB GreenPower für alle leben zu können. Diese Umstände nennt der Profi Transaktionskosten, und der Laie bezeichnet sie als Porto und Verpackung. Ähnlich wie seinerzeit bei der Einreise in die DDR ein Devisenzwangsumtausch obligat war, muss der Kunde für seine erste sogenannte ›Gratispackung‹ (!) auf dem Weg zu 120 Jahren Lebenszeit einen kleinen Obulus entrichten, der gleichwohl in Anbetracht der wissenschaftlich belegten Wirksamkeit des Produktes im Grunde nicht einmal der Rede wert ist. Und angesichts der Worte des aufrichtigen Bedauerns, die sich im Brief finden, wird wohl niemand sein zukünftiges langes Leben an einem solchen Betrag scheitern lassen: ›Die GRATIS-Monatspackung würde ich Ihnen sogar gerne frei Haus schicken, wenn ich könnte. Aber ich muss Ihnen leider 6,90 Euro für den Versand der für Sie gut verpackten Packung aus Glas berechnen, damit ich auch sichergehe, dass Sie ernsthaft an mehr Gesundheit interessiert sind und in aller Fairness meine GRATIS-Monatspackung ausprobieren.‹

Wer würde dafür kein Verständnis haben, allzumal ausdrücklich darauf hingewiesen wird, dass dieser Schritt ›leider‹ erfolgen muss? Man sieht die Briefeschreiberin förmlich an ihrem Schreibtisch sitzen, wie sie unter Tränen auf der Tastatur ihres Rechners herumtippt, und wirklich alles versucht, um die Versandkosten so niedrig wie möglich zu halten, ihr Blick jedoch permanent auf die Liste mit den Portokosten für Postversandstücke fällt. Immer und immer wieder rechnet sie herum, füllt ganze Notizblöcke mit extrem knapp kalkulierten betriebswirtschaftlichen Modellrechnungen, streicht hier und dort aus Kosteneinsparungsgründen einen Arbeitsplatz in ihrem mildtätigen Unternehmen, setzt ihren Gatten für mehrere Tage auf Nulldiät, lässt ihre Kinder - laut Schreiben sind sie 10, 14 und 17 Jahre alt und nehmen täglich NOB-Präparate zu sich - auf dem Straßenstrich arbeiten, storniert die Anzahlung für den geplanten Flugurlaub der Familie, und versteigert eine ihrer Nieren bei eBay zu einem Spottpreis. Letztendlich muss sie aber erkennen, dass es keinen anderen Ausweg gibt, als die Kundschaft in einem minimalen Umfang an den entstehenden Kosten zu beteiligen. Denn wie anders könnte gewährleistet werden, dass man als Kunde auch wirklich ›ernsthaft an mehr Gesundheit interessiert‹ ist, und bei seiner sogenannten Gratis-Anforderung auch tatsächlich die gebotene Fairness walten lässt?

Zwar mag ein wenig stutzig machen, dass man dafür eine ›verpackte Packung‹ erhält, doch ist ja nicht auszuschließen, dass jemand in diese verpackte Packung zusätzlich die ein oder andere Pille gesteckt hat. Und im Vergleich zu den im Brief erwähnten 2,50 Euro für eine Pille mit schädlichen und potenziell gefährlichen Nebenwirkungen, sind die 6,90 Euro für die verpackte Packung bereits dann praktisch geschenkt, wenn sich mehr als zwei Pillen darin finden. Einmal abgesehen davon, dass man im ersten Fall nicht einmal eine verpackte Packung, geschweige denn eine aus Glas, erhalten würde. Es darf folglich keine Sekunde zu lange gezögert werden, will man noch viele Milliarden weitere Sekunden lang leben. Dass man wahlweise per Bankeinzug oder per Rechnung zahlen kann, ist im Dienste einer Beschleunigung des Liefervorgangs höchst erfreulich, und dass Bestellungen mit einer Einzugsermächtigung ›bevorzugt‹ behandelt werden, spricht nur für die Seriosität und Glaubwürdigkeit des Herstellers, respektive der aufopferungsvollen Ehefrau des gottgleichen Erfinders von NOB GreenPower. Nur ein unbelehrbarer Ignorant gegenüber den Verheißungen der modernen Medizin wird da den Verdacht äußern, nach dem Erteilen der Einzugsermächtigung sei zu befürchten, dass das Geld zwar weg ist, hingegen keine Lieferung eintrifft.

Freilich kann es sein, dass Sie als potenzieller Käufer sich nach wie vor nicht von einer letzten Skepsis frei machen können. Es ist durchaus möglich, dass Sie immer noch nicht von der fantastischen Wirksamkeit des Produkts überzeugt sind, und es ist nicht auszuschließen, dass Sie schlagenden wissenschaftlichen Beweisen keinen rechten Glauben schenken. Möglicherweise sind Sie einer jener Zeitgenossen, die ganz einfach zu dumm sind, um einmalige und unschlagbar günstige Angebote zum richtigen Zeitpunkt zu nutzen, und wer weiß, ob Sie nicht insgeheim ein tiefes und unehrenhaftes Misstrauen gegenüber Menschen hegen, die Ihnen nur Gutes wollen. Vielleicht sind Sie einer von denen, die auch den Prognosen von Regierungsmitgliedern keinen Glauben schenken wollen, Meldungen aus den Presseabteilungen des Militärs in Kriegszeiten mit Unglauben begegnen, und die selbst einem Gebrauchtwagenhändler nicht abnehmen, dass er beim Verkauf des von Ihnen ins Auge gefassten Wagens absolut nichts verdiene, sondern in Wirklichkeit draufzahle.

Sollte dem so sein, zerstreut der Hersteller von NOB GreenPower am Ende des Begleitschreibens zu seinem Wunderprodukt die letzten Zweifel aller renitenten und uneinsichtigen Bürger, die sich standhaft weigern, ihre Lebenszeit um viele Jahrzehnte zu verlängern, um damit das Rentenversicherungssystem vollends zum Kollaps zu bringen. Abschließend sind Stellungnahmen von NOB-Konsumenten abgedruckt, die eventuell noch erforderliche Überzeugungsarbeit leisten sollen. Und wer diese zur Kenntnis nimmt, wird kaum mehr umhin können, sogleich seine Gratis-Monatspackung zum Preis von 6,90 Euro anzufordern. Wohlgemerkt: Die Gratispackung zum Preis von 6,90 Euro.

Zunächst ist da Erika B. aus R., die offensichtlich ebenfalls einmal zu den wenigen auserwählten Briefempfängern gehört hat, und der es vor allem die mildtätigen und humanistischen Geschäftsgrundsätze des Herstellers angetan haben.

›Mir gefallen die GreenPower Produkte‹, schreibt sie, und man kann sich förmlich vorstellen, wie sie, jenseits ihres elften Lebensjahrzehnts befindlich, munter und fidel vor ihrer Fototapete sitzt, auf der inmitten zahlreicher NOB-Schachteln die Konterfeis des Herstellers und seiner liebevollen Gattin abgebildet sind.

Erika B. ist eine Frau, die ohne das Wundermittel vermutlich nicht einmal ihren 70. Geburtstag erlebt hätte, und die nun gar nicht recht weiß, was sie den ganzen Tag über treiben soll, da alle ihre NOB-abstinenten Kinder längst verstorben sind, und die Enkel Besseres zu tun haben, als sich Jahr um Jahr, Jahrzehnt um Jahrzehnt die ewig gleichen Geschichten aus ihrem ereignislosen Leben anzuhören.

›Und mir gefällt‹, fährt sie fort, ›dass Ihnen die Gesundheit anderer Menschen und nicht der Umsatz am Herzen liegen.‹ Gedanklich kann man sich ausmalen, wie die gute Erika in ihren jungen Jahren vor dem Krieg trotz ihrer christlichen Grundhaltung immer wieder KPD gewählt hat, weil sie im Grunde ihres Herzens zutiefst davon überzeugt ist, dass nur ein nicht am Profit ausgerichtetes Wirtschaftssystem eine lebenswerte Gesellschaft ermöglicht. Nun, da sie seit Jahrzehnten das tolle Produkt nimmt, ist dieser Jugendtraum auf seine Weise in Erfüllung gegangen, und vermutlich wird sie sich auf der Basis ihrer neu gewonnenen Lebensenergie jeden Sonntagvormittag einmal extra vom Pfleger in ihrem Bett herumdrehen lassen. Wo gibt es heute noch Unternehmen, die nicht auf ihre Bilanz, sondern einzig auf die Gesundheit aller Käufer schauen, die für das Produkt bezahlen?

Ihre Schwester im Geiste, Bianca B. aus E., ist hingegen weniger am guten Herzen und den Visionen des Konzerns interessiert, sondern unterstreicht in ihrer eher sachlichen Stellungnahme die enorme Wirksamkeit des Wunderpräparats: ›NOB ist gut. Sehkraft besser. Haut besser. Allgemeinbefinden besser.‹

Wenn das keine überzeugende Werbung für das Unternehmen ist! Wahrscheinlich ist unsere Bianca Zeit ihres Lebens blind wie ein Maulwurf durch die Gegend gestolpert, hat vor der Einnahme nie den Himmel, einen Regenbogen oder den Musikantenstadl gesehen, und kaum hatte sie ein paar Pillen eingeworfen, hob sich der Schleier der Dunkelheit, hinter dem sie so lange gelebt hatte. Plötzlich ward es Licht um sie, und seine Strahlen fielen auf ihre Unterarme und ihr Antlitz, von dem plötzlich alle Ausschläge, Ekzeme, Narben und

Falten verschwunden waren. Hätten wir nicht vor rund 2.000 Jahren schon einmal von ähnlichen Wunderheilungen gehört, würde das schier unglaublich klingen.

Nicht nur die Damenwelt zeigt sich durchweg begeistert von dem lebensverlängernden Mittel. Auch unter den männlichen Zeitgenossen gibt es Vertreter, die von der Wirksamkeit überzeugt sind. Da ist etwa Fritz P. aus H., der, wie sein Hinweis vermuten lässt, lange Jahre der Drogenabhängigkeit hinter sich hat.

›Habe vieles versucht; aber NOB ist einfach eine Wucht!‹, teilt er uns mit. LSD, Meskalin, Speed, Kokain, Heroin, MDMA - wer weiß, was der gute Fritz früher so alles eingeworfen hat, doch erst nun ist er am Ziel seiner Begehrlichkeiten angelangt. Man sieht ihn förmlich vor sich, wie er immer und immer wieder Aldous Huxley und William Blake liest, Rezeptanleitungen ausprobiert, Zusammensetzungen variiert, mit verschiedenen Beleuchtungen experimentiert und ab und an dabei kollabiert, ohne den Kick zu finden, nach dem er sucht. Und dann erreicht ihn eines schönen Tages dieses Werbeschreiben, er verkauft sein 24-karätiges Spritzbesteck an seinen Dealer, um zu Geld zu kommen, erhält das Gratispaket mit der verpackten Verpackung zum Preis von 6,90 Euro, und fortan ist einzig und allein ein seliges Lächeln in seinen leuchtenden Augen. Von morgens bis abends steht er nun unter Rauscheinwirkung, wirft permanent eine neue Dosis ein, und beginnt all die zurückliegenden Jahrzehnte zu bereuen, die er im Vergleich dazu mehr oder weniger nüchtern verbracht hat. Die Wirkung hat Fritz offenbar so sehr umgehauen, dass er auf einem seiner Trips gar seine lyrische Ader entdeckt hat. ›Hast du NOB im Haus, macht dir kein Wehwehchen etwas aus!‹, schreibt er in einem Stil, der auch von Eichendorff oder Schiller auf dem Höhepunkt ihres Schaffens nicht übertroffen wurde. Unsere profitsüchtige Welt wäre um einen großen Poeten ärmer, hätte Fritz sich in seiner Experimentierfreudigkeit nicht zur Einnahme von NOB entschlossen.

Allerdings kann, das sollte hier nicht verschwiegen werden, der regelmäßige Konsum des Präparats offenbar Nebenwirkungen haben, die sich wohl am zutreffendsten als nachhaltiger Realitätsverlust bezeichnen lassen. Zwar behauptet der Hersteller ausdrücklich, es seien keinerlei Nebenwirkungen bekannt, doch ist dies eine Einschätzung, der die besorgniserregende Stellungnahme eines anderen NOB-Benutzers und -Abhängigen entgegensteht. Da mag man eine gewisse Besorgnis darüber empfinden, dass der Genuss von Betäubungsmitteln unter Jugendlichen in den zurückliegenden Jahren angeblich dramatisch angestiegen ist, indes stellt sich die Frage, wie es um die Medikamenten- und Drogenabhängigkeit unter dem älteren Teil der Bevölkerung bestellt ist. Erst recht dann, wenn diese sich anschickt, mithilfe erhöhter NOB-Dosierungen demnächst möglicherweise nicht bloß 120, sondern gar 130, 150 oder 200 Jahre alt zu werden. Wer soll zum Beispiel all die Entziehungskuren von Menschen wie Albert L. aus V. bezahlen, der, als mutmaßlicher jahrelanger Schwerstabhängiger, schreibt: ›Wenn ab und zu ein Tiefpunkt eintritt, habe ich es immer wieder schnellstens durch erhöhte Zufuhr geschafft, den Tagesablauf in den Griff zu bekommen.‹

Nun, mag der unbedarfte zukünftige NOB-Junkie denken, was soll daran so schlimm sein? Schließlich kennt auch fast jedermann den Effekt, dass man zum

Beispiel bei extremer Müdigkeit durch die erhöhte Zufuhr von Koffein Aufmerksamkeit und Leistungsfähigkeit für eine Weile steigern kann, dass durch Traubenzuckerzufuhr die Konzentration steigt, oder dass die Einnahme von Aspirin Kopfschmerzen beseitigt. Was also sollte man Albert L. vorwerfen, wenn er es mittels NOB schafft, seinen Tagesablauf zwischen der ersten Infusion am Morgen und der letzten am späten Abend, zumindest einigermaßen, in den Griff zu bekommen? Soll er meinetwegen, wird man vielleicht denken, einwerfen, was er will, solange er sich gut dabei fühlt.

Doch das wäre ein wenig kurzsichtig. Seine wirkliche Situation erschließt sich erst durch den Folgesatz, und wer ihn liest, wird sich zwei Mal überlegen, ob er die 6,90 Euro für die erste Dosis NOB nicht besser in ein Gramm Marihuana oder die Zuzahlung zu seinem herkömmlichen Herz-Kreislauf-Medikament investiert, um solchermaßen einer Karriere an der Nadel mitsamt der zugehörigen Beschaffungskriminalität zu entgehen. Denn weiter heißt es: ›Mit NOB bin ich auch nach dem 81. Lebensjahr in bester Verfassung, den 36-Stunden-Tag zu bewältigen.‹

36-Stunden-Tag. So schreibt er wörtlich, und man sieht ihn gedanklich gekrümmt und mit Schweißperlen auf der Stirn an seinem von faulenden Äpfeln gesäumten Schreibtisch kauern, während er zitternd den Füller über das äthergetränkte Papier führt. Vor ihm liegt eine frisch aufgezogene Spritze, und Sekunden nach dem Setzen des Punktes am Ende des Satzes wird er mit den Zähnen den Abbindegurt stramm ziehen, die Nadel einführen und einen weiteren 36-Stunden-Tag mit Lucy und ihren sternengleichen Diamanten erleben. Schuss um Schuss drückt er in seinen durchlöcherten Arm, und das alles, weil er die Vorstellung so reizvoll findet, 120 Lenze lang zu leben. Albert ist offensichtlich ein Opfer seiner Willensschwäche geworden, und man kann im Interesse der Rentenkassen und seines körperlichen Wohlergehens nur hoffen, dass einer seiner nächsten der goldene Schuss sein wird.

Auf der anderen Seite lehrt die Geschichte von Albert L. jedoch, warum NOB auf dem Markt nicht allzu bekannt ist, obwohl der Hersteller explizit auf die wissenschaftlich nachgewiesene Wirksamkeit hinweist. Der kritische Kunde mag sich fragen, wie es kommt, dass er nie von einem Präparat gehört hat, welches die Lebenszeit auf 120 Jahre verlängert, wenn es sich hierbei angeblich um einen absolut zuverlässigen Wirkstoff handelt. Vorausgesetzt, es funktioniert wirklich und ist darüber hinaus vergleichsweise preiswert, müsste das Produkt im wörtlichen Sinn längst in aller Munde sein. Wir alle würden uns rundum wohl und völlig gesund fühlen, und niemand würde mehr eine andere Sorge haben, als möglichst rasch und vor allem regelmäßig seine nächste Dosis zu bekommen. Warum also werfen wir nicht alle einfach ständig NOB ein, lassen geschehen, was geschieht, und werden quasi nebenbei auf sehr preiswertem Weg 120 Jahre alt?

Nun, erinnern wir uns noch einmal der Worte unseres Freundes Albert L., der dank des Wundermittels laut eigener Aussage dazu in der Lage ist, auch jenseits seines achtzigsten Lebensjahres den Belastungen des Tages standzuhalten, und immer dann mit einer Dosis nachlegt, wenn die Wirkung der vorherigen nachzulassen beginnt. Auf diese Weise schafft er es, wie er beteuert, ›den 36-Stunden-Tag zu bewältigen‹.

Nehmen wir einmal an, das Gehirn von Albert L. ist durch den jahrelangen Konsum daran gewöhnt, unter einer starken Rauschwirkung zu stehen. Und nehmen wir ferner an, die ständige NOB-Einnahme hat dazu geführt, dass er es inzwischen als völlig normal empfindet, unter dem Einfluss der Substanz zu sein, so wie der Alkoholiker den angetrunkenen Zustand als vertraut und mehr oder weniger normal empfindet. Dann ist leicht zu erklären, warum er davon überzeugt ist, ein Tag auf diesem Planeten dauere 36 Stunden.

Wenn schon die Einnahme bestimmter illegaler Drogen dazu führen kann, lang anhaltende Halluzinationen zu haben, warum soll dann ein Produkt, das laut wissenschaftlichen Studien, wie erinnerlich, mehr Wirkstoffe enthält als die Vereinigten Staaten, nicht einen ähnlichen Effekt haben? Wenn Albert sozusagen den ganzen Tag unter Strom steht, kann er durchaus das sichere Gefühl haben, seine Tage dauerten 36 Stunden, weil zwischen den Synapsen in seinem Neocortex permanent wild gefeuert wird. Dadurch erklärt sich leicht, warum er so begeistert von NOB ist, denn wer fände es nicht fantastisch, jeden Tag 12 Stunden mehr zur Verfügung zu haben, um zum Beispiel immer ausschlafen zu können, die Zeit vor dem Fernseher drastisch zu erhöhen, oder aber täglich einige NOB-Trips mehr einwerfen zu können? Demnach wird unser Albert in Wirklichkeit nicht 81 Jahre alt sein, sondern nach NOB-freier Zeitrechnung 54, da der NOB-Faktor offenbar dazu führt, den Zeitfluss fünfzig Prozent schneller zu erleben als NOB-Abstinenzler.

Für diese These spricht im Übrigen auch das Statement von Mathilde S. aus M., bei der man sich ebenfalls fragt, ob ein langes Leben wirklich jeden dafür zu zahlenden Preis rechtfertigt. Sie steht, wie man ihrem Kommentar entnehmen kann, unserem Freund Albert im Hinblick auf Realitäts- und Kontrollverlust scheinbar in nichts nach: ›Ich fühle mich leicht wie ein Schmetterling und könnte geradezu immer mal abheben und über 99 Häuser hüpfen.‹ Sprach's, stieg auf den Balkon ihrer 2-ZKB-Wohnung im neunten Stock eines frisch renovierten Plattenbaus, breitete die Arme aus, tat beherzt den ersten ihrer geplanten neunundneunzig Hüpfer, und verteilte ihre Eingeweide direkt neben dem Fahrradständer vor der Eingangstür auf einer Fläche von siebeneinhalb Quadratmetern.

Somit stellt sich für Sie als potenziellen NOB-Neukunden der Zukunft im Prinzip nur noch die Frage, ob sie monatlich rund zehn Euro ausgeben wollen oder nicht. Das sind laut Hersteller die Kosten, mit denen man rechnen muss. Für die Investition sprechen im Grunde einzig die beeindruckenden Rauscherlebnisse von Albert und Mathilde, dagegen eine ebenso simple wie betrübliche Überlegung: Pro Monat zehn Euro bedeuten jährlich 120 Euro. Innerhalb von achtzig Jahren sind das knapp 10.000 Euro. Nun könnte man annehmen, für eine Lebenszeit von 120 Jahren sei dies eine verschwindend geringe Summe, sodass sich die Investition allemal lohne. Allerdings dürfen Sie den albertschen NOB-Zeitgefühlmanipulationsfaktor in Ihrer Kalkulation nicht vergessen. Wenn Sie in frühester Kindheit mit dem Konsum beginnen, müssten Sie laut Hersteller die erwähnten 120 Jahre locker schaffen können. Der Kalender aller anderen Menschen, die NOB nicht nehmen, ist während dieser Zeit jedoch erst um achtzig Jahre vorgerückt, da, wie der Fall Albert L. lehrt, die

Zeit subjektiv um 50 Prozent schneller vergeht. Das bedeutet, dass Sie im Lauf eines in Wirklichkeit 81 Jahre langen Lebens etwa 100 Monate lang jeweils zehn Euro ausgegeben haben. Und als Gegenleistung erhalten Sie dafür das Versprechen, sich bereits mit 50 zu fühlen, als seien Sie 75 Jahre alt.

Sollten Sie nun das Interesse an NOB GreenPower verloren haben, bedeutet das freilich nicht, dass Sie nicht trotzdem einiges für Ihre Gesundheit und ein langes Leben tun können. Denn gottlob gibt es andere Hersteller mit anderen fantastischen Produkten, die ebenfalls eine Menge für Ihr Wohlbefinden zu tun bereit sind. Und ob ein solches für Sie interessant sein könnte, lässt sich anhand der Beantwortung einer einzigen Frage überprüfen: Fühlen Sie sich körperlich gesund? Wirklich absolut gesund? Ist da auch definitiv nicht das geringste Wehwehchen, das auf Ihrer Seele lastet? Gibt es nicht die kleinste körperliche Beeinträchtigung? Haben Sie keinerlei Beschwerden, die irgendwo zwischen einem Insektenstich, Fußpilz, Zahnschmerzen und Hämorrhoiden liegen? Sind Sie ganz sicher, nicht einmal an Akne, gelegentlichen Kopfschmerzen oder Schnupfen zu leiden? Lässt Ihr Wohlbefinden absolut keine weiteren möglichen Steigerungen mehr zu?

Nun, dann brauchen Sie nicht weiterzulesen, und können darüber hinaus rund 70 Euro pro Monat sparen. Falls für Sie die Begriffe Krankheit, Verletzungen, körperlicher Verfall, Schmerz und Beschwerden Fremdwörter sind, ist es nicht erforderlich, dass Sie zusätzlich Geld dafür ausgeben, den Rest Ihres Lebens schmerz- und beschwerdefrei verbringen zu können. Gründen Sie in diesem Fall am besten ein Zentrum für ganzheitliche Lebensführung oder eine religiöse Sekte, und lehren Sie Ihre Anhänger gegen entsprechendes horrendes Entgelt, was man tun muss, um so gesund zu bleiben oder zu werden, wie Sie es sind.

Allen anderen, die nicht in der glücklichen Lage sind, vollkommen frei von körperlichen Beeinträchtigungen zu sein, verblieb bisher nicht allzu viel an Alternativen zum langsamen und schmerzreichen Dahinsiechen. Die Möglichkeiten zur Linderung des Leides beschränkten sich üblicherweise auf Besuche beim Hausarzt in Verbindung mit stundenlangem Herumsitzen inmitten hustender Fremder mit schmerzverzerrten Gesichtsausdrücken in diversen Wartezimmern, und dem anschließenden Gang zur Apotheke, um ein wenig Chemie zu erwerben. Damit galt es sich einzureiben oder zu beträufeln, es sich zu spritzen oder zu inhalieren, es zu schlucken oder rektal einzuführen. Im günstigsten Fall war man für eine Weile oder sogar ganz von seinen Beschwerden befreit, in weniger günstigen Fällen um ein paar Packungsbeilagen und die ein oder andere unangenehme Nebenwirkung reicher. Im schlimmsten Fall verließ man die Hallen seines Gottes in Weiß mit der Anordnung, zukünftig auf eine gesunde Ernährung zu achten, den Alkohol- und Nikotinkonsum zu reduzieren, und sich mehrmals wöchentlich sportlich zu betätigen. Oftmals war in der Vergangenheit daher die Suche nach Wegen zur Reduzierung von Schmerz und Leid also damit verbunden, anschließend wesentlich mehr davon zu haben.

Diese Zeiten sind nun endlich vorbei. Am Markt ist ein neues Wundermittel erhältlich, das mit so lästigen Dingen wie Krankheit und Verfall ein für alle Mal aufräumt, und das für nur 70 Euro im Monat! Das ist weniger, als Sie in knapp zwei Jahren im Rahmen der Ulla-Schmidt-Gedächtnisprämie als Eintrittsgeld für den Besuch von Arztpraxen aufwenden müssen. Und das Beste daran: Wenn Sie das fantastische Produkt regelmäßig einnehmen, brauchen Sie in Zukunft nie wieder Ihren Arzt aufzusuchen, weil es praktisch gegen alles hilft, was es auf Erden an Krankheiten und Beschwerden gibt.

Die Zauberdroge nennt sich Aloe Vera Gel, und gewonnen wird sie aus der gleichnamigen Pflanze. In praktischen Kunststoffflaschen zu je einem Liter wird das gute Zeug in Trinkform angeboten, und der Hersteller empfiehlt den Verzehr von etwa drei Litern pro Monat. Enthalten ist in der Tinktur so ziemlich alles, was gesund ist, und kaum ein Vitamin, Mineralstoff oder Enzym ist in der langen Liste von Inhaltsstoffen nicht aufgeführt. Man hat den Eindruck, hier sei endlich etwas entwickelt worden, auf das die Menschheit seit Jahrtausenden wartet, und am besten sollten Sie keinen Tag zögern, Ihre erste Ration zu bestellen. Dies sind zweifelsfrei, wie der Hersteller in seinem Begleitbrief schreibt, ›gute Nachrichten für alle, die pure Gesundheit zu einem einmaligen Preis suchen‹. Sie sind sogar fast noch besser als die Information, dass Sie ein gleichwertiges Produkt im Discounter für rund 5 Euro pro Liter kaufen können.

Doch was kann das Wundermittel genau? Gegen welche Beschwerden ist es wirksam? Wo liegen die hauptsächlichen Einsatzgebiete? Welche Krankheiten können dadurch bekämpft werden? Bei welchen Gebrechen ist Linderung möglich? Nun, schaut man sich die ganzseitige Auflistung an, die dem Werbeschreiben beigelegt ist, gewinnt man rasch den Eindruck, es gebe mehr Symptome und Erkrankungen, gegen die das Produkt hilft, als solche, bei denen es wirkungslos ist. Nicht weniger als 129 (!) Beschwerden sind dort aufgeführt, und es grenzt an ein Wunder, dass unter den Anwendungsgebieten nicht auch Tsunamis, Bombenanschläge und der Schutz vor Besuchen der Steuerfahndung zu finden sind. Wer Aloe Vera Gel regelmäßig trinkt, wird vermutlich binnen weniger Wochen zu einem kleinen grünen Plasmaklumpen voller Harmonie und Glückseligkeit werden, der Tag und Nacht beschwingt zwischen seinen gesunden Kunststoffflaschen hin und her schwebt, um sich dann eines schönen Tages in eine Wolke aus Vitaminen und Spurenelementen aufzulösen. Trinken Sie täglich ein oder zwei Schluck davon, und Sie werden in Bälde nur noch aus den Medien und von Bekannten erfahren können, wie schmerzhaft zum Beispiel eine Muskelzerrung, eine Nierenentzündung, Arteriosklerose, Schnittwunden oder Verdauungsstörungen sein können.

Um Druckkosten zu sparen, was sich wiederum positiv auf den Verkaufspreis dieses Buches auswirkt, das Sie erworben haben, soll im Folgenden nur eine kleine Auswahl der Einsatzgebiete präsentiert werden, gegen die Aloe Vera Gel laut Hersteller hilft. Wer liest, wie unglaublich breit der Wirkungsbereich ist, wird schwerlich weitere Sekunden zögern können, bis er seine Bestellkarte abschickt. Denn Aloe Vera Gel ist wirksam gegen Abszesse, Allergien, Arteriosklerose, Arthritis, Asthma, Augenhornhautgeschwüre, Bauchspeicheldrüsenentzündung, Beulen, Blasenentzündung, Blähungen, Bluthochdruck, Bronchitis, Brustwarzenentzündung, Darmentzündung, Depressionen, Diabetes,

Durchfall, Ekzeme, Erfrierungen, Erkältungen, Fieber, Fußpilz, Gürtelrose, Hautausschlag, Hämorrhoiden, Herpesinfekte, Insektenstiche, Juckreiz, Katarrh, Leukämie, Magengeschwüre, Magenschleimhautentzündung, multiple Sklerose, Mundgeruch, Muskelkrämpfe, Naseninfekte, Neurodermitis, Nierenentzündung, Ödeme, Ohrenschmerzen, Parodontose, Pilzerkrankungen, Prellungen, Quetschungen, radioaktive Strahlenschäden, Rasurbrand, Ruhr, Schlaflosigkeit, Schnittwunden, Schnupfen, Schuppenflechte, Sonnenbrand, Sportverletzungen, Tuberkulose, Tumore, Übelkeit, Übergewicht, Unfruchtbarkeit, Vaginalentzündung, Verbrennungen, Verdauungsstörungen, Verstopfung, Warzen, Windpocken, Zahnfleischentzündungen und sogar gegen Zwölffingerdarmgeschwüre.

Schier unglaublich, aber, so man dem Hersteller vertraut, wahr. Aloe Vera Gel ist wirksamer als Aspirin, Paracetamol und Kokain zusammen, die von ihm bekämpften Beschwerden sind zahlreicher als die theoretisch überhaupt möglichen Symptome, die ein durchschnittlicher Kassenpatient innerhalb seiner Lebenszeit haben kann, und sein Preis ist günstiger als eine fachmännisch durchgeführte Kernspintomografie. Dieses Produkt ist effizienter als 5.000 Fangopackungen und ein Dutzend Chemotherapien, gesünder als 37 Tonnen Bananen, wohltuender als 48-stündige Vollbäder, vitaminhaltiger als eine Currywurst, ballaststoffreicher als die Parkdecks der Estonia, bekömmlicher als sechs Kilogramm Vanillepudding, und vielversprechender als eine durchschnittliche Bundesregierung. Nicht einmal eine Rasterfahndung verspricht so viel an Schutz, und kein Terrorismusbekämpfungsgesetz gewährleistet derart viel an Sicherheit. Gehen Sie als zukünftiger Konsument davon aus, dass Sie alsbald Ihre Mitgliedschaft in allen religiösen Vereinigungen kündigen werden, weil Sie vermutlich so gesund werden, dass Sie keines biologischen Todes mehr sterben können.

Man stelle sich einmal vor, das Wundermittel wäre nicht erst im 21. Jahrhundert entwickelt worden. Und man male sich einmal aus, es würde nicht von einem absolut seriösen Konzern aus dem Bereich des Strukturvertriebs vermarktet, der darüber hinaus auch mit Krawatten, Parfüms, Lebensversicherungen, Investmentfonds und Kosmetikprodukten handelt, sondern von einem Unternehmen, dem man, insofern das überhaupt möglich sein sollte, noch mehr Vertrauen entgegenbringt - die Geschichte der Menschheit hätte grundlegend anders ausgesehen. Wir würden zum Beispiel kaum Ehrfurcht vor mittelalterlichen Wunderheilern haben, wenn wir bereits zu ihren Lebzeiten von Aloe Vera Gel gewusst hätten, da sich vermutlich im sprichwörtlichen Handumdrehen sogar Lepraerkrankungen heilen lassen, ohne dass dabei einzelne Finger oder Zehen abfallen.

Wir würden unseren Chirurgen ohne jeglichen Respekt gegenübertreten, weil sich in einer nährstoffhaltigen Lösung aus Aloe Vera-Extrakt jedes beliebige Organ in wenigen Wochen nachzüchten lässt. Wir würden dem Papst und seinem Verein schwerlich noch Steuern und Spenden zukommen lassen, weil sich tendenziell das ewige Leben für 70 Euro monatlich kaufen und in den Kühlschrank stellen lässt. Kleidungsstücke aus Goretex wären vollkommen überflüssig und niemals hergestellt worden, weil Aloe Vera mit Sicherheit wesentlich effizientere wasserabweisende Funktionen haben dürfte. Fitnessstudios wären nie eröffnet worden, weil Aloe Vera dafür sorgt, dass niemand mehr Übergewicht oder einen nur schlecht funktionierenden Stoffwechsel hat. Dinge wie die Ökosteuer oder unzählige Mineralölsteuererhöhungen wären nie beschlossen worden, weil der Fiskus auf diesem Weg von einem Volk topfitter Fußgänger ohnehin keine Erlöse erzielen könnte. Bon Scott von AC/DC hätte mit Aloe Vera nicht ein tragisches Ende auf dem Rücksitz eines Autos genommen, weil ihm niemals übel geworden wäre. Und ein zeitgenössischer Konkurrent des Fische und Brot verteilenden jungen Mannes aus Nazareth hätte ihm zweifelsfrei die Show gestohlen, wenn er sich danebengestellt und mit 1-Liter-Kunststoffflaschen um sich geworfen hätte.

Sie sind ein wenig skeptisch, ob es sich bei dem Produkt auch wirklich um ein seriöses Angebot handelt? Sie haben den Verdacht, es mit einer bizarren Irreführung des Verbrauchers zu tun zu haben? Sie stellen infrage, dass Sie sich für 70 Euro pro Monat umfassende Gesundheit und gleichsam das ewige Leben auf Erden kaufen können? Sie bestreiten, dass ein simples Getränk all das vermag, was der Hersteller behauptet?

Zunächst einmal sollten Sie sich schämen, derart misstrauisch zu sein. Offensichtlich sind Sie nicht in der Lage, eine einmalige und fantastische Gelegenheit zu erkennen, und anscheinend sind Sie durch Panikmache der Medien und sogenannte Verbraucheraufklärung zu sehr verblendet, um sich ein eigenständiges Urteil zu bilden. Hier wird Ihnen nicht ein X für ein U vorgemacht, und noch viel weniger möchte Ihnen der Hersteller ein ordinäres nährstoffhaltiges milchartiges

Getränk als Zaubertrank verkaufen. Nein, seien Sie unbesorgt - es wird mit offenen Karten gespielt. Die fantastische Wunderdroge ist selbstverständlich vielfach geprüft, und ihre Zuverlässigkeit ist über jeden Zweifel erhaben. Immer mehr Zeitgenossen entdecken laut Hersteller das Elixier für sich, und immer mehr lassen sich davon überzeugen. Mit dem Aloe Vera-Getränk ist eine Tür aufgestoßen zu Paradiesen, die uns Menschen bisher verschlossen waren, und es bedarf lediglich des Durchschreitens dieser Tür in Gestalt der Investition von läppischen 70 Euro pro Monat, um in Zukunft Ihren Arzt bestenfalls beim Skat spielen oder Kegeln zu treffen. Kippen Sie sich regelmäßig ein paar Schluck hinter die Binde, und Sie werden sich bald gar nicht mehr vorstellen können, wie es war, früher einmal Kopfschmerzen, Husten, Schnupfen, eine Magenverstimmung oder einen eingewachsenen Zehennagel zu haben.

Allerdings sollten Sie ein wenig Vorsicht walten lassen, falls Sie nun tatsächlich jeden Tag die Plastikflasche ansetzen wollen, um sich aller Beschwerden und Schmerzen ein für alle Mal zu entledigen. Denn der Hersteller, der für wenig Geld praktisch das Nirwana hier auf Erden in Aussicht stellt, hat offenbar schon einmal davon gehört, dass weder der Gesetzgeber noch die Wettbewerbsbehörden es allzu gerne sehen, wenn jemand völlig absurde, abwegige und unzutreffende Behauptungen in die Welt setzt, um ein dubioses Produkt zu bewerben. Einzig die Programme der politischen Parteien sind hierzulande von dieser Bestimmung ausgenommen - jedem politischen Funktionär steht es frei, im Dienste eines angestrebten Wahlerfolgs so ziemlich alles zu behaupten, was die Menschen am Wahltag zur Platzierung des Kreuzchens an der vermeintlich richtigen Stelle verleiten könnte, ohne dass das für ihn irgendwelche Folgen haben würde.

Im Bereich der Wirtschaft sieht das jedoch anders aus. Jeder, der ein Unternehmen betreibt, ist unter Androhung von Strafen dazu verpflichtet, keine irreführende Werbung zu betreiben, indem er wissentlich falsche Tatsachen behauptet. Und wer durch das Lesen der Liste mit Beschwerden, gegen die Aloe Vera wirksam ist, gleichsam in eine Art euphorischen Rausch versetzt wurde, wird vermutlich nicht mehr genügend Aufnahmefähigkeit haben, um die zusätzlichen Anmerkungen des Herstellers aufmerksam zur Kenntnis zu nehmen. Diese relativieren nämlich einiges von dem, was zuvor in den höchsten Tönen angepriesen wurde.

Einigermaßen harmlos und unverdächtig klingt da zunächst der einleitende Hinweis zu der schier unglaublich langen Liste von Beschwerden, ›die Erfahrung‹ habe gezeigt, ›dass Aloe Vera bei folgenden gesundheitlichen Problemen und zur Vorbeugung und Stärkung hilft‹. Wessen Erfahrung das war, wird freilich verschwiegen, und über den genauen Umfang der vorbeugenden und stärkenden Wirkung wird kein erläuterndes Wort verloren. Erst recht ist da nicht die Rede von einer direkten Wirksamkeit des Präparats, und es gibt keinerlei Angaben zu Erfolgs- und Heilungsquoten. Jeder Arzt und jeder Nicht-Arzt wird Ihnen bestätigen, dass auch das Trinken von Milch, Spazierengehen oder gelegentliche Saunabesuche eine vorbeugende und stärkende Wirkung haben, und darüber hinaus um ein Vielfaches preiswerter sind.

Da ist es nur konsequent, dass im Werbeprospekt ausdrücklich darauf hingewiesen wird, man dürfe von einem derart tollen und schier unglaublichen Präparat zwar nicht wenig, jedoch erst recht nicht alles erwarten. Wörtlich heißt es dort ebenfalls: ›Nachfolgende Aufzählung sind keine Heilversprechen.‹ Neben einer klaren Distanzierung von den Ansprüchen der christlichen Kirchen, die in dem Verzicht auf jegliche Heilversprechen zum Ausdruck kommt, ist hierin ferner die Botschaft enthalten, es könne durchaus sein, dass das Ganze möglicherweise nicht funktioniert, und Sie weiterhin mit Ihrem Schnupfen, Ihrer Blasenentzündung, Ihrem Fußpilz, Ihren Verdauungsstörungen, Ihrer Parodontose, Ihren radioaktiven Strahlenschäden und Ihrem Zwölffingerdarmgeschwür leben und sterben müssen. Das klingt ähnlich verlockend wie der Hinweis eines Autoherstellers, möglicherweise sei der gekaufte und teuer bezahlte Neuwagen nicht fahrtüchtig, oder die Ankündigung des Regisseurs vor einer Theateraufführung, aufgrund der urlaubsbedingten Abwesenheit aller Schauspieler werde es eine Inszenierung ohne jegliche Handlung zu sehen geben. Wie ein Bischof, der in seiner Predigt den Ausfall von Pfingsten verkündet, weil der Heilige Geist in diesem Jahr indisponiert sei, oder die Information eines Generals, aufgrund von Munitionsmangel müsse der geplante Krieg leider ausfallen.

Demnach haben Sie die grundsätzliche Wahl, entweder monatlich 70 Euro mehr als zuvor auszugeben und parallel auf die Linderung Ihrer Beschwerden zu hoffen, oder aber ohne Aloe Vera Gel und mit 70 Euro mehr in der Tasche ganz einfach weiterhin Ihr Leben zu führen. All die Milliarden von Pflanzen, die ihr Leben für die Herstellung der Tinktur haben geben müssen, sind möglicherweise einen sinnlosen und überflüssigen

Tod gestorben, die unzähligen Erntehelfer haben sich unter Umständen vergeblich die Fingerkuppen ruiniert, und Scharen von Polyestern und Polyäthylenen sind wahrscheinlich unnötigerweise auf grausame Weise getötet worden, um aus ihnen Millionen von formschönen 1-Liter-Kunststoffflaschen herzustellen.

So betrüblich es ist - ›Die Aufzählung *sind* keine Heilversprechen‹. Und der Grammatikfehler *sind* vielleicht auch ein Argument gegen den Erwerb.

Wie man sein inneres ökologisches Gleichgewicht wiederherstellt

Eines Tages wird der Weihnachtsmann verhaftet werden. Man wird ihn auf frischer Tat ertappen, überwältigen und abführen. Und das nicht etwa, weil er die Arbeitskraft unschuldiger und von den Vereinten Nationen, der Europäischen Union, dem Vatikan und Jehovas Zeugen persönlich geschützter Tiere in rücksichtsloser Weise ausbeutet. Zwar werden weder der DGB, friedenspolitische Dachverbände noch Greenpeace seine Verteidigung akzeptieren, die Arbeitstage der Rentiere seien durchaus ein wenig strapaziös und beinhalteten mitunter bis zu 24 Stunden, doch beschränkten sich die Einsätze schließlich auf einen einzigen Tag im Jahr. Alle anderen werden aber, als potenzielle Geschenkeempfänger, großzügig darüber hinwegsehen.

Die Anklage wird ebenso wenig lauten, seine homophilen Beziehungen zu wirtschaftlich von ihm abhängigen Mitarbeitern in fetischhaften schwarzen Ganzkörpergewändern seien der Grund, warum man ihn fortan nicht mehr nach Belieben schalten und walten lassen könne. Von solcher Kritik wird man spätestens dann absehen, wenn die Homoehe vom Gesetzgeber längst mit einem verbrieften Anspruch auf 5.000 Milliliter Sperma oder 100 Eizellen für jeden Zeugungswilligen grundgesetzlich verankert und steuerrechtlich mit dem Erwerb osteuropäischer Industrieruinen gleichgesetzt ist. Niemand wird seine Neigungen, Minderjährige auf seinem Schoß Platz nehmen zu lassen, um sie mit Süßigkeiten und anderen Aufmerksamkeiten gefügig zu machen, als Vorwand benutzen, um sein Gewerbe zu verbieten. Mit solchen Vorwürfen lassen sich bekanntlich nicht einmal US-amerikanische Pop(p)stars mit wechselnder Hautfarbe dingfest machen.

Nein - all das wird dem guten Mann nicht das Handwerk legen. An den teilweise zweifelhaften privaten Umtrieben des Weihnachtsmannes wird auch weiterhin niemand genügend Anstoß nehmen, um seinen Geschäftsbetrieb stillzulegen. Stattdessen wird irgendwann jemandem auffallen, dass seine rote Arbeitstracht von nepalesischen Kinderhänden gefertigt ist, das Holz seines Schlittens aus wertvollen, bedrohten und international geschützten Tropenhölzern besteht, und die Fasern für seinen künstlichen Bart aus einer seltenen paraguayanischen Pflanze gewonnen werden, die nur auf den Hängen eines einzigen Berges wächst und lediglich alle sechs bis neun Jahre während eines kurzen Zeitraums im Spätsommer blüht.

Im Verlauf der Ermittlungen vor einem von allen Staaten dieser Welt, mit Ausnahme der USA, anerkannten Strafgerichtshof, wird von den Prozessbevollmächtigten festgestellt werden, dass darüber hinaus, und das wird dem alten Mann schließlich das Genick brechen, sein Schlitten einen Hilfsmotor besitzt, der von fossilen Brennstoffen befeuert wird, und dass dessen Kufen und das Sitzpolster nicht recyclingfähig sind.

Ein internationaler Aufschrei wird zu vernehmen sein, und die Anklage wird deutlich verschärft werden. Sie wird auf Raubbau an den natürlichen Lebensgrundlagen sowie rücksichtslosen privaten Gesinnungsterrorismus gegenüber Mutter Erde und ihren Gaben lauten, und das wird ausreichen, um im doppelten Wortsinn kurzen Prozess mit ihm machen zu können. Unmittelbar nach der Urteilsverkündung wird den alten Mann ein ähnliches Schicksal ereilen, wie weiland Onkel Ceauşescu im weihnachtlichen Bukarest. Santa Claus wird von den Geschworenen abgeurteilt und standrechtlich erschossen werden, um ein weiteres Zeichen zu setzen im Kampf gegen die Zerstörung von Mutter Natur. Zusätzlich wird man alle Märchen- und Geschichtsbücher, die seiner Erwähnung tun, von der Staatengemeinschaft konfiszieren und vernichten lassen, und bei allen neu gedruckten Auflagen wird man den mittleren Buchstaben des ersten Namensbestandteils der amerikanischen Bezeichnung an dessen Ende setzen: Satan Claus. Damit wird ein eindrucksvolles Exempel statuiert, um zukünftige potenzielle Umweltzerstörer abzuschrecken. Die Weltgemeinschaft wird auf diese Weise ein Zeichen setzen im Streiten gegen alle, die vorsätzlich oder gar unwissentlich Raubbau an unseren Lebensgrundlagen betreiben.

Viele bislang unbelehrbare Zeitgenossen werden sich das eine Lehre sein lassen und umgehend mit ihrem ökologischen Terrorismus aufhören. Menschen werden sich in großen Gruppen auf den Straßen versammeln und, in gelbe Säcke gehüllt, um Freudenfeuer tanzen, die auf der Basis von Büchern mit Weihnachtserzählungen und natürlich gewonnenen Brandbeschleunigern entzündet werden. Andere werden in den Wäldern nach verrosteten leeren Konservendosen suchen, sie in nächtelanger mühevoller Detailarbeit von Korrosion und Schmutz befreien, und in ihnen seltene Blumen zum Blühen bringen.

Mitglieder der bis dahin noch zu gründenden und bald viele Millionen Mitglieder zählenden Aktivistengruppe ›Umweltschutz Natürlich, Sicher, Immer, Nachhaltig und Nachdrücklich (UNSINN e.V.)‹ werden überall Aufklärungsschriften und Pamphlete verbreiten. Und jeder, der sich weigert, einen Aufnahmeantrag bei der Organisation zu unterschreiben, wird zur Zwangsarbeit auf riesigen Plantagen verpflichtet, die sich von der Algarve bis zum Kaukasus erstrecken, und sich streng dem biologischen Anbau verpflichtet wissen.

Autos werden bis dahin mit Urin betrieben, und alle mechanischen Teile des Motorblocks werden aus einem schmackhaften Kunststoff hergestellt sein. Letzteren kann der Besitzer, alternativ zur kostenfreien Entsorgung beim Bundesamt für Entsorgung, Karosserienutzung, Lebenserhaltung, Organisation, Planung, Perfektionierung und Teileverwertung (BEKLOPPT) bei Feststellen der Funktionsunfähigkeit seines Gefährts zu einem Dressing aus biologisch abbaubarem Motorenöl aus unglaublich dynamischem Raps verzehren.

In allen Klein- und Großstädten werden in nicht allzu ferner Zukunft die Exkremente der Bürger in großen Tanks gesammelt, um sie nach einer aufwendigen und gleichzeitig energieerzeugenden Aufbereitung zu isotonischen und ebenso vitaminhaltigen wie ballaststoffreichen Lifestylenahrungsmitteln weiterzuverarbeiten. Aus den Amalgamfüllungen von verstorbenen Kassenpatienten werden filigran gearbeitete Kleinstteile für Schweizer Uhrwerke hergestellt, mithilfe von wieder aufbereiteten Zigarettenkippen werden strapazierfähige Gobelinwandteppiche mit hübschen Recyclingmotiven hergestellt, und aus zuvor als nutzlos betrachteten Klebstoffresten werden künstliche Hüftgelenke produziert, die dem Patienten eine längere Einsatzzeit garantieren, als die regelmäßige Einnahme von Aufbaupräparaten an zusätzlicher Lebenszeit verspricht. In einem selbstverständlich aus sich selbst erneuernden natürlichen Ressourcen gebauten Raumschiff werden (mutmaßlich wiedergeborene) Astronauten in einen Orbit aufsteigen, um den Globus mittels kompostierbarer und biologisch rückstandslos abbaubarer Farben in einen grünen Farbton zu tauchen. Und die Vollversammlung der Vereinten Nationen wird, unter Vorsitz der bis dahin einzigen noch mit Vetorecht im Sicherheitsrat vertretenen bundesdeutschen Nation, einen Beschluss fassen, künftig im Dienste einer Reduzierung der CO_2-Emissionen das Ausatmen zu verbieten.

Es wird dies der Tag sein, an dem niemand mehr ein schlechtes Gewissen haben muss, dass er durch sein Konsumverhalten die Umwelt gefährdet, weil nirgends mehr etwas gekauft oder getan werden kann, was irgendwelche Umweltschäden hervorruft. Menschen werden dann nicht mehr geboren, sondern auf großen mit Kompost gedüngten Plantagen gezüchtet und beim Erreichen des Reifungsgrades behutsam gepflückt, weil im frühen 21. Jahrhundert jemand festgestellt hat, wie ungeheuer energieaufwendig die Stromversorgung eines Kreißsaals ist. Nach dem Ableben werden unsere durch Antibiotika, Hormone und Amalgam verseuchten Leiber nicht mehr auf Friedhöfen vergraben, sondern zu zentralen Verladestationen transportiert, von denen aus mehrmals täglich solarstromgetriebene Sattelschlepper die Körper über von Windrädern gesäumte Straßen zu großen Kraftwerken bringen. Die Angehörigen der Verstorbenen erhalten eine Quittung über das Gewicht der angelieferten Ware, und wer es schafft, seine Altvorderen Zeit ihres Lebens besonders gut zu mästen, kann sich auf diese Weise ein hübsches Zubrot verdienen. In den auf Basis der Kraft-Wärme-Technologie konstruierten Kraftwerken werden dann die ehemaligen Steuerzahler verbrannt, und bald wird sich niemand mehr daran erinnern, dass es einstmals die friedliche Nutzung der Kernenergie (und sogar einmal einigermaßen preiswerte Stromtarife) gegeben hat. Vor allem aber wird jeder Zeitgenosse wissen, dass seine Lebenszeit schon allein dadurch nicht sinnlos genannt werden kann, dass er nach deren Ablauf als Energiequelle für seine Mitmenschen dienen wird. Das menschliche Leben wird dann nicht mehr als Sinnbild des ökologischen Terrorismus verstanden werden, sondern zum Inbegriff der Nachhaltigkeit geworden sein. Mutter Erde wird einen weithin vernehmbaren wohligen Seufzer ausstoßen, sich selbstständig in eine ideale Position zur Sonne bringen, und damit für einen beispiellosen Aufschwung der Sonnenkollektoren produzierenden Industrie sorgen.

Ökologie ist in unserer Gesellschaft zu etwas geworden, das nicht vorurteilslos und uneingeschränkt gut zu finden schlechterdings unvorstellbar ist. Wer in diesem Land aufwächst, lernt von Kindesbeinen an, wie wichtig es ist, sich durch Gesinnung und konkretes Verhalten dem Umweltschutz zu verschreiben, und dass es nicht angeht, durch Vorsatz oder bloße Ignoranz unsere natürlichen Lebensgrundlagen zu zerstören. Wer es hierzulande zu etwas bringen will, muss den ganzen Aufwand um all die grünen, braunen, gelben, blauen und grauen Tonnen und Säcke nicht nur stillschweigend hinnehmen, sondern idealerweise in der Öffentlichkeit für deren Sinnhaftigkeit eintreten. Über uns schwebt das Ziel, die Welt nicht nur besser zu machen, als sie ist, sondern sie noch besser zu machen, als sie jemals gewesen ist. Dieser Planet muss, von Deutschland ausgehend, zu einem globalen Wiederverwertungszentrum werden, und wer sich weigert, sein Leben lang ein schlechtes Gewissen wegen seines negativen Einflusses auf die Umweltbilanz zu haben, gilt als prinzipiell verdächtig.

Wichtiger als irgendetwas anderes ist der Schutz unserer natürlichen Ressourcen, und im Dienste der Erfüllung des Ziels geht es durchaus in Ordnung, leere Flaschen in der heimischen Wohnung zu sammeln, um sie dann bei Erreichen einer gewissen Anzahl ins Auto zu laden und zum Glascontainer zu fahren. Auch gilt es als vernünftig, leere Joghurtbecher und Margarinepackungen mit zuvor kostspielig gereinigtem Trinkwasser auszuspülen, damit sie über die Zwischenstation gelber Sack später in einer Müllverbrennungsanlage landen können. Und dass jeder Haushalt aufgrund des rigorosen Mülltrennungsgebots von vier bis fünf verschiedenen Müllautos angefahren wird, tut der Umwelt ebenfalls unglaublich gut, wenn man vom zusätzlichen Spritverbrauch für eine ganze Lkw-Flotte gegenüber dem Einsatz eines einzigen Fahrzeugs absieht.

Es stellt sich allerdings die Frage, ob wir mit diesem politischen Kurs nicht Gefahr laufen, vieles in Kauf zu nehmen, das ausgesprochen unerfreulich und wenig wünschenswert ist. Hierbei ist keineswegs an solch banale Dinge wie permanent steigende Kosten für Benzin und andere Energieträger in unserem Heimatland gedacht, bei denen wir ja zumindest sicher sein können, dass durch die staatlichen Mehreinnahmen nicht etwa strukturelle Haushaltsdefizite gedeckt, sondern viele,

viele sehr sinnvolle Projekte gefördert werden. Erwähnt seien in diesem Zusammenhang lediglich kostspielige wissenschaftliche Studien, die überraschenderweise belegen, dass das Telefonieren mit dem Handy während der Autofahrt tatsächlich die Aufmerksamkeit des Fahrers reduziert, oder auch die enormen Summen, welche von der Europäischen Union in Anti-Raucher-Kampagnen gepumpt werden, während sie gleichzeitig rund eine Milliarde Euro pro Jahr für die Subvention des Tabakanbaus in ihren Hoheitsgebieten, zum Beispiel in der dafür klimatisch ausgesprochen gut geeigneten Vulkaneifel, ausgibt. Nein, es geht um viel substanziellere Dinge.

Zunächst ist hier zu nennen, dass eine große Menge an Kraftstoffen zusätzlich verbraucht und wesentlich mehr Müll in der freien Natur entsorgt wird, seit wir in diesem wunderbaren Land so etwas Fantastisches wie das sogenannte Dosenpfand kennen, das bei dem ein oder anderen, der ganze Plastiktüten voll schimmelnder Dosen zurück zum Supermarkt bringt und dafür Geld erhält, zu dem eigenartigen Eindruck führt, gleichsam für die Produktion von Müll bezahlt zu werden. Geschenkt wird an dieser Stelle alles an (ebenfalls kostspieligen) Untersuchungen zu der Frage, ob es ökologisch sinnvoller ist, schwere gläserne Pfandflaschen in 40-Tonnern von Flensburg nach Garmisch und wieder zurückzuverfrachten, statt die Getränke in Dosen abzufüllen und diese nach Verzehr des Inhalts einfach in den Hausmüll zu geben. Das ist nicht der springende Punkt. Vielmehr denke man an die Zehntausenden von Menschen, die alljährlich zu Musikfestivals oder in Campingurlaub fahren, und von denen nicht wenige annehmen, dass zu einem ordentlichen

Musikerlebnis in freier Natur oder zu einem ein- bis dreiwöchigen Aufenthalt in einem stickigen Zelt oder Wohnwagen ein gewisser Alkoholpegel gehört. Einige Tage lang herrscht bei solchen Zusammenkünften für viele Besucher eine Art urlaubs- und alkoholmäßiger Ausnahmezustand, der zumeist recht friedlich ist.

Was haben diese Menschen bisher getan? Nun, sie haben Zelt, Schlafsack, Wolldecken, Besteck, einen Gaskocher, ein paar Dosen Gulaschsuppe, Hühner-Nudel-Topf und Ravioli, sowie ein bis zwei Paletten Dosenbier in den Kofferraum gepackt, haben die heimischen Blumen gegossen, den Anrufbeantworter eingeschaltet und sind für ein paar Tage zu einem Festival gefahren. Zwischen Diskussionen über das Musikprogramm, Gesprächen über die Atmosphäre auf dem Gelände und Unterhaltungen über das Wetter, hat dabei eine Menge Bier den Weg in die individuellen Magen- und Darmtrakte gefunden, und sich allmählich eine kleinere oder auch größere Sammlung leerer Getränkedosen angehäuft. So sind zwei bis vier Tage ins Land gegangen, und am Abreisetag hat man seinen Müll beisammengesucht und in die vom Veranstalter zur Verfügung gestellten Müllsäcke gegeben. Ein örtlicher Entsorgungsbetrieb hat tags darauf einige seiner Fahrzeuge auf das Gelände geschickt, die dosenbedingt nicht allzu schweren Mülltüten eingeladen, und sie zur Müllkippe gebracht. Beim Campingurlaub sah das grundsätzlich nicht anders aus, sieht man von der längeren Verweildauer und größeren Anzahl an Dosen ab.

Heute gestaltet sich die Situation jedoch anders. Statt der zuvor benutzten Dosen, die hierzulande mit einem stattlichen Pfand von 25 Cent pro Stück belegt sind, können sich Festivalbesucher und Campingurlauber zu

Hause ausrechnen, dass es sie eine stattliche Summe kosten wird, wie in den Vorjahren das Modell aus Weißblech zu wählen. Bei zwei Paletten á 24 Dosen pro festivalerprobter Person beträgt die Investition für das zusätzliche Pfand immerhin 12 Euro, was bei einer mehrköpfigen trinkfreudigen Begleitung oder Familie rasch zu mehrstelligen Beträgen führen kann. Da nach einigen Tagen des Feierns zumeist die Energiereserven zu sehr erschöpft sind, um all die leer getrunkenen Dosen wieder ins Auto zu verfrachten, und man dabei überdies den Kofferraum mit auslaufenden Getränkeresten verschmutzen könnte, scheidet dies für die meisten aus Gründen der Effizienz aus. Darüber hinaus sind viele der Dosen während des Aufenthalts bei zufälligen Bekanntschaften auf dem Gelände zurückgelassen worden, wo sie dann bisher ebenfalls dem Restmüll zugeführt wurden.

Problematisch wird die Sache nun durch eine simple Rechnung: Nimmt der Ausflügler statt der Dosen Glasflaschen mit, zahlt er pro Stück lediglich 8 statt 25 Cent an Pfand. Dabei kommt bei einer größeren Zahl an Behältern als Differenz zwischen beiden Varianten rasch eine größere Summe zusammen, die bereits bei 50 Flaschen gegenüber der gleichen Dosenzahl mit einer Kostenersparnis von stolzen 8,50 Euro verbunden ist. Das reicht, wie der nächste gedankliche Schritt offenbart, locker aus, um einige Flaschen mehr mitzunehmen. Und bei derart geringen Investitionskosten von 8 Cent pro Glasflasche, die übrigens wesentlich aufwendiger herzustellen und zu transportieren ist als eine Dose, stellt es auch kein Problem dar, sie nach dem Entleeren mittels eines Müllsacks zu entsorgen, also so wie vormals die Dosen nach Verzehr einfach wegzuwerfen. Im Ergebnis entsteht durch die Pfandpflicht auf Einwegdosen daher nicht weniger, sondern deutlich mehr Müll als zuvor, der zudem wesentlich mehr Gewicht und Volumen aufweist. Ein Schelm, wer das als praktizierten Umweltschutz bezeichnet.

Ein anderes Beispiel für unerwünschte Nebeneffekte der bedingungslosen Umweltschutzdoktrin ist das Vorantreiben der sogenannten Klimaschutzpolitik, die sich in weiten Teilen als kontraproduktiv erwiesen hat. Irgendwann im Verlauf der 80er-Jahre ergab es sich, dass zahlreiche Bäume sich weigerten, weiterhin im üblichen Umfang fotosynthetisch tätig zu sein, und sich für die flächendeckende Einstellung ihrer vitalen Funktionen entschieden. Obwohl man zuvor nicht daran gedacht hatte, dass Industrieanlagen neben zahlreichen Produkten möglicherweise auch den ein oder anderen Schadstoff produzieren könnten, stellte man plötzlich fest, dass es einen Zusammenhang zwischen Luftverschmutzung und dem sogenannten Waldsterben geben könnte, und überall begannen kluge und gut bezahlte Menschen sich Gedanken darüber zu machen, wie man der Entlaubung und Entnadelung Herr werden könne.

Wie aus zuverlässigen Quellen berichtet wird, rieten geschulte Kräfte aus dem Verteidigungsministerium dazu, zukünftig auf den Einsatz von Agent Orange zu verzichten, womit zunächst Erleichterung und ein allgemeines Aufatmen verbunden waren. Zuvor hatten US-Militärs in streng geheimen Dossiers für die Strategen der Bundesrepublik darauf hingewiesen, dass das Mittel neben seiner Eignung zur Vernichtung menschlichen Lebens auch die Eigenschaft besitze, der Flora den Garaus zu machen. Die bundesrepublikanische Führung gab daraufhin bekannt, ein eigens geschaffenes Ministerium werde sich in Zukunft darum kümmern, dass im Dienste des Schutzes der heimischen Wälder nie mehr Agent Orange zum Einsatz kommen werde, und es schien nun alles gut zu werden. Umfangreiche kostspielige wissenschaftliche Studien, die bereits während der 60er- und 70er-Jahre von befreundeten friedlichen Mächten aus Kostengründen überwiegend in Südostasien durchgeführt worden waren, hatten den behaupteten Zusammenhang belegt, und man verhängte nun ein allgemeines Produktionsverbot für Agent Orange in der Bundesrepublik.

Zwischenzeitlich wurden dann Überlegungen angestellt, das Ministerium wegen seiner erfolgreichen Arbeit und mangels weiterer Aufgaben sogleich wieder abzuschaffen, bis dann nach einigen Jahren festgestellt wurde, das Waldsterben sei keineswegs zurückgegangen, obwohl landesweite Kontrollen zur Einhaltung des Agent Orange-Verbots durchgeführt wurden. Erneut ließ man Expertengremien tagen und umfangreiche wissenschaftliche Studien durchführen, die nach ausgiebigen und langjährigen Forschungen zu dem Befund gelangten, zwar führe das Mittel in der Tat zur Zerstörung der Pflanzenwelt, doch sei es in Deutschland nie eingesetzt worden. Insofern wage man die Prognose, dass auch eine Verschärfung des Verbots, eine Ausweitung der Kontrollen und eine Erhöhung der Strafen nicht dazu führen würden, dem Problem des Dahinsiechens des Baumbestandes Herr zu werden.

Nun war guter Rat teuer, denn damit hatte niemand gerechnet. Einzelne Regierungsmitglieder sprachen sich dafür aus, im Rahmen einer kollektiven Beruhigungsstrategie weiterhin in Rundfunk und Presse darauf hinzuweisen, man tue alles, um das Agent Orange-Verbot konsequent durchzusetzen - immerhin könne man sich auf diese Weise von aller etwaigen Schuld am Waldsterben reinwaschen. Andere plädierten dafür, die Flächen, welche die Wälder bisher bedeckt hatten, in Parkplätze, Gewerbegebiete und Truppenübungsplätze umzuwandeln, um auf diese Weise einen Beitrag zur Konjunkturbelebung zu leisten. Abgesehen von staatlich subventionierten Förstern, kopulierenden Paaren junger Menschen, sexuellen Triebtätern und Rekruten der Bundeswehr nutze die Wälder ohnehin kaum jemand, sodass durch eine flächendeckende Abholzung nahezu niemandem ein wirklicher Schaden entstehe. Begleitet werden solle das staatliche Flächengewinnungsprogramm durch eine groß angelegte Werbekampagne, und eine Werbeagentur hatte bereits das Muster eines Aufklebers entworfen, der an alle Haushalte verteilt werden sollte. ›Mein Auto fährt auch ohne Wald‹, hieß es darauf.

Jedoch konnten sich beide Fraktionen nicht durchsetzen. Man entschloss sich daher, das Ministerium vorerst nicht aufzulösen, sondern stattdessen ehrgeizigere Ziele zu formulieren. Unter anderem hatte man nämlich festgestellt, dass sich ein großes Loch nicht nur im staatlichen Finanzhaushalt, sondern ebenso über unserem Globus aufgetan hatte, und dieses werde verursacht durch von Menschenhand hergestellte Chemikalien namens Fluorchlorkohlenwasserstoffe, die unter dem Kürzel FCKW zusammengefasst wurden. Der zunehmende Ausstoß von FCKW sei der Grund dafür, dass das Loch größer und größer werde, weil sie das Ozon angriffen, das sich zuvor an der Stelle des nunmehrigen Loches befunden habe. Die Folge hiervon sei eine starke

Gesundheitsgefährdung, etwa durch die mögliche Zunahme von Hautkrebserkrankungen, weil die Sonnenstrahlung nun ungefiltert auf uns herniederbrenne. Damit das nicht mehr geschehen könne, sei es erforderlich, das sogenannte Ozonloch buchstäblich zu stopfen, und der einzige Weg hierzu sei ein Verbot der Fluorchlorkohlenwasserstoffe. Wenngleich sich der durchschnittliche Bundesbürger fragen mag, wann es hierzulande jemals über nennenswerte Zeiträume hinweg anhaltende Sonneneinstrahlung gegeben hat, weil der Begriff Deutschland den Begriff Sonne eher auszuschließen scheint, hatte dieser kollektive Erfahrungswert doch keinen Einfluss auf die weitere gesetzgeberische Vorgehensweise.

Rasch war ein entsprechendes Gesetz beschlossen, und die unmittelbare Folge hiervon war zunächst ein starker Anstieg der Kühlschrankpreise, da die FCKW bisher unter anderem zur Kühlung benutzt worden waren, und es durch das Verbot zu einer drastischen Verknappung des Kühlschrankangebots kam. Zudem erfüllten die possierlichen Moleküle die Aufgabe, in Spraydosen für den nötigen Vortrieb der Inhaltsstoffe zu sorgen, wenn man zum Beispiel seine Frisur vor dem Wind am Münchener, der Sonneneinstrahlung am Athener oder dem Regen am Hamburger Flughafen schützen wollte, oder aber mithilfe eines Deosprays seinen Achselbereich gegen allzu starke Transpiration immunisieren wollte. Daher wurden die mittlerweile als Ozonkiller bezeichneten Chemikalien auch in diesen Anwendungsbereichen verboten, damit nur ja das Ozonloch nicht größer werden möge. Heute ist die Bundesrepublik weitestgehend frei von dem Stoff.

Und welche unmittelbaren Folgen hat das gehabt? Was hat uns das FCKW-Verbot an zu konstatierenden Erfolgen eingebracht? Müssen wir nicht uneingeschränkt begrüßen, dass das Teufelszeug uns nicht mehr länger die Freude am Vollziehen von Stoffwechselprozessen vergällt? Das wäre ein wenig voreilig. Zum einen habe ich den Eindruck, dass mein neuer Kühlschrank heute nicht mehr ganz so lange meinen Joghurt vor dem Verschimmeln bewahrt wie sein Vorgänger, seit man das hervorragende Kühlmittel durch offenbar minderwertige chemische Substanzen ersetzt hat, von denen im Übrigen bisher niemand so genau weiß, welche unerwünschten Nebeneffekte diese haben. Auch scheint mein Deospray nicht mehr ganz so lange seine Wirkung zu entfalten wie früher, als die Treibmittel darin noch höchste Ansprüche an die Hygiene erfüllten. Doch das sind keineswegs die dramatischsten Folgen des FCKW-Verbots. Weitaus schwerer wiegt da eine Tatsache, die vielen offenbar nicht recht bewusst ist, weil es andernfalls längst zu einer Aufhebung des Verbots hätten kommen müssen.

Festzustehen scheint, wie wissenschaftliche Studien angeblich belegen, dass nach dem Verzicht auf den Einsatz von FCKW das Ozonloch kleiner geworden ist. Demnach ist die schützende Ozonschicht stabiler, dichter und undurchlässiger geworden. Die unmittelbare Folge hiervon ist, wie dem gesunden Menschenverstand sogleich einleuchtet, dass weniger Sonnenlicht als zu FCKW-Zeiten zu uns dringen kann, was logischerweise wiederum mit einem merklichen Rückgang der Temperaturen verbunden ist. Daran ändert auch der etwa zeitgleich konstatierte Treibhauseffekt durch den vermehrten Kohlendioxidausstoß nichts - viele haben den sicheren Eindruck, dass es im Winter wesentlich kälter ist als zuvor.

Und was macht der durchschnittliche Bundesbürger, wenn es ihm in seinem Heimatland zu kalt ist? Nun, ihn verlangt es nach wärmeren Gefilden, und er geht ins Reisebüro oder surft im Internet, um einen Flugurlaub in der Sonne zu buchen. Die seit den 80er-Jahren zu beobachtende Zunahme des touristischen Flugverkehrs ist ein eindrücklicher Beweis dafür, dass ich nicht der Einzige bin, dem es hierzulande im Winter jedes Jahr ein wenig kälter vorkommt, und weil Flugzeuge nun einmal eine Menge an Abgasen ausstoßen, ist das FCKW-Verbot ausgesprochen kontraproduktiv: Weil es immer kälter wird, suchen die Menschen verstärkt die Wärme auf, was sich am besten per Flugzeug bewerkstelligen lässt. Die Abgase der Verbrennungsmotoren der Flugzeuge tragen jedoch dazu bei, dass der CO_2-Ausstoß ansteigt, was wiederum mit einer Verstärkung des Treibhauseffekts verbunden ist, sodass es allgemein wärmer wird.

Zusammenfassend bedeutet das sogenannte umweltschutzpolitische Vorgehen also ein Absinken der Temperaturen, was in Verbindung mit menschlichen Reaktionen auf sinkende Temperaturen zur Folge hat, dass es zu steigenden Temperaturen kommt. Oder anders ausgedrückt: Je wärmer es wird, umso kälter wird es, und je kälter es wird, umso wärmer wird es. Letztlich dürfte der durch die Maßnahmen erzielte Klimaschutzeffekt in der Bilanz folglich ziemlich nahe bei null liegen.

Im Grunde ist es höchst kurios, dass wir den Fetisch Ökologie offiziell derart feiern. Denn unabhängig davon, dass wir dem unbedingten Postulat nach dem Schutz der Umwelt in allen vorstellbaren und nicht vorstellbaren Formen huldigen, und ein entsprechendes Bekenntnis von jedem erwartet wird, haben wir auf der anderen Seite in weiten Teilen den Bezug zu dem verloren, was wir als Umwelt bezeichnen. Mutter Natur, die in der Regel überall dort anzutreffen ist, wo wir Menschen es nicht sind, gilt es zwar durch überhöhte Strompreise, eine - gemessen an den meisten anderen Ländern - astronomisch hohe Mineralölsteuer, die ungezählten Stufen der sogenannten Ökosteuer, drastische Aufschläge auf den Wasserpreis und diverse andere den Staatshaushalt subventionierende Zuschläge angeblich zu schützen.

Allerdings werden die eingezogenen Gelder weder mehrheitlich in den Natur- und Umweltschutz gesteckt, noch haben wir überhaupt einen wirklichen Bezug zu dem, was wir Natur nennen. Beinahe ist man ja schon verärgert, wenn man bei einem Waldspaziergang vor einem Exemplar eines Baumes stehen bleibt, dessen Namen man nicht kennt, jedoch niemand so aufmerksam war, ein Schild mit der lateinischen und deutschen Bezeichnung anzubringen. In vielen Fällen ist Natur schlicht identisch mit einem Feierabendbier auf dem Balkon eines Mehrfamilienhauses, oder dem Grillfest mit Bekannten im 20 m^2 großen Garten des eigenen Häuschens in einer Reihenhaussiedlung.

Eine andere Variante authentischer Naturerlebnisse stellt der Blick auf den Fernseher dar, wenn exklusiv von Reportern aus Katastrophengebieten berichtet wird. Man sitzt gemütlich auf der Couch und betrachtet Livebilder von Vulkanausbrüchen, Erdbeben, Tsunamis oder Waldbränden. In selteneren Fällen gibt es im Rahmen von Einblicken in Flora und Fauna beispielsweise Hartz IV-Opfer zu sehen, die sich demotiviert bei Nieselregen frühmorgens auf einem Spargelfeld tummeln, oder Berichte über Freud und Leid im Leben eines in Freilandhaltung aufwachsenden Huhnes. Darüber hinaus ist mitunter die ein oder andere südamerikanische Schlange bei der täglichen Nahrungsbeschaffung oder der Rasen eines Tennisplatzes zu sehen. Für viele aus unserer Mitte sind das im Wesentlichen alle Impressionen von Mutter Natur, die im Laufe eines durchschnittlichen mitteleuropäischen Lebens gesammelt werden. Und die oberste Maxime bei einem jeden solchen Naturerlebnis ist es, das Dargebotene möge einen ansprechenden Unterhaltungswert haben.

Wer erinnert sich zum Beispiel noch an jene zwei Minuten im Sommer des Jahres 1999, als der ein oder andere fundamentalistisch gesinnte Christ das Eintreten der Offenbarung des Johannes gekommen sah, alle anderen jedoch sogleich wussten, dass nun ein fantastisches und einzigartiges Schauspiel geboten wurde? Wochen und Monate zuvor hatte man in Rundfunk und Presse damit begonnen, das große Ereignis anzukündigen, und jeder, der seit Januar 1999 auch nur einmal in eine Zeitung geblickt oder ferngesehen hatte, wusste, was sich an einem Tag Mitte August ereignen würde. Die Berichterstattung im Vorfeld glich einer umfangreichen Werbekampagne, und man hatte den Eindruck, die Darbietung sei eigens inszeniert worden, um die apathischen Bürger eines von der lahmenden Konjunktur eingeschläferten Landes durch die Orientierung am zweiten Teil der römischen politischen Weisheit ›Brot und Spiele braucht das Volk‹ ein wenig bei Laune zu halten. Es gab ein Event zu sehen, bei dem man ganz einfach dabei gewesen sein musste. Dieses Ereignis würde jeder exakt zwei Mal zu sehen bekommen: Das erste und das letzte Mal.

›SoFi‹ wurde das genannt, was sich ereignete, und wer das Glück hatte, im südlichen Teil der Republik zu leben, konnte etwas länger als zwei Minuten das Gleiche erleben, was jeden Abend geschieht: Es wurde dunkel. Allerdings, und das verlieh dem Vorkommnis seine besondere Bedeutung, zu einer Zeit, zu der es normalerweise nicht dunkel wird, nämlich zur Mittagszeit um 12:29 Uhr. Ein erkalteter und staubbedeckter Himmelskörper schob sich vor einen extrem heißen und alles andere als staubbedeckten Himmelskörper, was dazu führte, dass Letzterer von der Erde aus vorübergehend nicht mehr zu sehen war. Kluge Menschen hatten im Vorfeld ausgerechnet, wann genau die ›SoFi‹ beginnen würde, welchen ›Verdeckungsgrad‹ die Sonne in welchem Teil der Bundesrepublik aufweisen würde, und wann das ›einzigartige Naturschauspiel‹ wieder zu Ende war. Mitunter hatte man den Eindruck, die Uhrzeit sei deshalb gewählt worden, weil sie zum einen günstig in der Mittagspause erwerbstätiger Menschen lag, und zum anderen exakt mit dem Ende der letzten Unterrichtsstunde des schulpflichtigen Teils der Bevölkerung zusammenfiel. Vermutlich hatten sich Arbeitgeberverbände, Gewerkschaften, Lehrerverbände und Pädagogen in monatelangen Verhandlungen auf diese Uhrzeit geeinigt, um sowohl Produktionsausfälle durch arbeitszeitbedingte Verhinderungen der Erwerbstätigen als auch eine weitere Verschlechterung der Schülerschaft bei internationalen Leistungsvergleichen zu verhindern.

Jeder, der irgendwann einmal seinen Enkelkindern wollte erzählen können, wie es damals war, als die sogenannte SoFi geschah, musste sich um kurz vor halb eins nach draußen begeben und dem Schauspiel beiwohnen, wozu selbstverständlich alles andere zu vernachlässigen war. Das hier bekam man nicht alle Tage geboten, und das Beste daran war, dass es nicht einmal Eintritt oder Gebühren kostete. Die SoFi war eigens von der seinerzeit relativ neu gewählten Regierung als Top-Act ins Programm eines wie üblich ermüdenden und langweiligen Arbeitstages genommen worden, und schon vorher wusste man, dass nachwachsende Generationen einmal die Frage an einen richten würden, wo man war, als die SoFi über uns kam. Das hatte gegenüber Begebenheiten wie denen seinerzeit mit JFK den Vorteil, sich entsprechende Notizen machen zu können, oder auch vorausschauend einen ganz besonderen Aufenthaltsort dafür zu wählen. Viele reisten etwa ins Schwäbische oder Badische, um dort die maximale Verdunkelungsphase live erleben zu können, und man fand sich in großen Gruppen zusammen, damit das historische Ereignis gemeinsam gebührend gewürdigt werden konnte.

So saß man also zu Zehntausenden auf Kunststoffhartschalensitzen im Gottlieb-Daimler-Stadion, trug eine der vielen Millionen ›SoFi-Brillen‹ zum Schutz vor nachhaltigen Augenschäden auf der Nase, und harrte des Ereignisses, das da kommen sollte. Pünktlich trat es ein, und vereinzelt wurde Applaus gespendet, weil alles nach Plan funktionierte. Köpfe wurden gen Himmel gereckt, Nackenmuskeln angespannt, Stimmen und Vogelgezwitscher erstarben, Eis- und Getränkeverkäufer stellten ihre konjunkturbelebende Tätigkeit vorübergehend ein, Taschendiebe nahmen ihre die eigene Konjunktur belebende Tätigkeit auf, Würstchenverkäufer ließen ihre kostbare Ware achtlos auf den Flammen verschmoren, und in Fabriken wurde kurzzeitig der Produktionsprozess angehalten. Schulkinder versammelten sich im Schulhof, Exorzisten unterbrachen für eine Weile ihr Handwerk, Alkoholiker nahmen das eigens zu diesem Anlass kalt gestellte Bier aus dem Kühlschrank, Hausfrauen übergingen angetan den Garzeitpunkt der Kartoffeln, unmittelbar zuvor noch innig kopulierende Paare raubten dem potenziellen Nachwuchs die Chance auf das Betreten der Oberfläche dieses Planeten, und Mitglieder von Weltuntergangssekten sprangen in Rudeln von extra für diesen Tag ausgesuchten Klippen.

Rund zwei Minuten nach Beginn der SoFi war der Höhepunkt des Schauspiels bereits wieder vorüber, und zur Freude aller Zuschauer hatte es während der Darbietung nicht einmal einen Werbeblock gegeben.

»Welch ein Naturschauspiel!«, war die übereinstimmende Meinung all derer, die es miterlebt hatten, wenngleich sich die Frage stellt, warum irgendjemand in diesem Zusammenhang das Wort ›Natur‹ verwendete. Uns wurde eine Inszenierung geboten, die zur Unterhaltung des zahlreichen Publikums bestimmt war, so wie auch ein Kinofilm der Versuch eines Zeitgenossen ist, Menschen zu unterhalten, um damit Geld zu verdienen. Die SoFi war in unserer Wahrnehmung ein Event, ein Gig, ein buchstäbliches Natur-Schauspiel. Etwas, was gezeigt wurde, um zu gefallen oder zu beeindrucken, und das nicht gesehen zu haben ebenso unverzeihlich gewesen wäre, wie während der Zeit nach den Weihnachtstagen 2004 nicht ungezählte Amateuraufnahmen der Flutkatastrophe in Südostasien anzusehen, oder die Berichterstattung über das Sterben des seinerzeitigen Papstes und die Wahl seines Nachfolgers ein paar Monate darauf nicht im Fernsehen zu verfolgen.

All dies wurde schließlich nur deshalb aufgeführt, wie man meinen könnte, damit wir zum einen Gründe haben, uns das anzuschauen, und zum anderen später behaupten können, dabei gewesen zu sein. Die SoFi geschah demnach, damit wir Menschen hier in diesem Land etwas Tolles zu sehen bekommen, und nicht etwa, weil sich exakt das Gleiche etwa alle 100 Jahre in unseren Breitengraden ereignet. Sie war nur für uns da.

Es ist in unserer Wahrnehmung nicht etwa so, dass sich seit Jahrmillionen ein paar Himmelskörper auf ihren Bahnen bewegen und unterschiedliche Konstellationen einnehmen, und dass sich dabei mitunter Phänomene ergeben, die das Licht eines großen brennenden Sterns für einen kurzen Zeitraum nicht bis auf die Oberfläche unseres Planeten dringen lassen. Nein, SoFi bedeutet, dass es etwas zu sehen gibt, und das Ganze ist genau genommen kein Ereignis, sondern eine Veranstaltung. Nicht auszuschließen, dass Einzelne aus unserer Mitte eine Klage auf Schadenersatz eingereicht hätten, wenn es nicht um 12:29 Uhr wie versprochen dunkel geworden wäre, oder aber von ihrem Hotel die Übernachtungskosten zurückgefordert hätten, wenn der Mond lediglich eine Minute das getan hätte, was er tat.

Dass es sich um einen natürlichen Vorgang handelt, der unabhängig von uns stattfindet, seit Urzeiten stattfindet und in Zukunft genauso stattfinden wird, tangiert uns nicht nur nicht, sondern ist als Vorstellung überhaupt nicht verständlich für uns. Wenn es heißt, dass am 11. August 1999 um 12:29 Uhr die SoFi gezeigt wird, hat der Verbraucher und Steuerzahler ein Recht darauf, dass das tatsächlich geschieht. Andernfalls muss irgendein Vertreter von Politik, Industrie, Handel oder Bankwesen die Verantwortung für die Panne übernehmen, zunächst seine Unschuld beteuern und auf andere Schuldige verweisen, ehe er dann seinen Rücktritt erklärt und anschließend eine lebenslange Alimentation durch seine Organisation erhält.

Da wir es gewohnt sind, dass wir außerhalb der Arbeitszeit unterhalten werden, ordnen wir so ziemlich alles in die Kategorien ›unterhaltsam‹ oder ›nicht unterhaltsam‹ ein, und auch ein Vorkommnis wie eine Sonnenfinsternis macht von dieser Regel keine Ausnahme. Dabei interessiert es niemanden, am allerwenigsten den Mond oder die Sonne, ob irgendwelche zweibeinigen Lebensformen auf Kohlenstoffbasis von den kosmischen Vorgängen Kenntnis nehmen oder nicht. Sie werden sich weiterhin auf ihren Bahnen bewegen und ihrerseits nicht davon Kenntnis nehmen, ob auf einem weit entfernten weitgehend erkalteten Gesteinsbrocken jemand mit Schutzbrille und einer Flasche Sekt in der Hand staunend auf einem Autobahnparkplatz steht und nach oben sieht oder nicht.

Auf der anderen Seite hat die Entfremdung von authentischen Naturerlebnissen zweifelsohne enorme Vorteile, die sich etwa im Verzicht auf diverse einstmals übliche Praktiken zeigen. So ist es für den Einzelnen wesentlich angenehmer, während einer Sonnenfinsternis schlimmstenfalls durch auf der Autobahn spontan anhaltende Pkw-Fahrer in seiner Mobilität beschränkt zu werden, statt, wie vor nicht allzu vielen Jahrhunderten nicht ungewöhnlich, die Hauptrolle bei einem Opferritual zu spielen, mit dem dann der letzte selbst miterlebte Sonnenuntergang verbunden war. Weil man in angeblich weniger aufgeklärten Zeiten als heute bei Ereignissen wie einer sich tagsüber verdunkelnden Sonne fürchtete, sie könne sich nie mehr zeigen, musste die ein oder andere Jungfrau dran glauben, damit die Gestirne ein Einsehen mit uns hernieden Kreuchenden und Fleuchenden haben sollten. Lediglich tendenziell ließ sich für noch unberührte Damen das Risiko, auf einem Opferaltar geschlachtet zu werden, durch rege Kopulation im Vorfeld minimieren. Andernorts entzündete man lodernde Feuer, um der Sonne zu signalisieren, was man auch fortan von ihr sehen wollte. Wieder andere nahmen an, die Verdunkelung stelle eine Strafe der Götter dar, und erklärten sich spontan bereit, ein paar Lämmern oder Kälbern den Garaus zu machen, um sie dergestalt zu besänftigen. Man begriff sich als Teil der Natur, und man glaubte deshalb selbstverständlich, einen direkten Einfluss auf sie zu haben.

Gab es eine längere Dürreperiode, wurden für den Außenstehenden lustig anzusehende Regentänze aufgeführt, welche von eigenartigen Gesängen begleitet wurden. Blieben die zur Jagd bestimmten Büffel, Hirsche oder Wildschweine aus, bemalten sich Einzelne am gesamten Körper mit Farben und pilgerten zu als heilig bezeichneten Orten, wo dann in festgelegten Ritualen seltsame Beschwörungen vorgenommen wurden. Und wenn man ein Stück Wald im Dienste der landwirtschaftlichen Nutzung gerodet hatte, wurde anschließend bei einem großen Fest Mutter Erde Dank dargebracht für die Gnade, die sie dem Stamm erwiesen hatte. Kurz: Der Mensch sah sich als Teil der ihn umgebenden Welt, in die er rund um die Uhr, welche es damals freilich noch gar nicht gab, eingebunden war.

Heutzutage lässt man, weil wir ja so unglaublich viel aufgeklärter, vernünftiger und umweltbewusster sind, alternativ für viel Geld einen Rußpartikelfilter in sein Auto einbauen, ruiniert mit Biodiesel die Ventile im Motor, kauft einen Kasten Bier zur Wiederaufforstung des Regenwaldes, spendet in der Vorweihnachtszeit ein paar Euro an eine Umweltschutzorganisation, oder blickt demonstrativ voller Verachtung auf den Mahagonitisch im Möbelhaus, ehe man sich dann für das in Südostasien gefertigte preiswertere IKEA-Modell entscheidet.

Vor allem Maßnahmen wie der Einbau von Katalysatoren, Filtern und Ähnlichem in hierzulande herumfahrenden Autos sind im Übrigen ausgesprochen sinnvoll, um nennenswerte globale Effekte zu erzielen, wenn gleichzeitig jeden Tag in China und Indien mehr Autos ohne solche teuren Sonderausstattungen in Betrieb genommen werden, als wir hier aus dem Verkehr ziehen können.

Auch die Stilllegung von Atomkraftwerken in unserem Heimatland, wo anerkanntermaßen extrem hohe Sicherheitsstandards gelten, grenzt hart ans Bizarre, wenn gleichzeitig in industriell eher wenig entwickelten Ländern neue Reaktoren gebaut werden, und es ist wohl nur für Freunde des Grotesken spaßig, dass man unter dem Schlagwort des Umweltschutzes hochmoderne Atomkraftwerke abschaltet, während man zugleich Milliarden in die Subventionierung der Steinkohle pumpt. Das jedoch nur am Rande, um hier nicht den Anschein von Polemik zu erwecken.

Doch zurück zur SoFi, die ja nach allgemeiner Meinung zu den aufregendsten Begebenheiten des Jahres 1999 zählte, sieht man von dessen Ende und dem damit verbundenen Wechsel zum Jahr 2000 ab, den viele aus unserer Mitte irrtümlich als Beginn des 21. Jahrhunderts feierten, obgleich Letzteres gemäß simpler mathematischer Regeln eigentlich erst mit dem Jahr 2001 begann. Die SoFi war über Wochen und Monate das bestimmende Thema aller überflüssigen Gespräche zwischen Zeitgenossen, und wer nicht bereit war, die allgemein verbreitete Euphorie zu teilen, wurde als Spielverderber oder Ignorant gebrandmarkt. Das Miterleben des Ereignisses war ein Pflichttermin für jeden, der zwei Augen hatte, eine Brille aufsetzen und zur Mittagszeit vor die Tür treten konnte. Das nicht zu tun war gleichbedeutend mit dem Eingeständnis, für die wirklich wichtigen Dinge des Lebens zur Gänze unempfänglich zu sein.

Ein ausdrücklicher Dank muss an dieser Stelle an Funk, Fernsehen und Presse gerichtet werden, die uns stets die Gelegenheit geben, live bei allem dabei zu sein, was wichtig ist oder von den Medien für wichtig gehalten und einer umfassenden vierundzwanzigstündigen Berichterstattung wert erachtet wird. Es gibt Ereignisse, über die augenscheinlich jeder auf diesem Planeten in Kenntnis gesetzt werden muss, sobald sie sich zutragen, und wer nicht jeweils unter den Ersten ist, die die Top Events mitbekommen, darf als Zurückgebliebener bezeichnet werden. Über jedes zum solchen erklärte Großereignis wird 24 Stunden live berichtet, und wer den Berichten aufmerksam folgt, kann zwischen einer Million und einer Milliarde Details darüber erfahren. Man wird gleichsam torpediert mit Informationen, deren Kenntnis für eine kurze Zeit als unerlässlich gilt, wenn man sich zum mediennutzenden Teilzeitbildungsbürgertum will zählen können, und schätzungsweise zwei bis drei von diesen Informationen dürften sich länger im Gedächtnis halten als zwei bis drei Tage.

Jeder wusste zum Beispiel für einen vorübergehenden Zeitraum, wie groß die Entfernung zwischen Erde und Sonne ist, wie oft sich eine Sonnenfinsternis ereignet, wie hoch die Rotationsgeschwindigkeit der Erde ist, wie viel Grad die Oberflächentemperatur der Sonne beträgt, oder wie viele Kilometer der Mond auf seiner Bahn in einer Stunde zurücklegt. Davon kann man dann mittags lässig in der Kantine erzählen und beiläufig ein paar Informationen einstreuen, was allerdings Anwesende nur mäßig beeindruckt, weil jeder von ihnen tags zuvor die gleichen Informationen via Fernseher erhalten hat. Immerhin kann man dergestalt demonstrieren, wie viel man über die Vorgänge in unserem Universum weiß. Welch beeindruckende Leistung, jemand anderem zu erläutern, warum es zu einer Sonnenfinsternis kommt, wie oft das geschieht und wann die nächste sein wird, wenn man am Vortag ungefähr dreißig Mal hübsch animierte Trickfilme darüber auf allen Kanälen gesehen hat.

Hingegen herrscht trotz solch profunder Kenntnisse weitgehend Unklarheit über Dinge und Zusammenhänge, die nicht über Tage und Wochen auf der Mattscheibe zu sehen waren, sich jedoch wesentlich häufiger ereignen. Oder wissen Sie, warum es auf unserem Planeten überhaupt Jahreszeiten gibt und sich die Temperaturen während dieser, je nach Region, drastisch ändern? Können Sie einem Schulkind verständlich erklären, wieso es nachts dunkel wird? Besitzen Sie nähere Kenntnisse darüber, weshalb heißes Wasser schneller gefriert als kaltes? Warum fließt den Menschen in Australien nicht das gesamte Blut in den Kopf, obwohl die Erde eine Kugel ist und irgendjemand schließlich an der Unterseite leben muss? Weshalb bilden sich im Meer Wellen und brechen sich am Ufer, statt ganz einfach gesittet und glatt am Strand anzukommen? Und wie ist es möglich, dass sowohl Hummeln als auch Flugzeuge fliegen können, obwohl beide deutlich schwerer sind als Luft?

Unkenntnis ist es, in der wir leben, solange nicht Dutzende Fernsehkanäle die Entscheidung fällen, ausführlich über eines der Phänomene zu berichten, und selbst dann ist die Halbwertzeit unseres Wissens geringer als die einer Packung Schokoladenkekse in einem Heim für schwer erziehbare Kinder.

Selbstredend gilt das nicht nur für die Berichterstattung über Mutter Natur, sondern für sämtliche sogenannte Top Events, die von den Medien zu solchen erklärt werden. Auch Sie wussten mit Sicherheit für ein paar Tage, wie viele Quadratmeter Platz die Sixtinische Kapelle bietet, womit dem aufsteigenden Rauch bei einem erfolglosen Wahlgang die schwarze Farbe verliehen wird, wie die Zeit nach dem Tod eines Papstes und vor der Wahl eines neuen genannt wird, wie lange die längste und kürzeste Wahlprozedur in der Kirchengeschichte jeweils dauerten, was einzelne lateinische Formulierungen bedeuten, welche Zuständigkeiten die vatikanische Glaubenskongregation hat, welches die längste und welches die kürzeste Amtszeit eines Papstes in der Geschichte waren, oder welches der historisch am häufigsten gewählte Papstname war. Schließlich gab es tagelang kein anderes Thema in den Medien als den Tod eines alten und schwer kranken Mannes sowie die Frage, wer im Anschluss seinen Job machen würde, wobei überraschenderweise seinerzeit die Frage überhaupt nicht angesprochen wurde, was genau gegen eine Kandidatur von Joschka Fischer, Günther Jauch oder Franz Beckenbauer spreche. Auch fiel kein einziges Wort über die Schuhgröße des sterbenden Papstes, seine Augenfarbe, sein Sternzeichen, oder ob er sich nass oder elektrisch zu rasieren pflegte, respektive rasieren zu lassen pflegte.

Ohne die Dauerpräsenz der Medienberichterstattung in unserem Alltag wüssten wir über unzählige Dinge nicht Bescheid, über die wir nicht Bescheid zu wissen brauchen. Täglich werden uns Ereignisse aus allen Winkeln dieser Welt frisch ins Wohnzimmer geliefert, wodurch wir eine Menge über Vorfälle erfahren, die im Leben der meisten Menschen keine Rolle spielen. Ist es etwa wirklich wichtig für die Gestaltung des kommenden Tages, ob in Guatemala ein Vulkan ausgebrochen ist? Muss man wissen, dass eine Dürreperiode in Mosambik nun bereits seit drei Monaten anhält? Spielt es tatsächlich eine Rolle für den durchschnittlichen Mitteleuropäer, wenn von einem Eisberg in der Antarktis ein Stück abbricht? Brauchen Sie ernsthaft ausführliche Informationen über die traditionelle Gewinnung der pflanzlichen Zutaten einer neuseeländischen Teigspeise? Muss man detailliert über die Hintergründe der Fortpflanzungsschwierigkeiten einer Fledermausart in kirgisischen Steppen informiert sein? Bedarf es umfassender Kenntnisse über Unregelmäßigkeiten bei der

Wasserbüffelwanderung in Kenia? Besteht ein echter Aufklärungsbedarf der Besitzer von Empfangsgeräten in aller Welt im Hinblick auf eine neu entdeckte Froschart im Amazonasgebiet, ein unerklärliches Eichhörnchensterben in Teilen Quebecs oder die Einweihung einer Meerwasserentsalzungsanlage im nordöstlichen Indonesien? Und wann wird endlich einmal von einer Nachrichtenagentur exklusiv die Meldung verbreitet, in China sei am Vortag ein Sack Reis umgefallen?

Umwelt ist für uns das, was via Fernseher als Umwelt täglich präsentiert wird, wenn auch die Mehrzahl von uns auf einer Karte nicht anzugeben vermöchte, wo das jeweilige Land überhaupt liegt, über das man soeben einen langen Bericht gesehen hat. Wir haben zwar auf der einen Seite die Möglichkeit, 24 Stunden täglich Blicke in die entferntesten Gegenden dieses Planeten zu werfen und einen Eindruck davon zu bekommen, wie es dort aussieht, doch stellt es auf der anderen Seite nicht wenige vor ein unlösbares Problem, auf einer heimischen Wiese drei Blumenarten mit korrektem Namen zu benennen, die Stimme eines Singvogels zu identifizieren, oder zwischen einer Erle und einer Buche zu unterscheiden. Wir wissen zwar, zumindest bis ein paar Minuten nach der Reportage, alles über die Zahl der Wirbel eines Indischen Mungos, die Blattfärbung einer ghanaischen Wasserrosenart und die übliche Tiefe eines Baus westsibirischer Maulwürfe, doch fehlt es in aller Regel an Kenntnissen über den Namen des Flusses in der Nachbarstadt, optische Unterschiede zwischen einem Steinpilz und einem Knollenblätterpilz, oder einem Wissen über den idealen Zeitpunkt für die Aussaat von Mais oder Gerste. Da tröstet es nicht wirklich, dass immerhin sechzig Prozent aller

Achtjährigen beteuern, Kühe seien nicht lila, und etwas mehr als die Hälfte aller Erwachsenen wissen, ob Zwiebeln an Sträuchern, an Bäumen, an Stauden oder in der Erde wachsen.

Insofern stellt sich die Frage, was wir da überhaupt schützen, wenn wir uns fröhlich der Forderung anschließen, der Umweltschutz habe absoluten Vorrang vor so ziemlich allem, was sich an Zielen benennen lässt. Der ökologische Imperativ schwebt über allen und allem, was in irgendeiner Weise mit dem Vollziehen von Stoffwechselprozessen zu tun hat, und ihm nicht Folge zu leisten, stellt einen aggressiven Akt des Terrorismus gegen die natürlichen Lebensgrundlagen dar. Letztere bestehen zwar für die meisten im Wesentlichen aus der Zubringerstraße zum nächsten Autobahnanschluss, einem von ein paar Pflanzenkübeln umsäumten Mobilfunkmast und dem braven Befüllen der Biomülltonne, doch tut das der Unterordnung unter das Ziel der Pflege des grünen Gewissens keinen Abbruch. Statt eines Waldspaziergangs genügt die Hinnahme der nächsten Mineralölsteuererhöhung oder des nächsten staatlichen Aufschlags auf die Stromrechnung.

Weil der Bezug zu dem weithin verloren gegangen ist, was wir Umwelt nennen, darf man gespannt sein, wann jemand auf die Marketingidee kommen wird, kleine Kästchen für fünfzig Euro zu verkaufen, in denen sich ein paar Blätter, Blüten, Nagetierzähne sowie ein Foto einer Auenlandschaft befinden könnten. An der Unterseite könnte ergänzend darauf hingewiesen werden, ein Euro des Verkaufspreises gehe an eine Stiftung zum Erhalt unserer natürlichen Lebensgrundlagen, welche wiederum als Ziel in ihrer Satzung festlegt, möglichst authentische Filme über unsere Umwelt zu produzieren. Auf diese Weise kann dann jedermann sein Gewissen beruhigen und ein Zeichen gegen die Übel dieser Welt setzen, ohne dafür mehr tun zu müssen, als - wie üblich - höhere Kosten zu tragen. Das Projekt wird vermutlich vom Umweltschutzministerium mit großen Summen gefördert werden. Und das Geld hierfür wird durch die bis dahin eingeführte Maut für Fahrräder während der Sommermonate, Autos mit mehr als drei Rädern und Fußgänger auf Gehwegen mit Kopfsteinpflaster eingetrieben werden.

Wer nicht zum Erwerb eines solchen Kästchens geneigt ist, wird im Rahmen von ökologischen Erziehungsmaßnahmen zu dreiwöchigen Frondiensten auf Plantagen verpflichtet, auf denen die Leiber all derer zu Dünger verrotten, die sich Zeit ihres Lebens nicht entschließen konnten, im Dienste der CO_2-Reduzierung ihre Atemfrequenz um mindestens zehn Prozent zu drosseln. Dort wird jeder rückstandslos zu verschimmeln haben, der seinen Kopf nicht im Interesse des großen ökologischen Imperativs zu beugen bereit war. Vierundzwanzig Stunden live übertragen werden der Verwesungsprozess der sündigen Körper und die arbeitenden Strafkolonien von solarstrombetriebenen Fernsehkameras, die aus einer Substanz auf der Basis von sich selbst reinigendem Altglas, entsorgter Bierdosen aus Jute und kunststofffreien Kunststoffen bestehen. Und nicht nur Prostituierten wird vor der Entsendung auf die Plantagen der Satz ›Flachgelegt gehöre ich zum Altpapier‹ auf die Stirn tätowiert.

Irgendjemand hat vor langer Zeit das Gerücht in die Welt gesetzt, es sei ein Zeichen von Intelligenz oder überragenden geistigen Fähigkeiten, wenn es ein Mensch schafft, im Laufe seines Lebens zu akademischen Würden zu gelangen. In weiten Teilen der Bevölkerung existiert die Vorstellung, ein akademischer Abschluss sei mehr als ein Nachweis darüber, dass man eine gewisse Anzahl von Jahren über jedes Semester fristgerecht seinen Sozialbeitrag und die Studiengebühren an das Studentenwerk entrichtet hat. Viele vermuten, an Universitäten hielten sich Menschen auf, die über einen außergewöhnlich gebildeten Geist verfügten, und je länger man dort verweile, umso höher sei danach der Bildungsgrad. Und es hält sich das hartnäckige Vorurteil, wer die Universität oder Fachhochschule mit einem Diplom, einem Magister, einem Bachelor, einem Master oder sogar mit einem Doktortitel verlasse, habe damit irgendetwas unter Beweis gestellt, das über das mehrjährige erfolgreiche Bewältigen ebenso bizarrer wie im Grunde überflüssiger verwaltungstechnischer Hürden sowie die Durchsetzung gegenüber Untätigkeit, Ignoranz und Inkompetenz hinausreicht.

Sich an einer deutschen Hochschule einzuschreiben erfordert auf den ersten Blick nicht allzu viel: Man braucht zunächst ein Abiturzeugnis, das sich durch zwölf bis dreizehn Jahre des mehr oder weniger regelmäßigen Aufenthalts in Schulgebäuden relativ problemlos besorgen lässt. Man muss freilich bereit sein, während dieser Jahre unzählige spannende Details über Winkelhalbierende, Satzkonstruktionen mit Akkusativ und Infinitiv, zwölftaktige Bluesschemata, die Entwaldung des Mittelmeerraumes, den Zitronensäurezyklus, Präteritopräsenzien im Mittelhochdeutschen, römische Kaisernamen und ähnliche im Alltagsleben unerlässliche Dinge auswendig zu lernen. Vorausgesetzt, man schafft es zudem, bis zu den Abiturprüfungen nicht durch Schusswaffeneinsatz, aggressive Sexualdelikte gegenüber dem Lehrkörper oder die Mitgliedschaft in terroristischen Vereinigungen negativ aufzufallen, ist ein Abiturzeugnis nichts, das nicht durch stupides Auswendiglernen, eine ordentliche Portion Durchhaltevermögen sowie weitreichende Apathie und Unauffälligkeit zu bekommen wäre. Stetig steigende Zahlen von Abiturienten in den vergangenen Jahren und Jahrzehnten zeigen, dass ein Abiturzeugnis grundsätzlich nicht zu den am schwierigsten zu erlangenden Gütern unter Gottes Sonne zählt.

Nun kann es geschehen, dass der junge Mensch im Anschluss an die Schulzeit feststellt, nur verhaltene Freude beim Gedanken an den Eintritt ins reguläre Berufsleben zu empfinden. Er mag sich denken, dass knapp zwei Jahrzehnte des Lebens ohne die Übernahme größerer Verantwortung für sich oder jemand anderen noch nicht genug sind, um sofort im Anschluss täglich rund acht Stunden oder auch mehr damit zu verbringen, seine Zeit und Arbeitskraft gegen Geld fremden Menschen zur Verfügung zu stellen. Vielleicht erschreckt ihn der Gedanke, zukünftig den lieben langen Tag über Dinge tun zu sollen, an denen er nicht wirklich interessiert ist. Und möglicherweise kann er der Vorstellung nur wenig abgewinnen, sich für einen Beruf zu entscheiden, der mit frühem Aufstehen, dauerndem Kontakt zu Arbeitskollegen und Vorgesetzten oder gar der permanenten Konfrontation mit Kunden verbunden ist.

Denken wir uns also einfach einen jungen Menschen am Ende seiner Teenagerzeit, der den Gedanken unsympathisch bis unerträglich findet, etwas zu tun, das die meisten anderen tun, und setzen wir hinzu, dass er wenig mit herkömmlichen Lebensentwürfen anfangen kann. Wesentlich mehr Freude bereitet es ihm hingegen, sein Gehirn weiterzuverwenden und mit Gedanken in Kontakt zu bringen, die in den zurückliegenden zweieinhalbtausend Jahren von Angehörigen unserer Gattung entwickelt, kritisiert, verworfen, weiterentwickelt, erneut verworfen und wiederum weiterentwickelt wurden. Nehmen wir einmal an, ein solcher Mensch entscheidet sich deshalb für ein Studium der Philosophie, um sein eigenes Denken voranzubringen, und immatrikuliert sich an einer deutschen Universität. Getrieben in erster Linie von dem Wunsch, über ein paar Dinge nachzudenken, für die im Alltag meist die Zeit nicht bleibt, und dabei willens auszuprobieren, ob diese Entscheidung eine kluge genannt werden kann.

Nach gut fünf Jahren entscheidet unser junger Mensch, sich auf das Wagnis Examensprüfung einzulassen, obwohl er nach all den Jahren des Studiums den Eindruck hat, im Grunde weniger zu wissen als vorher. Dutzende von Vorlesungen und Seminaren unter teilweise höchst seltsamen Bezeichnungen liegen hinter ihm, etliche Tausend Seiten Lektüre, ungezählte Diskussionen sowie nicht wenige Augenblicke, in denen ihm das ganze Projekt höchst sinnlos erschien. Dennoch gelingt es ihm irgendwie, das Studium hinter sich zu bringen und tatsächlich das Examen zu bestehen, und weil er inzwischen glaubt, sich ein wenig mit dem auszukennen, womit er sich rund fünf Jahre lang beschäftigt und auseinandergesetzt hat, kommt ihm die aberwitzige Idee, ein paar Jahre anzuschließen und eine Promotion zu wagen. Von Freunden und Bekannten gefragt, wozu das dienen soll, erwidert er mit einem Schulterzucken, das selbst nicht so recht zu wissen, jedoch Spaß daran zu haben. Er hält es für ziemlich ausgeschlossen, dass in all den Jahren des Studierens nichts in seinen grauen Zellen hängen geblieben ist, das man Kenntnisse und Wissen nennt, und weil er annimmt, dass das gar keine so schlechte Voraussetzung für eine Promotion ist, zögert er nicht lange und immatrikuliert sich erneut an einer Hochschule. Der einzige Grund hierfür lautet, genau das tun zu wollen.

Da es ihm sinnvoll erscheint, ein solches Projekt fachkundig begleiten zu lassen, sieht er sich anhand umfassender Literatursichtung nach einem geeigneten Betreuer des Projekts um, und findet nach mehreren Wochen Bibliotheksarbeit ein paar Bücher eines Professors, der zum gleichen Thema viel gearbeitet hat, das auch ihn interessiert. Er nimmt Kontakt zu dem mehrere Hundert Kilometer weiter südlich in der Republik lebenden Herrn auf, um sich nach dessen Bereitschaft zur Betreuung zu erkundigen, und nachdem ihm der Herr diese grundsätzlich signalisiert hat, investiert unser junger Mensch drei Monate Lebenszeit, bis ein erstes Exposé erstellt ist, welches das geplante Projekt auf knapp drei Dutzend Seiten Papier grob skizziert. Dieses packt er in einen großen Umschlag, den er mitsamt einem Begleitbrief an den Herrn Professor schickt. Er wartet ein paar Wochen ab, damit der gute Mann das Manuskript lesen und sich ein Urteil bilden kann, und erfährt auf Nachfrage bei einem anschließenden Anruf, dass das Vorhaben inhaltlich in dieser Form in Ordnung gehe. Als er fragt, wie umfangreich die Doktorarbeit insgesamt ungefähr sein solle, erhält er die Antwort, dazu seien keine sinnvollen Angaben möglich.

»Schließlich kommt es auf die Qualität an, nicht auf die Quantität«, wie der Herr Professor selbst ihm noch einmal in Erinnerung ruft.

So setzt sich unser philosophisch interessierter junger Mensch in der Folgezeit immer wieder an seinen Schreibtisch, wälzt Buch um Buch aus dem gewählten Themenbereich, reist in andere Städte, um in Bibliotheken weiterführende Aufsätze zum Thema zu kopieren, und schreibt Seite um Seite seiner Doktorarbeit nieder. Er liest in mehrwöchigen Abständen beharrlich das Niedergeschriebene Korrektur, ändert oder verwirft unzählige Male einzelne Formulierungen und auch ganze Abschnitte und Kapitel, liest wiederum Aufsätze und Bücher, schreibt weiter, ändert und verwirft erneut, und sieht sein Projekt allmählich wachsen. Ab und zu sendet er Auszüge aus seinem Manuskript an den Betreuer des Projekts, der in schöner Regelmäßigkeit als einzige Reaktion deren Ausbleiben zeigt, obwohl der junge Mensch jedem Manuskriptauszug einen ausführlichen Begleitbrief beilegt, in dem er um eine inhaltliche Stellungnahme bittet. Schließlich möchte er wissen, ob das, was er da zu Papier gebracht hat, inhaltlich und formal den Ansprüchen genügt. Er wünscht sich eine Bestätigung oder deutliche Kritik, damit er weiß, ob er auf dem richtigen Weg befindlich ist.

Höflich, wie er ist, wartet er stets ein paar Wochen, um seinem sogenannten Betreuer genügend Zeit zur

Lektüre zu lassen. Wenn es ihm anschließend bei durchschnittlich jedem achten bis neunten Versuch gelingt, den Herrn Professor während seiner Sprechstunde ans Telefon zu bekommen, erhält er die Information, dieser habe noch keine Zeit gehabt, um den Textauszug zu lesen. Unser Doktorand denkt sich, dass es bei rund 6.000 bis 7.000 Euro Monatsgehalt für einen Professor sicherlich eine Menge Dinge zu tun gibt, die wichtiger sind als das Lesen einer Doktorarbeit, wartet erneut ein paar Wochen ab, und erfährt dann bei weiteren telefonischen Kontaktversuchen, dass ›der Text grundsätzlich in Ordnung geht‹, so weit er ihn bisher gelesen habe. Fragen zu inhaltlichen Aspekten und einzelnen im Text aufgestellten Thesen schenkt sich unser Doktorand, um dem Herrn Professor die Peinlichkeit zu ersparen, ohne vorheriges Lesen des Textes nicht darauf antworten zu können.

Insgesamt rund drei Jahre verbringt er damit, seine Arbeit voranzutreiben, und mehr als einmal drängt sich ihm zwischenzeitlich der Gedanke auf, er könne nicht ganz bei Trost sein, sich so lange und ausgiebig mit den niedergeschriebenen Gedanken toter Männer auseinanderzusetzen. Niemand außer ihm selbst versteht so recht, warum er sich das alles antut, doch weil er nun einmal Spaß an der Bearbeitung seines Themas hat, kann ihn nichts von einer Fortsetzung abhalten. Er liest und liest, schreibt und schreibt, korrigiert und korrigiert, überarbeitet und überarbeitet, verwirft und verwirft, ergänzt und ergänzt. Und eines schönen Tages, nachdem er einen weiteren Satz über einen ›phänomenologischen Bedeutsamkeitszusammenhang‹ und eine ›vortheoretische Intuition im Lichte einer zielgerichteten Diiudication‹ mit einem Punkt beendet hat, stellt er fest, dass im Grunde alles geschrieben ist, was es zu seinem Thema zu schreiben gibt. Rund 200 Seiten Text hat er fabriziert, die sich in sehr spezifischer Weise mit Fragen beschäftigen, welche von keinerlei Relevanz für das Leben irgendeines Menschen auf diesem Planeten sind.

Ihm war es jedoch wichtig, das zu tun, und er ist glücklich, dass es nunmehr vollbracht ist. Innerhalb von drei Jahren hat er einen dicken Stapel Papier mit seinen Überlegungen beschriftet und obwohl ihm nicht ganz klar ist, warum er sich das angetan hat, so weiß er doch, dass es ihm ganz einfach ein Anliegen war. Diese Arbeit musste nicht geschrieben werden. Es war sein Wunsch, es dennoch zu tun. Vor ihm liegt seine Doktorarbeit. Insgesamt 366.714 Zeichen Text, die sich auf 200 Seiten verteilen. Am Abend dieses Tages ruht unser junger Mensch bei einer guten Flasche Rotwein und sieht, dass es gut ist. Es ist vollbracht.

Wenige Tage darauf verfasst der kurz vor der Erlangung akademischer Würden Stehende einen Brief an seinen sogenannten Betreuer, der in der Vergangenheit so ziemlich alles getan hat, um diese Bezeichnung nicht zurecht zu tragen. Er skizziert noch einmal die Stoßrichtung der Forschungsarbeit, stellt in einer Übersicht zentrale Thesen zusammen, und weist in seinem Brief darauf hin, die Arbeit sei nunmehr abgeschlossen. In der Anlage sendet er das Inhaltsverzeichnis sowie eine weitere Leseprobe mit, und erwähnt abschließend, der Text umfasse etwa 200 Seiten. Das Schriftstück wird zur Post gegeben, und aus mehrfacher Erfahrung gelernt habend, lässt er dem Herrn Professor wiederum einige Wochen Zeit, damit dieser sich der Lektüre widmen oder wie gewohnt Verzicht darauf leisten kann. Sechs Wochen lässt er so ins Land gehen, bis er neuerliche Anrufe startet, und nach etlichen erfolglosen Versuchen während der offiziellen Sprechstunden seines Herrn und Meisters gelingt es ihm dann, ihn tatsächlich zum Abnehmen des Hörers und einem kurzen Gespräch zu bewegen. Durch dieses erfährt er auf Nachfrage, der Text sei, soweit er ihn gelesen habe, inhaltlich in Ordnung, und er freue sich darauf, ihn demnächst in der Komplettfassung zu bekommen. Unser junger Mensch weist darauf hin, das werde recht bald geschehen, wenn er ihn im Hinblick auf Tippfehler ein letztes Mal korrigiert habe, und das werde wohl innerhalb der kommenden vierzehn Tage vollendet sein.

Doch da hat unser angehender akademischer Würdenträger die Rechnung ohne seinen Herrn und Meister gemacht.

»Ach«, lässt sich der gute Mann vernehmen, »Sie wollen die Arbeit schon abgeben?«

Freundlich erwidert unser Zauberlehrling, exakt dies sei sein Vorhaben, wie er ihm ja per Brief unlängst mitgeteilt habe. »Der Text ist soweit fertig.«

Und naiv, wie er ist, nimmt er wahrhaftig an, er als Autor, der sich über Jahre intensiv mit seinem Thema beschäftigt hat, könne beurteilen, wann sein Text darüber fertiggestellt ist. Das erweist sich allerdings als Irrtum.

»Tja, wissen Sie«, verkündet der Herr Professor, »ich bin ehrlich gesagt nicht ganz damit einverstanden.«

Das verwundert unseren jungen Menschen nun einigermaßen, weil er wenige Augenblicke zuvor vernommen zu haben glaubt, inhaltlich sei sein ›Betreuer‹

mit dem Werk einverstanden, worauf er ihn dann fragend hinweist.

»Ja, inhaltlich ist das durchaus okay. Doch 200 Seiten sind ein bisschen wenig - etwa 250 sollten es zumindest sein.«

Spricht's, weist auf eine Besprechung hin, zu der er nun dringend müsse, und beendet mit »besten Wünschen und weiterhin viel Erfolg bei der Arbeit« das Telefonat.

Es war dies der Augenblick, in dem ich als einer der beiden Akteure im geschilderten Szenario begriff, dass es offenbar ganz und gar nicht damit getan ist, einige Jahre seiner Lebenszeit in ein wissenschaftliches Projekt zu investieren, sich fundiert in ein komplexes Thema einzuarbeiten, ungezählte Bücher und Aufsätze zu lesen und sich zu bemühen, einen anspruchsvollen Text im Dienst der Forschung darüber zu verfassen. Ich hatte die spezifischen Initiationsriten unterschätzt, die die akademische Zunft vorsieht, wenn sich dies auch lediglich als ein kleiner Vorgeschmack auf das erweisen sollte, was mich in den anschließenden Wochen und Monaten erwartete.

So wie einzelne Indianerstämme zur vollwertigen Aufnahme junger Menschen in die Stammesgemeinschaft beispielsweise das Erlegen eines Büffels, das erfolgreiche Ringen mit einem Wildschwein oder das Durchwaten eines Sumpfes mit verbundenen Augen verlangen, oder man zur Aufnahme in eine Jugendbande als Mutprobe zum Beispiel einen Kopfsprung vom 5-Meter-Brett machen, außen bei einer U-Bahn mitfahren oder mit einem Strohhalm einen Frosch aufblasen muss, verlangt gleichermaßen die Professorenschaft das Absolvieren bestimmter Riten, ehe ein Nachwuchswissenschaftler mit der Ehre bedacht wird, in den ehrwürdigen Kreis aufgenommen zu werden.

Natürlich wird eine Doktorarbeit nicht im Hinblick auf ihre wissenschaftliche Qualität und Relevanz hin geprüft, sondern der eingereichte Stapel Papier wird zunächst gewogen. Falls er eine bestimmte Gewichtsgrenze unterschreitet, ist eine gewisse Menge an Papier hinzuzufügen. Zudem wird sich im Büro des Herrn Professors vermutlich eine Stellwand mit verschieden breiten Schlitzen befinden, deren Ausdehnung sich zwischen einem und fünfzehn Zentimetern bewegt. Jede eingereichte Arbeit wird bei ihrem Eintreffen zunächst auf die Waage gelegt, um über die grundsätzliche Frage der Annahme entscheiden zu können, und im nächsten Schritt wird getestet, durch welchen der Schlitze in der Stellwand das Werk passt. Nur Doktorarbeiten, die dick genug sind, um nicht durch den Schlitz mit der Beschriftung ›Zehn Zentimeter‹ zu passen, werden überhaupt an das Prüfungsamt weitergeleitet, und was nicht einmal durch den Spalt ›Fünfzehn Zentimeter‹ passt, wird sogleich mit dem Prädikat ›summa cum laude‹ bedacht.

Vor diesem Hintergrund kann es nur klug genannt werden, zur Erhöhung des Umfangs den Text auf dickerem 160g-Papier auszudrucken, und im Dienste einer Gewichtssteigerung nach Möglichkeit ein paar Bleifäden zwischen den Seiten einarbeiten zu lassen. Schließlich muss auf irgendeine Weise dafür Sorge getragen werden, dass die Wünsche des akademischen Würdenträgers befriedigt werden.

Ich war ebenso verblüfft wie verärgert über die 250-Seiten-Order, allzumal davon während der drei Jahre des Arbeitens am Text nie die Rede gewesen war. Doch es war nicht an mir, die Spielregeln festzulegen.

Glücklicherweise ist die elektronische Datenverarbeitung heutzutage auf einem Stand, der es ermöglicht, einen Text durch wenige Handgriffe im Hinblick auf das Layout zu verändern. So besann ich mich mangels Motivation zur inhaltlichen Ergänzung eines Textes, an dessen Formulierungen ich viele Monate lang geschliffen hatte, der Möglichkeit des Veränderns von Schriftart, Seitenrändern, Zeilenabstand und Schriftgröße im Textverarbeitungsprogramm. Auf diese Weise konnte ich innerhalb von weniger als einer halben Stunde aus meinen 200 Seiten mühelos die gewünschten 250 machen. Denn wie hatte mein sogenannter Betreuer zu Beginn des Projekts so schön gesagt: »Es kommt nicht auf die Quantität, sondern auf die Qualität des Textes an.«

Allerdings erschien es mir ein wenig unklug und möglicherweise voreilig, unmittelbar im Anschluss erneut den Herrn Professor anzurufen, um ihm mitzuteilen, inzwischen existierten 250 Seiten, sodass ich entschied, mein Werk zunächst eine Weile ruhen zu lassen, ehe ich dann erneut Kontakt aufnahm. Andernfalls hätte er wahrscheinlich 1.000 Seiten verlangt.

Meine Information beim nächsten Telefonat zwei Monate später, die Seitenzahlvorgabe sei nunmehr erfüllt, nahm er ohne spürbare Reaktion zur Kenntnis. Und nachdem geklärt war, dass er jetzt einverstanden sei, druckte ich den Papierstapel ein letztes Mal aus, kopierte ihn vier Mal, ließ das Werk binden, brachte die mehrere Kilogramm schwere Sendung zur Post, und schickte das Paket ans Prüfungsamt der Universität. Dabei begleitete mich ein permanentes inneres Kopfschütteln: Vor mir lag ein gegenüber der ursprünglichen Fassung innerhalb weniger Minuten um stattliche 25 Prozent gewachsener Stapel Papier, den ich bald gegen ein Stück Pappdeckel in Gestalt einer Urkunde austauschen würde. Sobald diese Sammlung beschrifteter Blätter den Herrn erreichen würde, hatte er meines Wissens einige Wochen Zeit, um sie erneut (nicht) zu lesen, und kurz darauf würde ich mich ›Doktor der Philosophie‹ nennen dürfen.

Soweit ich die Prüfungsordnung, die sich inklusive aller ›Ausführungsverordnungen‹, ›aktualisierter Neufassungen‹, ›Änderungsprotokolle‹, und ›überarbeiteter Prüfungsausschussergänzungsbestimmungen‹ auf rund zwanzig Seiten erstreckte, richtig verstanden hatte, würde daraufhin ein Zweitgutachter das Werk (ebenfalls nicht) lesen, und dem Prüfungsamt ebenso wie mein ›Betreuer‹ seine Beurteilung zukommen lassen. Kurz darauf würde mich ein Brief des Prüfungsamtes erreichen, durch den man mir Termin und Ort der mündlichen Abschlussprüfung namens Disputation mitteilen würde, und wenn auch das vollbracht war, würde ich meinen Namen fortan um zwei Buchstaben und einen Punkt ergänzen dürfen. Mit rund drei Jahren Arbeit und dem Einreichen des Werkes schien mir alles Wesentliche getan, was ich zu tun gehabt hatte, und in mir war eine nicht geringe Freude darüber, dass ich endlich den Kopf für andere Dinge frei haben würde.

Doch weit gefehlt. Wie ich bald erfahren sollte, hatte ich durch das Verfassen der Arbeit nicht mehr getan, als den ersten und unbedeutendsten Schritt auf dem Weg zum Doktortitel zurückzulegen, und im Vergleich zu dem, was mich noch erwartete, war das in etwa so bedeutsam wie das Einsammeln eines einzelnen Sandkorns, wenn man mitten in der Sahara steht und den Ehrgeiz hat, den Boden vom Sand zu befreien. Ich hatte zwar einen umfangreichen wissenschaftlichen Text verfasst, der mich viel Zeit, Nerven und Energie gekostet hatte, doch angesichts des im folgenden Bevorstehenden war das nicht mehr als das Stretching für einen Marathonläufer vor seinem ersten Schritt auf dem Weg zur 42,195 Kilometer entfernten Ziellinie.

Ich sollte in den kommenden Wochen und Monaten Dinge erleben, die mich zwischenzeitlich nahe an den Rand des Wahnsinns brachten. Ich erwog gelegentlich die Anschaffung einer Auswahl von Brandsätzen, den Beitritt zu einer terroristischen Vereinigung oder die Selbsteinweisung in eine psychiatrische Heilanstalt, wo ich mich zweifelsohne auch ohne zwei Buchstaben und einen Punkt vor meinem Namen wohlfühlen würde. Was nun folgte, war nicht weniger als ein Dauerbelastungstest von Nerven und gesundem Menschenverstand, während dessen ich permanent damit rechnete, irgendwann würde ein Mitarbeiter einer Comedysendung aus den Kulissen treten und mir mitteilen, das alles sei nur Spaß gewesen.

Wenige Tage, nachdem ich das Paket zur Post gegeben hatte, erreichte mich ein Paket, das ziemlich genau so aussah wie das zuvor von mir weggeschickte. Mein erster Gedanke, als es mir vom Postboten überreicht wurde, war, dass ich im Übereifer und in meiner Freude, die Doktorarbeit endlich vom Schreibtisch zu haben, das Paket vermutlich falsch adressiert hatte, und ein Mitarbeiter der Post eine falsche Zahl bei der Nummer des Postfachs als ausreichenden Grund angesehen hatte, es nicht zuzustellen. Ich nahm das Paket entgegen und war bereits auf dem Weg zum Computer, um via Internet die korrekte Anschrift herauszusuchen, als mein Blick auf einen kleinen Aufkleber im oberen linken Bereich der Vorderseite fiel. Dort stand als Absender ›Prüfungsamt der Universität‹ zu lesen. Nanu, dachte ich mir, das ging aber schnell - nicht einmal eine Woche war vergangen, und schon sandte man mir meine Doktorarbeit zurück. Sollte mein sogenannter Betreuer tatsächlich ein paar Nachtschichten eingelegt haben, um sie so rasch als möglich zu lesen und zu bewerten? War das, was ich durch ein Jahr der Literatursichtung und zwei Jahre des Schreibens verfasst hatte, in so kurzer Zeit zu lesen? War an einer deutschen Universität plötzlich der Arbeitseifer ausgebrochen? Das schien mir doch ein wenig unwahrscheinlich.

Beim Öffnen des Pakets fand ich in der Tat die vier Exemplare meiner Doktorarbeit, die allerdings beim ersten Blick darauf nicht den Anschein erweckten, dass jemand sie gelesen hatte. Zudem lag ein DIN-A4-Blatt bei, auf dessen Briefkopf ebenfalls ›Prüfungsamt der Universität‹ zu lesen stand. Ich war verwundert, was das nun zu bedeuten habe, und nahm das Schreiben zur Hand, um Aufklärung zu erhalten. Und ich glaubte meinen Augen kaum zu trauen, als ich las, was eine Dame im Namen des Prüfungsamtes da geschrieben hatte.

Sehr geehrter Herr, hieß es lapidar, *anbei erhalten Sie die eingereichten vier Exemplare Ihrer Doktorarbeit zurück. Vor einer Bearbeitung bitte ich Sie, den Antrag auf Zulassung zum Promotionsverfahren vollständig ausgefüllt und unterschrieben inklusive aller erforderlichen Unterlagen an das Prüfungsamt zu senden.*

Mit freundlichen Grüßen

Prüfungsamt

Ein ›Antrag auf Zulassung zum Promotionsverfahren‹? Was genau mochte das nun wieder sein? Ich hatte drei Jahre zuvor, ganz zu Anfang des Projekts, bereits Kontakt zum Prüfungsamt aufgenommen, um mich zu erkundigen, welche Voraussetzungen für eine Promotion zu erfüllen seien, und es hatte damals ungezählte Telefonate und regen Schriftverkehr gegeben, bis offiziell feststand, dass ich zumindest formal zur Erlangung der Doktorwürde geeignet sei. Ich hatte mich daraufhin an der Universität eingeschrieben und Semester für Semester 108 Euro an Sozialbeitrag überwiesen, weil die Prüfungsordnung vorschrieb, dass man das tun musste, auch wenn man mehrere Hundert Kilometer weit weg wohnte. Dafür hatte ich sogar ein in meinem Fall vollkommen nutzloses Semesterticket für die Benutzung des öffentlichen Personennahverkehrs in der weit entfernten Stadt erhalten. Und ich erinnerte mich deutlich, dass ich schon einmal einen solchen mehrseitigen Antrag ausgefüllt hatte, der aus unzähligen Zahlenschlüsseln bestanden hatte. Das hatte mich damals einen kompletten Samstag sowie einen Sonntagnachmittag gekostet.

Ich hatte zudem Kopien aller (!) meiner im Laufe von fünf Jahren des Studiums erworbenen Leistungsnachweise, Kopien meiner Magisterurkunde sowie eine Zusage des Herrn Professors, dass er meine Doktorarbeit betreuen werde, in dreifacher Ausfertigung an das Prüfungsamt geschickt. Insgesamt waren das mehrere Dutzend Seiten Papier gewesen. Nur wer Gründlichkeit und Pedanterie nicht liebt, kann in solchen Momenten nicht von ganzem Herzen stolz sein, ein Deutscher zu sein.

Irgendwann hatte mich dann ein Brief erreicht, durch den man mir mitteilte, zur Einschreibung an der

Universität im Dienste der Erlangung der Doktorwürde sei es erforderlich, dass ich noch eine beglaubigte Kopie meines Abiturzeugnisses einreiche, was ich zunächst für einen Scherz gehalten hatte, da meines Wissens niemand in diesem Land eine Magisterurkunde vorlegen kann, wenn er nicht ein paar Jahre zuvor die Abiturprüfung abgelegt hat. Ein Anruf hatte mich in Erfahrung bringen lassen, das habe durchaus seine Richtigkeit - nur vollständige Anträge auf Immatrikulation könnten bearbeitet werden.

Mit ein wenig Erheiterung hatte ich damals ferner die Information zur Kenntnis genommen, mir die Echtheit der Kopien meines nach längerem Suchen auf dem Dachboden wiedergefundenen Abiturzeugnisses beglaubigen lassen zu müssen, doch war damit meine Immatrikulation formal abgeschlossen. Überraschenderweise begehrte man keine Bescheinigungen über den erfolgreichen Besuch der Grundschule oder das weitgehend verhaltensunauffällige Verweilen im Kindergarten. Regelrecht glücklich war ich ferner darüber, dass man keine beglaubigten Nachweise über die Haarfarbe meiner seinerzeitigen Kindergärtnerinnen, meine Schuhgröße oder meine physische Existenz verlangte. Auch hatte es keine dezidierten Vorschriften über die erlaubte Haarlänge, den individuellen Musikgeschmack oder meine Essensgewohnheiten gegeben. Einige wenige Dinge schienen das Prüfungsamt nicht zu interessieren, wenngleich in solchen Nachlässigkeiten eine mögliche Quelle für das ungerechtfertigte und illegale Erschleichen von akademischen Titeln liegt.

Was mich nun nachhaltig irritierte, war die erneute Forderung des Prüfungsamtes nach dem Einreichen eines

Antrags auf Zulassung zum Promotionsverfahren, und ich rätselte, was es damit auf sich haben könne. Ich hatte angenommen, mit der Übersendung der Papierberge vor drei Jahren sei die Zulassung abgeschlossen, und weder konnte ich verstehen, warum man dafür einen weiteren Antrag brauchte, noch war mir klar, was genau ich damit überhaupt beantragen sollte. Schließlich hatte ich während der zurückliegenden Semester kurz nach der Überweisung meines Sozialbeitrags jedes Mal zehn Studienbescheinigungen erhalten, auf denen eindeutig zu lesen stand, dass ich ein Promotionsverfahren in Philosophie begonnen hatte. Folglich war ich also längst zugelassen.

Ich griff daher zum Telefon, um Auskunft einzuholen. Abgesehen von einer endlosen Folge von Freizeichen unter der Nummer des Prüfungsamtes hielt der Hörer nichts für mich bereit. Mehrere Tage lang wiederholte ich die Prozedur, ohne dass sich an den Ergebnissen meiner Bemühungen etwas geändert hätte, was einigermaßen seltsam und vor allem ärgerlich war. Ich benötigte eine Information, um mich als braver Bürger und Doktorand den Vorschriften gemäß verhalten zu können, aber niemand war erreichbar, um mir mitzuteilen, was genau ich dafür tun musste. Mangels anderer Möglichkeiten der Informationsbeschaffung hatte ich natürlich zwischendurch auf der Homepage der Universität im Internet nachgesehen, doch war auch dort keinerlei Aufschluss zu erlangen. Dafür entdeckte ich auf der Homepage eines Tages einen Hinweis, warum sich beim Prüfungsamt niemand bereitfinden wollte, ans Telefon zu gehen: ›Sprechzeiten Montag bis Donnerstag von 7 bis 9 Uhr‹, stand dort am oberen Bildrand in kleiner Schrift zu lesen, was freilich erheblich mit meinem Schlafrhythmus kollidierte. Zudem war das offizielle Zeitfenster für meine Begriffe extrem eng, obwohl die reguläre Wochenarbeitszeit im öffentlichen Dienst meines Wissens 40 Stunden beträgt.

Am nächsten Morgen verließ ich also rechtzeitig meine Schlafstätte, um endlich zu erfahren, was an Anträgen von mir noch einzureichen sei, und eine Dame, die ebenso verschlafen klang, wie ich mich fühlte, nahm tatsächlich das Gespräch entgegen. Ausführlich erläuterte sie mir in inhaltlich weitgehend unverständlichen Worten, wo der Unterschied zwischen einem Antrag auf Immatrikulation zum Zweck einer Promotion und einem Antrag auf Zulassung zum Promotionsverfahren liege, und dass letzterer unbedingt ausgefüllt werden müsse. Ich ließ sie eine Weile reden, ohne sonderlich klug aus ihren Worten zu werden, und nutzte eine Atempause auf ihrer Seite, um mich zu erkundigen, wie ich in den Besitz eines solchen Antrags gelangen könne. Dazu müsse ich ihr, belehrte sie mich, einen frankierten Rückumschlag zusenden, und könne den Antrag dann wenig später in meinem Briefkasten finden. Ich dankte und tat, wie mir geheißen ward. Schließlich wollte ich an einem solchen wichtigen Antrag, der vermutlich aus einem Dutzend oder deutlich mehr Seiten bestehen würde, das Projekt nicht so kurz vor der Ziellinie scheitern lassen.

Der Antrag selbst, der etwa eine Woche später eintraf, bestand aus einem einzelnen einseitig bedruckten Blatt Papier und war mit ›Antrag auf Zulassung zum Promotionsverfahren‹ überschrieben. Darunter fanden sich drei durchgezogene Linien, auf denen ich meinen Namen, meine Anschrift und mein Geburtsdatum einzufügen hatte, und am unteren Rand des Blattes war auf einer weiteren Linie Platz gelassen für Ort, Datum und Unterschrift. Dazwischen hieß es im einzigen ausformulierten Satz: ›Ich beantrage hiermit die Zulassung zum Promotionsverfahren gemäß Paragraf soundsoviel der Promotionsordnung vom soundsovielten.‹ Das war alles. Mehrfach wendete ich das Blatt, um mich zu vergewissern, dass auch wirklich nichts auf der Rückseite stand, und ich griff einige Male in den Briefumschlag, um sicherzugehen, dass ich nicht möglicherweise eine mehrseitige Anlage zum Antrag übersehen hatte. Doch da war ansonsten nichts. Ich füllte also den enorm wichtigen Antrag aus, legte ihn meinem unlängst zurückerhaltenen Paket mit den vier Kopien meiner Doktorarbeit bei, bezahlte erneut das Porto und gab es wieder zur Post.

Etwa eine Woche darauf erhielt ich ein neues Schreiben des Prüfungsamtes, und ich nahm an, dieses werde mich über den Eingang meines Paketes unterrichten, und war zunächst positiv überrascht über eine solch aufmerksame Geste. Allerdings schwand diese positive Stimmung nur allzu rasch, als ich den Brief öffnete und erfuhr, warum man mir geschrieben hatte.

> *Sehr geehrter Herr,* hieß es in gewohnt kurzer Form, *zur Bearbeitung Ihres Antrags auf Zulassung zum Promotionsverfahren benötigen wir noch eine schriftliche Zusage der beiden Gutachter über ihre Bereitschaft zur Betreuung der Arbeit. Bitte lassen Sie uns diese auf dem Postweg zukommen. Wir bitten das Einreichungsdatum 18. Februar dringend zu beachten.*
>
> *Mit freundlichen Grüßen*
>
> *Prüfungsamt*

Wie so oft, wenn ich Nachricht vom Prüfungsamt erhielt, war ich ebenso überrascht wie ratlos, was das nun wieder zu bedeuten habe. Eine Zusage über die Betreuung der Arbeit durch meinen in der Folgezeit dann weitgehend untätigen professoralen Gutachter hatte ich bereits vor drei Jahren eingereicht, wie ich mich deutlich erinnerte. Hierbei konnte es sich folglich nur um ein Versehen handeln. Jedoch hatte man mir weder mitgeteilt, wer mein Zweitgutachter sei, noch hatte ich jemals etwas davon gehört, dass es einen offiziellen Abgabetermin gab. Erst recht nicht, dass dieser am 18. Februar sein sollte, was, wie mich ein sofortiger panikartiger Blick auf den Kalender lehrte, in zehn Tagen der Fall sein würde. Zudem konnte ich nicht ganz verstehen, warum es überhaupt einen Abgabetermin für ein Projekt geben sollte, an dem ich mehrere Jahre lang eigenständig gearbeitet hatte, um dann eines schönen Tages, nach Rücksprache mit dem Herrn Professor und der Erfüllung seiner Seitenzahlwünsche, zu beschließen, es sei nunmehr vollendet. Und wie sollte ich darüber hinaus so schnell in Erfahrung bringen, wen man als Zweitgutachter vorgesehen hatte, und diesen mir bis dahin völlig unbekannten Menschen dazu bringen, mir eine Bescheinigung auszustellen, ein Projekt zu betreuen, von dem er noch niemals gehört hatte? Weil es bereits nach neun Uhr am Vormittag war, als ich den Brief erhielt, hatte ich keine Möglichkeit, meine Fragen umgehend zu klären, und griff erst am nächsten Morgen um Punkt sieben Uhr zum Telefon.

Wiederum ziemlich verschlafen klingend meldete sich die Briefeschreiberin, und ich bat um Aufklärung, was es mit dem in ihrem Schreiben genannten Abgabetermin auf sich habe. Ich schilderte meine Situation und wies darauf hin, dass bis zum genannten Abgabetermin wenige Tage verblieben, sodass ein gewisser dringlicher Handlungsbedarf bestehe. Offenbar hatte ich einen ungünstigen Zeitpunkt gewählt, um meine Fragen anzubringen, denn die Dame, deren Gehalt sich aus meinen Steuergeldern speist, war weder zum Plaudern noch zur Weitergabe von Informationen aufgelegt. Stattdessen beschied sie mich mit dem Hinweis, im Augenblick habe sie meine Akte nicht zur Hand. Ich solle in einer Stunde erneut anrufen. Und bevor ich ein weiteres Wort äußern konnte, war das einzige Geräusch, das aus der Leitung drang, das Auflegen des Hörers am anderen Ende. Keine zwei Sekunden dauerte es, bis ich die Taste Wahlwiederholung gedrückt hatte, doch abgesehen von einer langen Folge von Freizeichen war da nichts mehr, das ich zu hören bekam.

Neun weitere Tage abzüglich einer Stunde verblieben mir, um den Papierkrieg mit dem Prüfungsamt zu einem erfolgreichen Ende zu führen, und während ich mein Frühstück herunterwürgte, begann ich erste Überlegungen anzustellen, wo ich eine Dartscheibe kaufen würde, und wie ich an ein Foto der Dame kommen könne, das ich in deren Mitte platzieren wollte. Exakt 3.600 Sekunden wartete ich, bis ich zum Telefon griff, aber wieder waren es lediglich endlose Freizeichen, die ich zu hören bekam. Jedes Wählen der Nummer war für mich ein Symbol für den Erwerb eines weiteren Dartpfeils, und mein Adrenalinspiegel hatte nach ungefähr fünfundzwanzig Wählversuchen einen Wert erreicht, der irgendwo zwischen dem eines Amokläufers zwei Minuten vor dem ersten Schuss und dem eines ausgewachsenen Bullen in einer Stierkampfarena lag.

Wie mir mehr und mehr bewusst wurde, war die Belastung durch das dreijährige Arbeiten an meiner Dissertation nicht einmal nennenswert im Vergleich zu den Schwierigkeiten, die sich nun durch das Verhalten einer Verwaltungsangestellten ergaben. Wäre ich ein religiöser Mensch, hätte ich an diesem Vormittag vermutlich das erste Stoßgebet Richtung Himmel gerichtet, und begleitend ein rituelles Opferfeuer für die Gehaltsempfänger des Prüfungsamtes entzündet. Wieder und wieder wählte ich an jenem Vormittag vergeblich die Nummer meiner Sach-Nicht-Bearbeiterin, die augenscheinlich nicht einmal an vier Tagen pro Woche während jeweils zwei Stunden für Auskünfte zur Verfügung stand.

Exakt um Punkt neun Uhr schaffte ich es überraschenderweise, die Dame ans Telefon zu bekommen, und beinahe wäre eines der »dämliche Kuh« oder »elende faule Schlampe«, das ich während meiner Wählversuche vor mich hin murmelte, in ihre Ohrmuschel gedrungen.

»Prüfungsamt Geisteswissenschaften, Guten Tag«, vernahm ich, und war im ersten Augenblick viel zu verblüfft, um etwas sagen zu können. Rasch hatte ich mich gefangen, schilderte erneut meine in meinen Augen ein wenig dramatische Situation, und hegte einen Augenblick die Hoffnung, Aufklärung zu erhalten. Doch genauso sinnvoll wäre es gewesen, in einer in Flammen stehenden Wohnung noch schnell den Teppich zu saugen.

»Sie rufen außerhalb der Sprechzeiten an«, sagte die Dame in einem nun erstaunlich aufgeweckten Ton, und ein weiteres Mal war es die vollständige Verblüffung auf meiner Seite, die eine Erwiderung verhinderte. Die

Zeiger auf meiner Küchenuhr zeigten einige Sekunden nach neun.

»Rufen Sie morgen früh an, dann kann ich mal in Ihrer Akte nachsehen.« Sprach's und beendete das Telefonat ebenso überraschend, wie es wenige Sekunden zuvor begonnen hatte, was mich wiederum zu ersten Überlegungen führte, statt des Fotos das ein oder andere Körperteil der Dame an meiner so bald wie möglich zu beschaffenden Dartscheibe anzubringen.

Neuer Tag, neues Glück. Pünktlich um sieben Uhr hing ich am Telefon, und wie bereits am Tag zuvor war die künftige Dekoration meiner Dartscheibe zur Stelle, um sich erneut mein Anliegen schildern zu lassen.

»Ich hoffe, ich rufe diesmal nicht außerhalb der Sprechzeiten an«, fügte ich mit einem leicht aggressiven Unterton hinzu, während ich auf dem Blatt Papier vor mir gerade die Zeichnung eines Dartpfeils vollendete.

»Einen Moment, bitte«, war das Letzte, bevor ich eine Warteschleifenmelodie im Midi-Sound zu hören bekam, die melodiemäßig irgendwo zwischen ›O Tannenbaum‹ und ›We are the champions‹ lag. Ich wartete eine Weile, bis dann die akustische Umweltverschmutzung durch die Stimme meiner Heimsuchung unterbrochen wurde.

»Hören Sie? Ich bin bislang nicht dazu gekommen, Ihre Akte durchzusehen. Rufen Sie morgen...«

»Augenblick«, fiel ich ihr ins Wort. »Mir reicht es jetzt langsam. Sie werden ja wohl einmal einen kurzen Blick in meine Akte werfen können, um mir die gewünschten Informationen zu geben, oder?«

»Wie war gleich Ihr Name, bitte?«, fragte sie nun, und nachdem ich ihn zum x-ten Mal wiederholt hatte, fügte sie hinzu: »Ihr Nachname fängt mit einem T an.«

Was sie nicht sagte. »Ja, und? Das weiß ich seit vielen Jahren selbst«, gab ich zurück.

Sogleich folgte die Information, warum die Schreibweise meines Namens in einem direkten Zusammenhang mit meiner Doktorarbeit stand: »Ich habe alle Anträge auf Zulassung zum Promotionsverfahren alphabetisch sortiert und auf einen Stapel gelegt. Sie sind noch nicht an der Reihe. Ich melde mich bei Ihnen, wenn ich so weit bin.«

Wenn ich allmählich auf der einen Seite auch beinahe Respekt vor ihrer Kreativität im Hinblick auf Ausreden für Untätigkeit entwickelte, waren es auf der anderen Seite doch maßlose Verärgerung, blanker Hass und eine merklich wachsende Aggressionsbereitschaft, die ich bei mir feststellen konnte.

»Entschuldigen Sie bitte, gute Frau«, sagte ich im freundlichsten aller in dieser Situation denk- und artikulierbaren Tonfälle. »In gut einer Woche endet die Abgabefrist, und ich soll vorher noch Bescheinigungen von Menschen vorlegen, die ich gar nicht kenne. Können Sie mir vielleicht erklären, wie ich das machen soll?«

»Sie hätten sich ja früher darum kümmern können«, antwortete sie.

»Ich habe erst vor drei Tagen erfahren, dass es überhaupt eine Abgabefrist gibt«, erwiderte ich. »Was ist denn so schwer daran, mal kurz in meine Akte zu schauen und mir die Information zu geben?« Vor meinen Augen verwandelten sich die Küchenwände und die Welt draußen vor dem Fenster in eine riesige Dartscheibe.

»Die Frist stand im Internet auf unserer Homepage. Haben Sie da nicht nachgesehen? Ich kann Ihnen gerne die Adresse nennen«, gab sie eisig zurück.

Ähnlich wie ich wird sich ein Mensch im Moment der Explosion fühlen, wenn sein Haus in einer deutschen Kleinstadt auf behördliche Anordnung in die Luft gesprengt wird, nachdem man zweiundvierzig Monate zuvor in der Besuchertoilette einer bolivianischen Gemeindeverwaltung einen Zettel mit einer entsprechenden Ankündigung ausgehängt hat. Und nachdem sie hinzugefügt hatte, sie müsse sich nun wieder an ihre Arbeit - das heißt, an das, was sie so nannte - machen, sah die Dame, wie das kurze Klicken in der Leitung verriet, das Telefonat als beendet an.

Allmählich begann die Geschichte Züge anzunehmen, die neben einer nachhaltigen Verärgerung und aggressiver Wut doch eine gewisse Besorgnis bei mir hervorriefen. Ich war in einer Situation, in der ich mich kurz vor dem Abschluss meines Promotionsverfahrens gesehen hatte, ehe ich davon erfuhr, dass das Prüfungsamt sich anschickte, in die Rolle der Heiligen Inquisition zu schlüpfen. Eine Hürde hatte sich mir in den Weg gestellt, von der ich zuvor nicht gewusst hatte, dass sie überhaupt existierte, und diese Hürde führte offenbar ein Eigenleben mit dem Ziel, sich überall dort aufzubauen, wohin ich den jeweils nächsten Schritt zu machen beabsichtigte. Diese Dame, die offensichtlich nichts so wenig schätzte wie die Kommunikation mit mir, war ein Hindernis, mit dem ich nicht gerechnet hatte, und es galt langsam, geeignete Maßnahmen zur Rettung meines Vorhabens in die Wege zu leiten.

Allerdings war ich ziemlich ratlos, wie solche würden aussehen können. Was mir an Alternativen verblieb, war, wie ich sah, nicht allzu viel: Ich konnte einen Rucksack mit ein paar Konservendosen, Getränken und einem Butangaskocher packen, mein Zelt aus dem Keller holen, mich auf den Weg zum Bahnhof machen und einen Zug Richtung Süden nehmen. Am nächsten Morgen könnte ich sofort bei Öffnung des Prüfungsamtes hineinstürmen, mein Zelt vor dem Schreibtisch der Dame aufschlagen und dort so lange campieren, bis sie bereit war, mir die geforderten Informationen zu geben.

Eine andere Möglichkeit bestand darin, mich ein paar Stunden in zwielichtigen Spelunken herumzutreiben und einen kleinen Schlägertrupp zusammenzustellen, der dann mit einem von mir zu bezahlenden Mietwagen zum Prüfungsamt fahren würde, um vor Ort meinen Forderungen Gehör zu verschaffen. Möglicherweise konnte es alternativ helfen, einen opulenten Präsentkorb oder einen sündhaft teuren Blumenstrauß mit einer persönlichen Grußkarte und dem ein oder anderen größeren Geldschein an die Dame zu schicken, um das Verfahren zu beschleunigen.

Ansonsten blieb wohl einzig der Weg, das Projekt Doktorarbeit als netten und gut gemeinten, jedoch letztlich vergeblichen und gescheiterten Versuch abzuhaken, und mich beispielsweise im Internet nach anderen Möglichkeiten des Titelerwerbs zu erkundigen. So oder so musste eine Entscheidung über mein weiteres Vorgehen fallen, und diese musste möglichst bald, nämlich innerhalb von knapp acht Tagen, fallen. Eine weitere Nacht gönnte ich mir (viel zu wenig) Schlaf und überdachte meine nächsten Schritte, und trotz der Unruhe, die mehr und mehr Besitz von mir ergriff, wollte ich keinesfalls überstürzt handeln.

Am folgenden Morgen saß ich mit dem Hörer in der Hand völlig übernächtigt in meiner Küche. In der Nacht hatte ich mir überlegt, es würde einen letzten Versuch von meiner Seite geben, die Geschichte mit meiner künftigen Dartscheibendekoration zu einem einvernehmlichen Ende zu bringen. Und ich hoffte inständig, sie möge inzwischen meiner Bitte nachgekommen sein, durch einen schätzungsweise zweiminütigen Blick in meine Akte die benötigte Information zu beschaffen.

Tatsächlich nahm sie um sieben den Anruf entgegen, was maßgeblich dadurch begünstigt worden sein dürfte, dass ich vorsorglich die Übermittlung der Rufnummer an meinem Telefon deaktiviert hatte.

»Prüfungsamt Geisteswissenschaften - ja, bitte?«, säuselte ihre Stimme in mein Ohr, woraufhin sich meine Hand, die den Hörer hielt, sogleich unwillkürlich leicht verkrampfte.

»Guten Morgen - ich bin's mal wieder. Wir telefonieren häufiger in letzter Zeit. Haben Sie inzwischen meine Akte auftreiben können?«, eröffnete ich die Verhandlungen, und ich bin nicht sicher, ob ich seinerzeit wirklich mit einer positiven Auskunft rechnete.

»Augenblick, bitte«, sprach sie ihren Standardtext, schob den Geräuschen nach zu urteilen ein paar Blätter Papier auf ihrem Schreibtisch hin und her, und beschied mich dann mit der Information, sie habe die Akte ›leider‹ immer noch nicht finden können. »Rufen Sie morgen...«

Hätte ich statt des Bademantels ein Hemd getragen, wäre in diesem Moment deutlich hörbar der Kragen geplatzt.

»Bei allem Respekt, gute Frau - mir langt es jetzt endgültig. Ich möchte eine ebenso simple wie wichtige Information von Ihnen, und ich verlange, dass Sie mir diese sofort geben.«

Dabei war ich verblüfft, dass ich meine Worte keineswegs in den Hörer geschrien, sondern ruhig und in einem einigermaßen freundlichen Tonfall ausgesprochen hatte. Das war jedoch vermutlich eher unklug gewesen, denn die Reaktion war die Auskunft, sie habe zu tun, woraufhin dieses vorerst letzte Gespräch zwischen uns wie üblich abrupt von ihrer Seite beendet wurde.

War es nun an der Zeit, Rucksack und Zelt aus dem Keller zu holen oder bei Fleurop ein Geschenk in Auftrag zu geben? Oder war dies der geeignete Augenblick, im Internet nach einer Anleitung zum Bau vom Brandsätzen zu suchen? Vor allem aber: Was, neben einem gewissen Maß an persönlicher Befriedigung, würde bei der zweiten Variante an tatsächlichen Erfolgen für mich herausspringen? War es realistisch, nach einem Brandanschlag auf das Prüfungsamt unerkannt davonzukommen? Konnte man in Untersuchungshaft eine mündliche Prüfung ablegen? Und was würde geschehen, wenn durch die Flammen meine Akte, die unmittelbar zuvor dann wahrscheinlich doch noch von der vielbeschäftigten Dame aufgefunden worden war, vernichtet würde? Gab es irgendetwas für mich zu tun, das in Anbetracht der Umstände im Dienste meines Zieles stand?

Ich versuchte durch regelmäßiges tiefes Ein- und Ausatmen dafür zu sorgen, dass jene Teile meines Gehirns, die für logisches, stringentes und zielorientiertes Denken zuständig sind, genügend Sauerstoff bekamen, um mir beim Finden eines Ausweges behilflich zu sein. Unterstützend inhalierte ich den Rauch zweier Zigaretten und verschaffte mir einen zusätzlichen Energiestoß durch eine Tasse schwarzen Kaffee. In einer Art stillen Meditation wollte ich auf diese Weise die ideale Ausgangsbasis schaffen, um jenseits meines inzwischen kaum mehr in Zahlen ausdrückbaren Adrenalinpegels Überlegungen anzustellen, die mich in den Besitz der erforderlichen Information bringen würden. Und nach einer Viertelstunde des kontemplativen Innehaltens war da tatsächlich ein Einfall, der mich eventuell würde weiterbringen können, und ich fragte mich sogleich, warum ich nicht früher darauf gekommen war. Er war derart naheliegend, dass ich mich hätte ohrfeigen können, ihn erst nun zu haben. Ich hatte gewissermaßen den Wald vor lauter Bäumen, respektive die Entscheidungswege vor lauter untätigen Verwaltungsangestellten nicht gesehen.

Rasch hatte ich im Internet die Homepage des Prüfungsamtes aufgerufen, und innerhalb von Sekunden dort die Telefonnummer der Vorsitzenden des Prüfungsausschusses ausfindig gemacht. Noch vor dem Herunterfahren des Rechners war die Nummer gewählt, und tatsächlich meldete sich umgehend eine weibliche Stimme unter Nennung des Namens, der auf der Homepage angegeben war. Ich schilderte mein Problem unter Erwähnung der bisherigen ›Verhandlungserfolge‹ mit ihrer Kollegin, nicht ohne dabei eine Portion Dramatik, Unverständnis und Verärgerung in meine Stimme zu legen, die ich der Sache für angemessen hielt. Nach ein paar Rückfragen wurde ich um einige Minuten Geduld gebeten, und die Dame sicherte mir einen Rückruf innerhalb der nächsten Stunde zu, den dann auch wirklich nach gut dreißig Minuten zu bekommen ich zunächst nicht recht glauben konnte. Jeder Gedanke an zu bastelnde Brandsätze, zusammenzustellende Schlägertrupps oder sündhaft teure Präsentkörbe und Blumensträuße war sogleich wie weggeblasen, als ich das Telefon klingeln hörte und im Display die Nummer meiner neuen Gesprächspartnerin sah. Sollten etwa Zeichen und Wunder geschehen sein?

Wollen wir die letzte Frage ein wenig anders stellen: Erwarten Sie wirklich, dass in einem Land, in dem Menschen ihren Nachbarn verklagen, weil der einen Gartenzwerg mit ausgestrecktem Mittelfinger in seinem Vorgarten aufgestellt hat, vollkommen überflüssige Schwierigkeiten zwischen Gattungsangehörigen grundsätzlich zu vermeiden sind? Glauben Sie ernsthaft, in einem Land, in dem bis heute eine Sektsteuer erhoben wird, obwohl die Flotte Kaiser Wilhelms, zu deren Finanzierung die Steuer einstmals ersonnen und eingeführt wurde, längst vollständig versenkt wurde? Nehmen Sie tatsächlich an, in einem Land, in dem es dezidierte Vorschriften über zulässige Krümmungsgrade von Bananen gibt, gäbe es irgendeine Vorschrift oder Verordnung, die nicht absolut sinnvoll, durchdacht und hilfreich wäre? Und hegen Sie allen Ernstes die Vermutung, in einem Land, in dem genau vorgeschrieben ist, von wann bis wann ein Hahn morgens krähen oder wie viel Quadratzentimeter Lebensraum ein Huhn beanspruchen darf, bestünde die Möglichkeit, flächendeckend den gesunden Menschenverstand einzusetzen, ohne dass zuvor eine exakte und umfangreiche Verwaltungsvorschrift erlassen wird, die dessen erlaubte Nutzungszeiten, seine zulässigen Anwendungsgebiete sowie den dafür zuständigen Sachbearbeiter mitsamt seiner Blutgruppe, seinen sexuellen Vorlieben, seiner Religionszugehörigkeit, seiner Schuhgröße und potenziellen Fällen seiner Nichtzuständigkeit inklusive aller möglichen Szenarien seines Krankheits- oder Todesfalles regelt?

Mit anderen Worten: Die Vorgesetzte meiner Freundin beim Prüfungsamt, welche es innerhalb eines längeren Zeitraums und trotz mehrfacher Anrufe nicht vermocht hatte, mir eine simple Information zukommen zu lassen, klärte mich darüber auf, was es mit der erforderlichen Benennung eines Zweitgutachters in Wirklichkeit auf sich habe, nachdem ich über mehrere Tage hinweg ungezählte Stunden zu nachtschlafender Zeit am Telefon gesessen und mir die Finger wund gewählt hatte. Als ich ihre Worte vernahm, war da im ersten Moment sogleich wieder der Gedanke an den Einsatz von Brandsätzen, doch entschloss ich mich im selben Augenblick dazu, stattdessen ganz einfach einen weiteren Schritt in Richtung des schleichenden Einsatzes des Wahnsinns zu machen. Der Zweitgutachter werde, so teilte man mir von offizieller (und vor allem sachlich und juristisch zuständiger) Seite mit, vom Prüfungsamt benannt, was im Übrigen bereits vor Wochen geschehen sei. Insofern verstehe sie nicht ganz, wo eigentlich mein Problem liege.

Tief in mir hörte ich im Augenblick des Erhalts der Auskunft ein Geräusch, das verdächtig danach klang, als habe mein Magen soeben damit begonnen, meinen Dickdarm zu verdauen, um sich nun Schritt für Schritt, dabei Speiseröhre, Mandeln und Gaumen verzehrend, bis zum Gehirn vorzuarbeiten, damit dieses fortan nicht mehr miterleben müsse, was ihm auf diesem Planeten an Erlebnissen geboten wird. Und ich stieß einen stummen Schrei der Verzweiflung beim Gedanken an die ungezählten Telefonate aus, die ich mit dem Prüfungsamt geführt, das heißt, zu führen versucht hatte, und die in etwa ebenso sinnvoll gewesen waren wie Bemühungen, einer Eskimodorfgemeinschaft Kühlschränke zu verkaufen, einen Fernseher durch gutes Zureden zur Präsentation eines anspruchsvolleren Programms zu bewegen, oder einem Topflappen das Sprechen und Reimen in einem kambodschanischen Dialekt beizubringen.

Immerhin war die Situation prinzipiell erfreulicher als ein gegenteiliges Szenario. Es wäre ja durchaus möglich gewesen, dass man mir nichts von einem erforderlichen Zweitgutachter mitgeteilt hätte, um mir dann einen Brief zu schicken, in dem zu lesen gewesen wäre, das Promotionsverfahren werde hiermit offiziell aufgrund meiner Versäumnisse beendet, so dachte ich mir im Rahmen einer autosuggestiven Beruhigungsstrategie. Auch war da eine gewisse Freude, als ich auf Nachfrage hin erfuhr, die erforderliche Bescheinigung meines eigentlichen ›Betreuers‹ liege in der Tat bereits vor; andere Informationen seitens ihrer Kollegin beruhten offensichtlich auf einem Versehen. »Wahrscheinlich hat sie meine Akte zwischen Thermoskanne und Nagellack einfach nicht finden können«, war ich geneigt zu sagen, unterdrückte den Impuls jedoch sogleich.

Der weitere Fortgang des Verfahrens werde sich, wie mir die Dame mitteilte, so gestalten, dass nunmehr die Herren Professoren meine Arbeit lesen und ihre Gutachten erstellen, und ich werde Post erhalten, wenn das geschehen sei. Hierzu sei ein Zeitkorridor von maximal drei Monaten vorgesehen, und spätestens am letzten Tag dieser Frist müsse die Disputation genannte mündliche Abschlussprüfung stattfinden. Ich dankte für die Auskünfte, wünschte einen schönen Tag und kam zum ersten Mal dazu, ein Telefonat mit dem Prüfungsamt zu einem Ende zu bringen, ohne dass auf der anderen Seite der Hörer einfach aufgelegt wurde.

Danach gingen zwei Monate ins Land, die ich vor allem dadurch genoss, dass ich nach drei Jahren des mehr oder weniger ununterbrochenen Arbeitens an meinem Projekt inhaltlichen Abstand dazu herstellte, indem ich mich endlich anderen Dingen zuwandte, als Bücher zu meinem behandelten Thema zu lesen und parallel mit dem Prüfungsamt zu konferieren. Es waren dies zwei Monate im Zeichen von Entspannung und dem Wiederaufladen meiner weitgehend erschöpften Energiereserven, und ich widmete mich so ziemlich allem, was nichts mit den in der Arbeit behandelten Fragen zu tun hatte. Acht angenehme Wochen gingen vorüber, und zwischenzeitlich war jeder Gedanke daran verflogen, dass ich noch vor Kurzem bei eBay Gebote für gebrauchte Dartscheiben abgegeben hatte, jedoch jedes Mal überboten worden war. Alles, was mit der Promotion im Zusammenhang stand, war geklärt, und ich harrte des Tages, an dem ich meine Urkunde in Empfang nehmen würde.

In ähnlicher Weise soll auch schon so mancher Mann nach einer netten Nacht mit einer Diskobekanntschaft nach Hause gefahren sein, und sich darüber gefreut haben, dass ihm solches nur möglich ist, weil zu Hause keine Lebenspartnerin auf ihn wartet, die ihm Vorhaltungen macht, wo er sich die ganze Nacht herumgetrieben habe, bis dann einige Monate darauf ein Brief des Amtsgerichtes mit einer Vorladung zum Vaterschaftstest eintrifft. Die verbliebenen Erinnerungen sind durchweg angenehm oder überwiegend wieder verblasst, ehe dann ein unerwartetes Ereignis eintritt und einen unwillkürlich aus der angenehmen Stimmung reißt. Irritation und weitgehende Ratlosigkeit sind es, die sich einstellen, und glücklich wäre der zu nennen, der im Vorfeld mit allen Eventualitäten rechnet und für jede mögliche Entwicklung einen ausgearbeiteten Notfallplan bereithält. Das dürfte sich in aller Regel eher als frommer Wunsch denn Wirklichkeit entpuppen.

So hatte ich tatsächlich angenommen, alles Weitere werde nun seinen geordneten Gang gehen, und es wirklich geschafft, ein paar Wochen meiner Lebenszeit einigermaßen zu genießen. Was zu tun gewesen war, hatte ich getan, und abgesehen vom plötzlichen Tod einer meiner Gutachter, einem schweren Verkehrsunfall auf meiner Seite oder dem Herabstürzen eines großen Asteroiden auf Mutter Erde war da nichts, das den erfolgreichen Abschluss des Projektes würde gefährden können. Zumindest bis zu jenem Tag etwa einen Monat vor dem Ende der vom Prüfungsamt festgelegten Dreimonatsfrist, als ich beschloss, mich dort telefonisch nach dem Stand der Dinge zu erkundigen.

Um kurz nach sieben eines verregneten Frühsommermorgens vernahm ich nach langer Pause noch einmal die Stimme meiner so geliebten und überaus produktiven für mich zuständigen Verwaltungsangestellten beim Prüfungsamt, und kurz nach dem vertrauten »Einen Moment, bitte« hatte sie diesmal tatsächlich offenbar meine Akte zur Hand, die offensichtlich gottlob nicht ganz unten im alphabetisch sortierten Stapel lag. Während sie mich hörbar blätternd darauf hinwies, in vier

Wochen ende der Prüfungszeitraum, bemächtigte sich ein gewisses Glücksgefühl meiner, weil ich mich so kurz vor der herbeigesehnten Ziellinie wähnte. Wenn ich die Dinge recht sah, fehlte nun lediglich noch die Festlegung eines Prüfungstermins, um das Projekt endgültig abschließen zu können.

Mein zwischenzeitliches Glücksgefühl wurde jedoch jäh erstickt, als ich ihre Stimme sagen hörte, das zweite Gutachten liege noch nicht vor.

Ich stutze. »Hm«, gab ich von mir, »das klingt aber nicht, als ob das so sein sollte.«

»Nein, tut es nicht«, gab meine Freundin zurück. »Wir haben Ihren Zweitgutachter auch schon zwei Mal deswegen angemahnt.«

»Und was sagt er dazu?«, fragte ich als Unwissender im Hinblick auf die üblichen zeitlichen Abläufe bei einem Promotionsverfahren, das schließlich mein erstes (und hoffentlich mein letztes) war.

Erneut war ein kurzes Blättern am anderen Ende der Telefonleitung zu hören. »Wir haben bisher keine Antwort erhalten.«

Wie weggeflogen war die Stimmung der Entspanntheit und Vorfreude, die mich wenige Augenblicke zuvor erfüllt hatte. Via Internet recherchierte ich sofort nach dem Gespräch die Telefonnummer des guten Herrn, was nur zu eher bescheidenen Erfolgen insofern führte, als sich während der kommenden Tage niemand unter dieser meldete. Mehrfach wiederholte ich die Prozedur, ohne dass es mir gelungen wäre, ihn oder zumindest seine Sekretärin zu erreichen. Obwohl vier Wochen verbleibende Zeit auf den ersten Blick ausreichend viel erschienen, um ihn ans Telefon zu bekommen, wuchs mit jedem Tag, an dem mir das nicht gelang, meine Unruhe.

Eine Woche ging ins Land, ohne dass der Telefonterror bei meinem Zweitgutachter zu zählbaren Ergebnissen geführt hätte, und ich war bereits im Begriff, mich erneut bei eBay nach Dartscheiben umzusehen, als eines Nachmittags der Hörer überraschenderweise abgenommen wurde, und mich eine weibliche Stimme begrüßte. Sie erwies sich als seiner Sekretärin zugehörig und setzte mich darüber in Kenntnis, ihr Herr und Meister weile im Urlaub und werde erst Anfang kommender Woche im Büro sein. Nachdem ich meine Situation geschildert und auf den recht engen verbleibenden Zeitkorridor von etwas mehr als zwei Wochen verwiesen hatte, sagte sie mir zu, ihm eine entsprechende Nachricht zukommen zu lassen.

Mangels Alternativen entschloss ich mich nach dem Anruf, in Lethargie und eine erste Vorstufe der Verzweiflung zu verfallen. Wenngleich Don Quijote seinerzeit ebenfalls gegen Windmühlen gekämpft hatte, so war ihm zumindest klar gewesen, wo diese standen. Das ließ seine Situation gegenüber meiner grundsätzlich aussichtsreich erscheinen.

Weite Teile des Montags und Dienstags der darauffolgenden Woche verbrachte ich damit, die Wahlwiederholungstaste an meinem Telefon zu drücken und Freizeichen zu hören, und meine Überlegungen während des Wählens und Wartens kreisten wieder zunehmend um Fleuropsträuße, Pralinenschachteln, aufzuschlagende Zelte und Dartscheiben. Kurz vor dem Beginn der Tagesschau am Dienstag, als ich soeben eine Bestellkarte an einen Sportartikelhersteller ausgefüllt und mich per Unterschrift zur Abbuchung des Rechnungsbetrages für einen Dreiersatz Pfeile von meinem Konto bereit erklärt hatte, geschah dann das Unerwartete, und der Hörer wurde tatsächlich von jenem Mann abgenommen, der zur Begrüßung den Namen meines Zweitgutachters nannte. Im Ringen um die Unterdrückung meiner Verärgerung und Ungehaltenheit wies ich auf das von ihm noch nicht eingereichte Gutachten hin, wobei ich beiläufig die verbleibende Zeit sowie die Möglichkeit erwähnte, dass er gegebenenfalls das ein oder andere diesbezügliche Schreiben des Prüfungsamtes erhalten habe.

Ob es Erinnerungsleistung oder Desinteresse waren, weiß ich nicht einzuschätzen, doch folgten meinen Ausführungen einige Sekunden des Schweigens auf seiner Seite, ehe er dann bekundete, just an diesem Nachmittag das Gutachten geschrieben und zur Post gegeben zu haben. Alles sei in bester Ordnung, wie er hinzufügte, und er bitte um Entschuldigung, dass er sich nun wieder seiner Arbeit zuwenden müsse. Sprach's und beendete das Telefonat ebenso überraschend, wie es begonnen hatte, was mir zunehmend die übliche Gepflogenheit an der von mir zwecks Promotion auserkorenen Universität zu sein schien. Inständig hoffte ich, dass seine Worte der Wahrheit entsprachen. Sollte dem so sein, war eine weitere ärgerliche Hürde aus dem Weg geräumt, und sollte dem nicht so sein, konnte ich es nun auch nicht mehr ändern. Das würde sich spätestens herausstellen, wenn der vom Prüfungsamt festgelegte Prüfungszeitraum endete.

Um ein gewisses Maß an Planungssicherheit zu haben, würde ich noch einmal Kontakt zum Prüfungsamt aufnehmen müssen, damit man mir den Termin für die Disputation mitteilen würde. Schließlich war meine

Teilnahme daran zum einen verpflichtend, und zum anderen mit einer Anreise von mehreren Hundert Kilometern verbunden. Ich beabsichtigte, mir ein Zimmer in einem Hotel zu nehmen, damit ich vor Ort im Anschluss beim einen oder anderen Glas Sekt das Finale meines großen Projekts würde feiern können. Dabei war ich allerdings nicht ganz sicher, was genau ich dort vor allem zu feiern beabsichtigte - den krönenden Abschluss von drei Jahren Arbeit oder eher die Tatsache, dass ich es dann geschafft hatte, alle Begehrlichkeiten des Prüfungsamtes zu stillen? Ich war inzwischen der festen Überzeugung, ein Doktortitel werde hierzulande nicht für wissenschaftliche Leistungen, sondern für das Bewältigen bizarrer und überflüssiger verwaltungstechnischer Vorschriften sowie das monatelange Aufbringen von Geduld im Angesicht untätiger Gehaltsempfänger des öffentlichen Dienstes verliehen, und es bestand kein Zweifel auf meiner Seite, dass Letzteres eindeutig die schwierigere Aufgabe war. Die Verzögerungen durch die offiziellen Stellen hatten in meiner Wahrnehmung ebenso viel Energie gekostet wie das eigentliche Verfassen der Arbeit. Oder sogar deutlich mehr.

Gleichwohl war ich, wie ich bald erfahren sollte, bislang im Grunde immer noch ebenso weit von der Ziellinie entfernt wie drei Jahre zuvor, als ich mir zum ersten Mal Gedanken über ein mögliches Thema meiner Doktorarbeit gemacht hatte. Es traf nämlich nach längerer Pause ein Brief des Prüfungsamtes ein, den ich zunächst für eine bloße Mitteilung über den Termin der Disputation hielt.

>*Sehr geehrter Herr*<, hieß es darin gewohnt sachlich, >*die Gutachten des Erst- und Zweitgutachters liegen dem Prüfungsamt mittlerweile vor.*<

Das war eine Nachricht, auf die ich seit Monaten gewartet hatte, und Tränen der Rührung traten in meine Augen. Es war so gut wie vollbracht - lediglich eine Zugfahrt sowie knapp zwei Stunden Disputation lagen allenfalls vor mir, bis ich ein Stück Pappdeckel würde entgegennehmen können. Ich war glücklich wie ein Pennäler, der mehrere Monate lang für die Teilnahme an einem Geschicklichkeitswettbewerb im Fahrradfahren trainiert und nun tatsächlich die Qualifikation für die Kreisendausscheidung geschafft hat.

Dann fuhr der Text, der so verheißungsvoll begonnen hatte, mit Formulierungen fort, die bei mir zunächst ein Stirnrunzeln hervorriefen, welches mit jedem weiteren Wort deutlicher die Gestalt tiefer Sorgenfalten und regelrechter Furchen annahm.

>*Ich habe Ihre Dissertation an die Mitglieder der Lesekommission weitergeleitet*<, hieß es dort weiterhin.

Eine >Lesekommission<? Was mochte das nun wieder sein? Eine Gruppe ausgewählter Grundschüler, die frühzeitig mit Beispielen wissenschaftlichen Arbeitens vertraut gemacht werden sollten? Eine Art Volkshochschulkurs für literarisch interessierte Bürger? Ein universitäres Gremium aus Hausmeister, Cafeteriaverkäuferinnen und Mitgliedern des Studentenparlaments, das aus Gründen der basisdemokratischen Mitbestimmung das letzte Wort über die Verleihung der Doktorwürde an mich haben würde? Mit keinem Wort war während der vergangenen Wochen und Monate die Existenz einer >Lesekommission< seitens des Prüfungsamtes erwähnt worden, und noch viel weniger, dass diese offenbar mit der Aufgabe betraut war, meine Arbeit zu lesen.

Doch damit nicht genug - der Brief fuhr fort mit Sätzen, die so gar nicht zu meinem Vorhaben zu passen schienen, innerhalb der kommenden zwanzig Jahre mein Promotionsverfahren abzuschließen.

>›*Nachdem die Mitglieder der Lesekommission zu einem Urteil gekommen sind, werden Sie weitere Nachricht von mir erhalten. Im Anschluss vereinbaren Sie bitte mit den beiden Gutachtern und der Lesekommission einen Termin für die Disputation. Bitte beachten Sie, dass dieser innerhalb des am 9. Juli endenden Prüfungszeitraumes liegen muss.*‹

Zwischen einer schockbedingten Lähmung und blankem Entsetzen wechselte mein Gemütszustand beim Lesen der Formulierungen. Niemand hatte mir gesagt, dass der Termin von mir selbst mit den akademischen Würdenträgern zu vereinbaren sei. Das hatte ich gewissermaßen für den ersten wirklichen Beitrag des Prüfungsamtes im Sinne einer Dienstleistung gehalten. Der eigentliche Höhepunkt folgte nun:

>›*Der Termin für die Disputation muss*‹, hieß es wörtlich in dem Schreiben, das mit Datum vom 22.06. versehen war, ›*dem Prüfungsamt mindestens zwei Wochen zuvor schriftlich mitgeteilt werden.*
>
>*Mit freundlichen Grüßen*
>
>*Prüfungsamt*‹

Was, so fragte ich mich, kann einem durchschnittlichen Menschen zugemutet werden, ohne dass der Untersuchungsrichter ihn im Anschluss an seine Überwältigung durch polizeiliche Einsatzkräfte nach einem Amoklauf aufgrund mildernder Umstände im Vorfeld der Tat sogleich wieder auf freien Fuß setzt? Wer kann es einem Menschen wirklich verübeln, wenn er trotz eines alles in allem unbescholtenen Lebenswandels eines Tages ganz einfach durchknallt und Dinge tut, von denen er weiß, dass sie zwar alles andere als klug und ratsam sind, jedoch einfach getan werden müssen? Wo ist der Ankläger, der sich selbst freisprechen würde von primitiven Emotionen wie Hass, Zerstörungswut und Gewaltfantasien? Wer aus unserer Mitte will so vermessen sein und behaupten, Vorschriften müssten nun einmal sein, weil sich nur so ein geordnetes, friedliches und vernünftiges Zusammenleben von Menschen realisieren lasse? Wer ist dazu in der Lage, überzeugende Belege gegen die These vorzulegen, dass wir in einem großen Irrenhaus leben, und dass es im Grunde unverantwortlich ist, uns alle frei herumlaufen zu lassen? Und wer will ernsthaft behaupten, unter den Kreaturen auf diesem Planeten sei der Mensch die Krone der Schöpfung?

Falls wir wirklich nach Gottes Ebenbild geschaffen worden sein sollten, wird dieser demnach, vermutlich in eine Zwangsjacke gehüllt, den ganzen Tag über unverständliche Lieder jodelnd auf einem elfenbeinernen Thron sitzen, psychedelische Musik rückwärts hören, Wolken nach Farbschattierungen und Engel nach ihrer Schuhgröße sortieren, dezidierte Ausführungsbestimmungen zum spezifischen Einfallswinkel von Regentropfen auf den einzelnen Kontinenten erlassen, und Goldfische durch regelmäßiges Haarewaschen von ihren Schuppen zu befreien suchen. Dabei wird niemand, der die Kreaturen eine Weile beobachtet hat, deren Blaupause Gott angeblich ist, seinem Tun eine weitreichende Sinnhaftigkeit absprechen wollen.

Nachdem ich das Schreiben des Prüfungsamtes mehrfach gelesen hatte, wobei mein Blick immer wieder auf das Datum seiner Niederschrift, den 22.06., gefallen war, und ich durch Kopfrechnen herausgefunden hatte, dass bis zum Ende des Prüfungszeitraums, dem 09.07., keine allzu breiten Zeitkorridore verblieben, war da zunächst die Überlegung, statt der Dartscheibe einen Sandsack zu erwerben. Möglicherweise konnte mir ein solcher durch wildes Drauflosdreschen helfen, eine Eskalation zu vermeiden, wenn dergestalt mein Aggressionspegel abgebaut wurde. Eingetroffen war der Brief bei mir am 24.06., sodass exakt zwei Wochen und ein Tag verblieben, um mit den beiden Gutachtern und der Lesekommission einen Termin zu vereinbaren.

Problematisch daran waren vor allem sechs Dinge. Erstens: Ich musste die zuständigen Menschen allesamt irgendwie im Vorfeld telefonisch erreichen.

Zweitens: Ich hatte dazu zwei Wochen und einen Tag Zeit.

Drittens: Von diesen zwei Wochen und einem Tag waren (›mindestens‹) zwei Wochen abzuziehen, um das Prüfungsamt rechtzeitig über den Termin informieren zu können.

Viertens: Um all das tun zu können, musste ich wissen, wer der Lesekommission angehörte.

Fünftens: In dem Brief waren weder Namen noch irgendwelche Telefonnummern angegeben, die mich über die Zusammensetzung der Kommission aufgeklärt hätten.

Und sechstens: Ich sah keine Möglichkeit, den gregorianischen Kalender zu manipulieren.

Kurz: Die Forderungen, die an mich gestellt waren, waren etwa ebenso sinnvoll und erfüllbar wie die Bitte an ein Meerschweinchen, an der Fachhochschule einen Sprachkurs ›Norwegisch für Fortgeschrittene‹ zu leiten. Niemand wäre verwundert, wenn sich bei den Teilnehmern nach Abschluss des Kurses weder die Rechtschreibung noch die Artikulation des Norwegischen auf einem annehmbaren Niveau bewegen würden.

Was mich nun mehr als alles andere von einem Meerschweinchen unterschied, war der Umstand, dass ich drei Jahre Arbeit investiert hatte, um bis hierher zu kommen. Ich hatte viele alles andere als spannende und unterhaltsame Aufsätze und Bücher gelesen, mir die Finger wund getippt, ein kleines Vermögen für Bücher, Kopien, Porto und Fahrtkosten ausgegeben, unzählige Verwaltungsakte hinter mich gebracht und sogar innerhalb weniger Minuten aus 200 Seiten Text 250 gemacht, sodass ich es aus prinzipiellen Gründen nicht hinnehmen wollte, nun praktisch einen Zentimeter vor der Ziellinie disqualifiziert zu werden, weil, bildlich gesprochen, meine Turnschuhe nicht die richtige Farbe hatten.

Zwar lernt ein Mensch vom Tag seiner Geburt an, dass er bei Weitem nicht alles, was er will, auch bekommt, doch das hier ging entschieden zu weit. Don Quijote hätte es ebenfalls nicht akzeptiert, wenn er nach dem Niederringen der ersten Windmühle vom Produzenten einer Telenovela von seinem treuen Rosinante geschossen worden wäre, weil er die Kulissen beschädigt hatte. Es gibt Dinge, die ein Mensch akzeptieren kann, und es gibt Dinge, die er ganz einfach nicht akzeptieren kann. Zum Bereich der ersten Gruppe zählen reißende Schnürsenkel, Mineralwasser mit zu wenig Kohlensäure, leichte Windgeräusche im Auto ab 220 km/h, die weitreichende Abwesenheit von Verkaufspersonal im Einzelhandel, eine verpasste U-Bahn oder vereinzelte Blattläuse an den Geranien auf dem Balkon.

Zum Bereich der zweiten Gruppe gehören Dinge wie schales Bier, Büttenreden, ungefähr neunzig Prozent des Fernsehprogramms, Rauchverbote in Fußgängerzonen, deutsche Schlagermusik, masturbierende Gäste in Restaurants, das Entführen von Verkehrsflugzeugen oder absurde Verwaltungsbestimmungen.

Mit anderen Worten: Es galt, unter Verzicht auf Waffeneinsatz und möglichst ohne verbale Entgleisungen, neuerlich Kontakt zum Prüfungsamt aufzunehmen, um in die Wege zu leiten, was in die Wege geleitet werden musste. Das hier war ein Kampf, der trotz seiner grundsätzlichen Aussichtslosigkeit noch nicht verloren war. Oder zutreffender formuliert: Um die Schmach der Niederlage und das anschließende Verfallen in Depression zu vermeiden, galt es ein (hoffentlich) letztes Mal, sämtliche Energiereserven zu mobilisieren, dabei im Geiste das Lukasevangelium wieder und wieder still zitierend: ›Herr, vergib ihnen, denn sie wissen nicht, was sie tun.‹ (Jede gegenteilige Annahme hätte es mir unmöglich gemacht, mein weiteres Vorgehen diesseits der gesellschaftlich gemeinhin akzeptierten Umgangsformen zu belassen.)

Wie an so vielen Tagen in der Vergangenheit, saß ich tags darauf pünktlich um sieben Uhr an meinem Küchentisch, um einmal mehr Kontakt zu meiner Sach-

Nicht-Bearbeiterin aufzunehmen. Da sie den Brief diesmal eigenhändig unterzeichnet hatte, musste ihr schließlich aufgefallen sein, dass die terminlichen Vorgaben schlechterdings nicht einzuhalten waren, und es war nicht auszuschließen, dass ihr ein Versehen unterlaufen war. Möglicherweise würde sich ihr jüngstes Schreiben als Missverständnis herausstellen, und durch ein paar Worte im hilflosen Tonfall, gegebenenfalls durch das ein oder andere Schluchzen begleitet, konnte es mir unter Umständen gelingen, sie zu unterstützenden Maßnahmen zu bewegen. Fest stand in jedem Fall, dass die Angelegenheit drängte, und fest stand ferner, dass ich mich nicht geschlagen geben wollte.

Mit einer mechanischen Bewegung griff ich zum Hörer, wählte, ohne auf die Tastatur blicken zu müssen, die Nummer, und wurde nach zwei Freizeichen durch eine unbekannte weibliche Stimme begrüßt.

»Einen schönen guten Morgen, hier ist das Prüfungsamt Geisteswissenschaften«, scholl es sehr freundlich an mein Ohr. »Was kann ich für Sie tun?«

»Entschuldigung, ich muss mich verwählt haben«, gab ich irritiert zurück, und nannte fragend den Namen jener Dame, die mein Promotionsverfahren bisher so vorbildlich nicht betreut hatte. Die Dame sei bedauerlicherweise erkrankt, teilte man mir mit, und werde erst in einer Woche wieder im Haus sein.

Da war sie also nun, die Katastrophe, und für einen Augenblick schien mir das erwogene tiefe Schluchzen in Verbindung mit einem herzerweichenden Weinkrampf die ideale Strategie, um das Telefonat fortzusetzen. Die Ziellinie unmittelbar vor Augen, drohte nun das Projekt an der Abwesenheit der zuständigen Person zu scheitern, und ich war drauf und dran, alle Hoffnung fahren zu lassen.

Soeben wollte ich zu einem lauten verzweifelten Wehklagen ansetzen, als der nächste Satz in meinen Gehörgang drang: »Vielleicht kann *ich* Ihnen ja weiterhelfen?«

Nachdem geklärt war, dass ich es mit einer Auszubildenden zu tun hatte, die offenkundig im Hinblick auf die übliche Verfahrensweise mit Anrufern noch nicht allzu weit in ihrer Ausbildung fortgeschritten war, da sie ungewöhnlich hilfsbereit und freundlich war, schilderte ich meinen Fall, ohne dass ich hierbei durch Hinweise auf den unpassenden Anfangsbuchstaben meines Nachnamens oder eine nicht aufzufindende Akte unterbrochen wurde. Ich wies auf das Problem hin, mit Mitgliedern einer sogenannten Lesekommission einen Termin vereinbaren zu müssen, ohne deren Mitglieder zu kennen, und dass ich den Termin dem Prüfungsamt vierzehn Tage vor dem Ablauf einer Frist mitteilen müsse, die in vierzehn Tagen ende. Ergänzend erläuterte ich, eine nicht unerhebliche Schwierigkeit habe in der Verzögerung durch meinen Zweitgutachter bestanden, sodass inzwischen ein gewisser terminlicher Druck bestehe, und dass ich keine Ahnung habe, wie ich Probleme, die ich nicht zu verantworten habe, nun fristgerecht solle lösen können.

»Mir wäre ja schon geholfen, wenn ich wüsste, wer dieser Lesekommission angehört«, schloss ich meine Ausführungen. »Dann könnte ich mit den Mitgliedern einen Termin absprechen, und mir im Anschluss eine Bahnfahrkarte und ein Hotelzimmer besorgen.«

»Warten Sie bitte mal einen Augenblick«, sprach die

Dame, blätterte hörbar ein bisschen herum, und teilte mir Sekunden später die gewünschten Namen mit. Meine Frage nach den Telefonnummern der Mitglieder der Kommission wurde nach weiterem kurzem Herumblättern ebenfalls beantwortet, und nicht so recht glaubend, was da soeben geschehen war, war ich drauf und dran, mit dem Hörer in der Hand einen Kniefall vor meinem Küchentisch zu machen. Ich dankte für die Auskünfte, wünschte einen schönen Tag, und nachdem ich mich noch einmal zwecks physischer Stärkung für zwei Stunden ins Bett gelegt hatte, nahm ich den, so hoffte ich, letzten verwaltungstechnischen Schritt im Rahmen des Projekts in Angriff.

Tatsächlich gelang es mir, am späteren Vormittag zwei der drei Mitglieder der Kommission telefonisch zu erreichen, von denen zumindest eines wusste, dass es der Kommission angehörte, und laut eigener Auskunft tags zuvor ein Exemplar meiner Doktorarbeit vom Prüfungsamt zugesandt bekommen hatte. Terminlich war der gute Mann recht flexibel, und beschied mich mit der Auskunft, von Dienstag bis Donnerstag jeweils ab 14 Uhr verfügbar zu sein. Ich solle ihm drei bis vier Tage zuvor einfach Bescheid geben, was ich spontan mit dem Hinweis beschied, der Donnerstagnachmittag der darauffolgenden Woche um 17 Uhr scheine mir ein guter Termin zu sein. Falls er nichts Gegenteiliges mehr von mir höre und die anderen Beteiligten einverstanden seien, könnten wir das nun gerne als terminliche Vereinbarung betrachten.

Das andere Mitglied der Kommission zeigte sich am Telefon hingegen verwirrt; darüber hinaus wurde mir mitgeteilt, innerhalb der vom Prüfungsamt vorgegebenen Vierzehntagesfrist schlechterdings nicht in der Lage zu sein, die Arbeit zu lesen, zu bewerten und dann an der Disputation teilzunehmen, was mir nun ebenfalls als etwas bewusst wurde, was wohl zu Recht ein Problem genannt werden konnte: Laut Information vom Prüfungsamt mussten alle drei Mitglieder der Lesekommission die Arbeit lesen und ihr Placet dazu geben. Einer schien dazu durchaus in der Lage zu sein, doch der andere wusste noch gar nichts von seinem Glück, und beim Dritten im Bunde war mir die Kontaktaufnahme nicht gelungen. Folglich war ich nicht wirklich entscheidend weitergekommen in meinen Bemühungen, sodass ich beschloss, mich ein weiteres Mal an die Vorsitzende des Prüfungsausschusses zu wenden. Möglicherweise wusste sie Rat.

Nach dem nur wenige Minuten dauernden Telefonat konnte ich zwar nicht behaupten, sie habe Rat im Hinblick auf die Lösung des Problems gewusst, doch erhielt ich Einblicke in den pragmatischen Umgang mit überflüssigen Erschwernissen, welche bei Lichte betrachtet keinerlei Existenzberechtigung haben. Ich erinnerte die Dame eingangs an die bisherige Entwicklung meines Promotionsverfahrens, und schilderte die Schwierigkeit, einen Termin mit mehreren Menschen vereinbaren zu müssen, der bei allen Beteiligten in den Kalender passte. Erneut erwähnte ich die meines Erachtens absurde terminliche Frist, bis zu der ich das bewältigt haben sollte, und dass ich es für ausgeschlossen hielt, vierzehn Tage vor dem Ende der Frist dem Prüfungsamt einen Termin mitzuteilen, welcher in vierzehn Tagen bereits vorüber sei.

Mir wurde entgegnet, das alles sei nicht ihr Problem, und ich solle abwarten, bis sich das Prüfungsamt an mich wende. Als ich darauf hinwies, das schon deshalb nicht zu können, weil ich die Reise in den Süden mit beruflichen Verpflichtungen in Einklang bringen müsse, und dass ich zudem gerne im Vorfeld eine nächtliche Unterkunft buchen würde, wurde mir wiederum beschieden, ich solle mich gedulden.

»Es handelt sich um ein laufendes Verfahren, in das wir von hier aus nicht eingreifen können«, fügte sie leicht genervt hinzu.

»Was spricht denn dagegen, wenn ich mit den Mitgliedern der Lesekommission inzwischen einen Termin abstimme?«, fragte ich mit einem gewissen Appellcharakter in der Stimme.

Der Dame war es offenkundig ziemlich gleichgültig, was hier für oder gegen irgendetwas sprach, sehe ich davon ab, dass auf ihrer Seite scheinbar vor allem eine Menge für ein Ende des Telefonats und die Mittagspause sprach.

»Erstens wird nur ein Mitglied der Lesekommission an der Disputation teilnehmen«, sprach sie langsam, »und zweitens teilen wir Ihnen die Namen der Mitglieder der Kommission erst mit, wenn das Leseverfahren abgeschlossen ist.« Ein lautes Ausatmen im Stil eines leicht aggressiven Seufzers drang durch die Leitung zu mir. »Das ist die übliche Vorgehensweise - ob Ihnen das passt oder nicht.«

Ich hielt nun den Zeitpunkt für eine Intervention gekommen, um dem Gespräch eine Wendung zu geben, die zum Ausdruck brachte, dass mir die vorgesehene Gestaltung der Angelegenheit ganz und gar nicht passte.

»Nur ein Mitglied der Lesekommission wird an der

Disputation teilnehmen, sagen Sie?«, begann ich. Exakt das habe sie gerade gesagt, blaffte sie zurück. »Nun, dann notieren Sie bitte Donnerstag kommender Woche um 17 Uhr als Termin. Das habe ich vorhin mit einem der Mitglieder der Kommission vereinbart.«

Etwa zwei Sekunden lang drang Schweigen aus dem Hörer, ehe ich zu hören bekam, sie sage mir nun zum letzten Mal, dass ich die Namen erst dann erfahre, wenn das Leseverfahren abgeschlossen sei. So laute die explizite Vorschrift der Prüfungsordnung. Ich könne folglich gar keine Termine vereinbaren, da ich ja gar nicht wisse, wer der Kommission angehöre.

»Ach so, das ist das Problem?«, gab ich im unschuldigen Tonfall zurück. »Daran soll die Sache nach drei Jahren Arbeit nun wirklich nicht scheitern.« Und beiläufig nannte ich die drei Namen, die mir die Auszubildende mitgeteilt hatte.

Diesmal waren es deutlich mehr als zwei Sekunden des Schweigens, was auf der anderen Seite der Telefonleitung präsentiert wurde. Hörbar rang die Dame, die eine solch außerordentlich wichtige und vor allem sinnvolle Funktion beim Prüfungsamt bekleidete, um Fassung, ehe sie dann mit einem Tonfall zwischen Irritation und Entsetzen erwiderte, es sei ausgeschlossen, dass ich im Besitz der Namen sei.

»Äh..., Sie *können* die Namen nicht haben... Sie *dürfen* diese Namen gar nicht haben...!«

Ähnlich hätte sich wohl weiland Edmund Hillary gefühlt, wenn ihn auf dem Gipfel des Mount Everest ein Reiseführer in Begleitung einer Gruppe von Touristen in Hawaiihemden und Sandalen begrüßt und gefragt hätte, warum er nicht den Aufzug benutzt habe.

Ich sah mich dem Ziel, meine Promotion fristgerecht

zum Abschluss zu bringen, trotz der anhaltenden Untätigkeit nahezu aller anderen Beteiligter in der Vergangenheit, in diesem Augenblick einen entscheidenden Schritt näher gekommen. Offensichtlich hatte die freundliche Auszubildende durch die Nennung der Namen etwas getan, was sie gar nicht hätte tun dürfen, doch wäre dem nicht so gewesen, weiß ich nicht, wie ich es hätte schaffen sollen, die Windmühlen niederzuringen.

Ich besann mich kurz meines überraschenden strategischen Vorteils, ehe ich dann im beinahe säuselnden Tonfall in den Hörer sprach: »Nun gut - ich *kann* diese Namen nicht haben, und ich *darf* diese Namen nicht haben. Wollen wir für einen Moment annehmen, dass ich sie dennoch habe, ja?« Eisiges Schweigen war das Einzige, was mir erwidert wurde. »Wäre es unter Hinzuziehung dieser Annahme zu viel verlangt, wenn Sie jetzt den Donnerstag kommender Woche in meiner Akte als Disputationstermin vermerken? Und würden Sie bitte meine beiden Gutachter hierüber noch einmal von offizieller Seite in Kenntnis setzen?«

Wiederum folgten einige Sekunden des Schweigens, ehe ein »17 Uhr, sagten Sie...?« durch die Leitung gepresst wurde.

Ich bestätigte, dankte für die wohlwollende Kooperationsbereitschaft, und war im unmittelbaren Anschluss zum ersten Mal in der ungewohnten Situation, ein Telefonat mit dem Prüfungsamt meinerseits befriedigt durch das Auflegen des Hörers beenden zu können. Das Geräusch, das das Telefon dabei von sich gab, erinnerte entfernt an das Eindringen eines Dartpfeils in das Zentrum der Scheibe.

Nur der Vollständigkeit halber sei angefügt, dass in der Tat der Rest dieses bizarren Promotionsverfahrens ohne weitere absurde verwaltungstechnische Hürden über die Bühne ging. Weitgehend unabhängig von der eigentlichen erbrachten wissenschaftlichen Leistung ist es mir gelungen, einen Doktorgrad zu erwerben, und nach wie vor habe ich den sicheren Eindruck, das Verfassen der Arbeit selbst sei der unbedeutendste Beitrag hierzu gewesen.

In diesem Land akademische Würden zu erlangen, ist nicht mehr, vor allem aber nicht weniger als ein Beweis dafür, erfolgreich gegen Windmühlen gekämpft zu haben, und wer anderes behauptet, ist mutmaßlich entweder mit Präsentkörben von Prüfungsämtern be-, oder von auf ihn herniederprasselnden Dartpfeilen erstochen worden. Wer es innerhalb der universitären Welt zu etwas bringen will, dem darf nicht allzu sehr daran gelegen sein, seinen gesunden Menschenverstand einzusetzen. Und das nicht nur deshalb, weil es in den diversen Prüfungsordnungen keine entsprechenden Vorschriften gibt.

Nein - wer es an der Universität zu etwas bringen will, was über eine befristete Anstellung als Hausmeister hinausgeht, sollte den festen Willen haben, absurde, langwierige und vor allem überflüssige Spiele auf Kindergartenniveau mitzuspielen. Und eines sollte er dabei ganz gewiss nicht erwarten: vernünftige und sinnvolle Spielregeln, die sich an den Grundsätzen des Fair Play orientieren. Nur wer bereit ist, sich gleichsam permanent vollkommen regelkonforme Tritte in die Weichteile ohne Ahndung durch den Schiedsrichter versetzen zu lassen, ist geeignet, in den akademischen Olymp aufgenommen zu werden. Darüber hinaus sollte man sich, um dem Wahnsinn zu entgehen, frühestens nach dem Abschluss des Initiationsritus die Frage stellen, warum man sich das eigentlich alles angetan hat. Alternativ verbleibt, bei Lichte betrachtet, in der Tat einzig der Erwerb einer großen Dartscheibe.

Vermissen Sie manchmal den weißen Kittel an Ihrem Körper? Sind Sie ab und zu verblüfft darüber, dass Ihre Arme nicht auf dem Rücken zusammengebunden sind? Irritiert es Sie gelegentlich, dass man Ihnen einen Schlüssel zu Ihrer Wohnung ausgehändigt hat und Sie frei herumlaufen dürfen? Ist da mitunter ein gewisses Erstaunen darüber, dass Ihnen seit längerer Zeit keine Beruhigungsmittel mehr verabreicht wurden, und in Ihrem Alltag verhältnismäßig wenige Pfleger und Ärzte eine zentrale Rolle spielen? Und haben Sie sich schon einmal gefragt, ob die zahlreichen anderen Insassen, mit denen Sie täglich auf der Straße, in der Bahn oder am Arbeitsplatz zusammentreffen, sich vielleicht ebenfalls darüber wundern, frei herumlaufen zu dürfen?

Nein? Wirklich nicht? Solche Überlegungen sind Ihnen völlig fremd? Sie verstehen beim besten Willen nicht, warum man Sie mit solch abwegigen und unverständlichen Fragen konfrontiert? Und Ihnen ist es ein Rätsel, was damit gemeint sein könnte?

Nun, dann sind Sie offenbar entweder tot, stehen seit Ihrer Geburt unter dem Einfluss starker Betäubungsmittel mit bewusstseinsverändernder Wirkung, oder haben es Zeit Ihres Lebens vermocht, Ihren Kopf im Wesentlichen einzusetzen, um sich regelmäßig die Haare schneiden zu lassen. Sie haben es bisher wohl noch nicht unternommen, parallel zum Vollziehen von Stoffwechselprozessen einen Blick auf das zu werfen, was wir die Gesellschaft nennen, in der wir leben. Andernfalls müsste Ihnen eigentlich irgendwann einmal der Gedanke gekommen sein, unser Gemeinwesen unterscheide sich von einer geschlossenen Anstalt im Grunde einzig dadurch, dass es keine festen Besuchs- und Essenszeiten gibt.

Oder halten Sie es für elementar wichtig, dass sich auf der Verpackung einer Sonnenbrille der Hinweis findet, sie solle keinesfalls bei Autofahrten während der Nacht getragen werden? Finden Sie es nicht bizarr, wenn der Hersteller eines Staubsaugers Sie darauf hinweist, Sie sollten das Gerät nicht am Kabel tragen, und zum Ein- und Ausschalten den Ein/Aus-Schalter betätigen? Halten Sie es für keineswegs ungewöhnlich, dass hierzulande Pastillen, durch die man angeblich 120 Jahre alt wird, im Handel nicht nur angeboten, sondern auch tatsächlich gekauft werden? Finden Sie es nicht im Geringsten befremdlich, dass zum Abbau der Bürokratie eigens Ämter wie die ›Kommunale Gemeinschaftsstelle für Verwaltungsvereinfachung‹ mit vielen, vielen neuen Planstellen geschaffen werden?

Wie erklären Sie es sich, dass in einem durchschnittlichen Supermarkt 128 verschiedene Fruchtsäfte im Angebot sind? Was würden Sie tatsächlich mit einem Müllbeutel anstellen, wenn auf der Packung nicht der Hinweis zu finden wäre, Sie sollten sich ihn keinesfalls über den Kopf stülpen? Bringen Sie wirklich Verständnis dafür auf, wenn am frühen Nachmittag in einem fast vollkommen leeren ICE-Großraumwagen ein Mensch zu Ihnen an den Sitzplatz tritt und Sie zum Platzwechsel auffordert, da er genau diesen Platz reserviert habe? Ist Ihnen noch nie die Frage in den Sinn gekommen, wie genau der korrekte Gebrauch von Alkohol und Tabak aussieht, wenn vom Gesundheitsministerium wieder einmal eine Studie zu deren *Miss*brauch veröffentlicht wird? Kaufen Sie ein Shampoo *für* fettendes Haar oder *für* sprödes Haar ohne sich zu fragen, wer eigentlich fettendes oder sprödes Haar bekommen möchte? Und sind Sie auch einer von denen, die sich über die ungeeignete Form ihrer Schädeldecke ärgern, wenn es auf der Packung von Zahnpasta heißt: ›Tube auf den Kopf stellen‹?

Man braucht im Grunde nicht viel zu tun, um den Eindruck zu gewinnen, den Verantwortlichen sei ein Versehen unterlaufen, als keine Kittel an uns, die Insassen, ausgegeben wurden. Es genügt, einfach ein paar Tage seiner Lebenszeit auf diesem Planeten zu verbringen, um die Überzeugung zu gewinnen, irgendwann müsse einmal eine kollektive Gehirnamputation stattgefunden haben, der wir ausnahmslos alle unterzogen worden sind. Anscheinend wurden eine Menge Maßnahmen dafür getroffen, jede Möglichkeit im Vorfeld auszuschließen, es könne sich jemand seines Verstandes bedienen, um sein Leben zu führen.

Irgendjemandem muss vor langer Zeit der Gedanke gekommen sein, es könne nicht angehen, dass zweibeinige biologische Lebensformen auf Kohlenstoffbasis die Zeit bis zu ihrem Ableben damit zubringen, sich grundlegende Gedanken über ihre Lebensgestaltung zu machen. Er muss daraufhin beschlossen haben, sämtliche Gehirnstrukturen abzuklemmen oder stillzulegen, um deren unsachgemäßen Einsatz zu verhindern. Er hat dafür gesorgt, dass niemand auf die Idee kommt, seinen Verstand zu benutzen. Er hat sich darum gekümmert, dass die Zeit zwischen dem ersten und dem letztmaligen Tragen von Wegwerfwindeln, also zwischen Wickeltisch und einem Bett im Altersheim, zum überwiegenden Teil dazu genutzt wird, sie nicht zu etwas zu nutzen, was uns überfordern könnte.

Wir Angehörigen der Spezies Homo sapiens tun ganz einfach das, was wir am besten können: essen, schlafen, mitunter arbeiten, sozialen Austausch betreiben, Nachwuchs zeugen und brav degenerieren. Und um nichts sind wir so sehr bedacht wie um eine Aufrechterhaltung der Zustände, die unsere gesellschaftliche Wirklichkeit bestimmen. Freilich stellt sich die Frage, ob diese Zustände zu grotesk oder schlicht zu vertraut sind, um darüber nachdenken zu wollen. An das meiste, was unseren gesellschaftlichen Alltag ausmacht, haben wir uns gewöhnt, ohne uns davon beunruhigen zu lassen. Wäre dem nicht so, würden Einzelne von uns irgendwann das Fehlen der weißen Kittel bemerkt haben.

Wir scheinen nicht nur eine Neigung zu haben, das Absurde, Bizarre, vollkommen Abwegige und im Grunde nicht Hinnehmbare schlicht hinzunehmen, sondern besitzen überdies enormes Geschick darin, es in allen vorstellbaren und nicht vorstellbaren Formen zu realisieren. Als eine unter ungezählten Lebensformen auf diesem Planeten ist jeden Tag im Grunde lediglich die simple Aufgabe an uns gestellt, individuell ein möglichst hohes Maß an Wohlbefinden oder zumindest an Schmerzfreiheit herzustellen. Doch anscheinend ist es unser aller vorrangiges Bestreben, alles nur Denkbare zu tun, um den Eindruck zu gewinnen, Insasse einer Irrenanstalt zu sein. Dass bisher niemand auf die Idee verfallen ist, einen Ausbruchsversuch zu wagen oder durch Protest die geltende Hausordnung mit all ihren grotesken Regeln abzuändern, dürfte vor allem daran liegen, dass wir viel zu sehr an das gewöhnt sind, was unser tägliches Leben bestimmt. Weil wir es nicht anders kennen, sind wir nicht wirklich verblüfft darüber, dass alles so ist, wie es ist. Schließlich wird auch kein Eisbär plötzlich erstaunt feststellen, dass es bei ihm zu Hause eigentlich ziemlich kalt ist, keine Eintagsfliege Überlegungen darüber anstellen, wie schnell die Zeit vergeht, und keine Weinbergschnecke sich wundern, dass das Vorankommen nur langsam vonstatten geht.

Was würden Ankömmlinge von einem fremden und weit entfernten Planeten wohl sagen, wenn sie aufgrund eines nicht geplanten Flugmanövers auf unserer guten alten Mutter Erde notlanden würden, und ihren Landeplatz beispielsweise mitten im Studio einer nachmittäglichen Talk- oder Gerichtsshow nehmen würden? Was würde ihr Kommandant äußern, wenn man ihn zur Begrüßung einen Blick in einen Ordner mit Verwaltungsvorschriften einer beliebigen Behörde werfen ließe, um ihn mit den hiesigen Gepflogenheiten vertraut zu machen? Wie würde der Botschafter der fremden Spezies reagieren, wenn er die Haftungsausschlussbestimmungen irgendeines Herstellers elektronischer Geräte zu lesen bekäme? Welche Reaktion würde ein Sozialwissenschaftler der Ankömmlinge zeigen, wenn man ihn damit vertraut machen würde, was hierzulande an dezidierten Vorschriften zum Betreiben eines Restaurants existiert? Wie würde sich ein an Bord befindlicher Historiker verhalten, wenn er Informationen darüber erhielte, auf welchem Wege und innerhalb welcher Zeiträume bei uns Gesetze zustande kommen? Und welches wäre die erste Reaktion der Besatzung, nachdem sie vierundzwanzig Stunden lang ganz einfach nur unserem Treiben zugesehen hat?

Die fremden Besucher würden vermutlich entweder ein Einsehen haben und diesen Planeten mitsamt uns darauf herumlaufenden Kreaturen im Dienste eines kollektiven Schmerzvermeidungsprogramms in die Luft sprengen, oder ihn alternativ konservieren, abtransportieren und in ihrem Sonnensystem als besonders gelungenes Beispiel bizarrer Wurmfortsätze der kosmischen Evolution ausstellen. Anschließend würden sie von anerkannten Kunstexperten aus benachbarten Systemen für das Exponat wohl zahlreiche Preise einheimsen. Darüber hinaus hätten sie einen wissenschaftlichen Beleg dafür erbracht, dass aufrecht gehende, sprechende und weitgehend haarlose zweibeinige Affen durchaus noch dazu in der Lage sind, ein gesellschaftliches Leben zu führen, nachdem man ihnen das Gehirn amputiert und den entstandenen Hohlraum mit Glaswolle ausgestopft hat.

Gewiss - die Sixtinische Kapelle, die ägyptischen Pyramiden, Outbound-Callcenter, transatlantische Urlaubsreisen, Nierentransplantationen, der Buchdruck, RTL 2, die Dampfmaschine, der elektrische Dosenöffner, die Sklavenbefreiung, die Infinitesimalrechnung, die Mülltrennung, die Elektrizität, der runderneuerte Sommerreifen, der Assuanstaudamm oder der Impfpass für im Haus gehaltene Landschildkröten - all das sind Errungenschaften, die unsere wunderbare Spezies hervorgebracht hat. Das muss uns erst einmal jemand nachmachen.

Wer würde leugnen wollen, dass keine andere Gattung auf der Oberfläche dieses Planeten bislang Derartiges vollbracht hat? Wer würde nicht von Stolz erfüllt, wenn er auf die Leistungen der menschlichen Rasse blickt? Und wer wollte so vermessen sein und in Zweifel ziehen, dass wir nicht nur die Krönung der Schöpfung, sondern vor allem der zivilisatorischen Erschöpfung sind?

Wenn unsere Spezies alles in allem zweifellos eine Menge Dinge hervorgebracht hat, durch die wir uns die Zeit bis zum individuellen Ableben vergleichsweise angenehm machen können, so hat das auf der anderen Seite nicht dazu geführt, dass die meisten aus unserer Mitte sich als glücklich bezeichnen. Wir haben Fortschritt um Fortschritt gemacht, Erfolg um Erfolg erreicht, und Vorwärtskommen um Vorwärtskommen gefeiert. Nur in einer Hinsicht sind wir im Grunde keinen Schritt weitergekommen: Immer noch stellt sich für jeden von uns die Frage, wie sich die Zeit bis zum letztmaligen Schließen der Augen so gestalten lässt, dass sie eben nicht nur einigermaßen erträglich und in Teilen schmerzfrei ist. Obwohl wir schon relativ zufrieden sind, wenn es sozusagen wenigstens einmal für eine Weile nicht wehtut, ahnt doch der ein oder andere, dass es möglicherweise nicht das unerfreulichste Szenario wäre, wenn so etwas wie umfassendes Wohlbefinden, Ausgeglichenheit und anhaltende Lebensfreude sich für längere Zeiträume einstellen würden. Mitunter scheint es, auch die Angehörigen der Spezies Mensch könnten sich grundsätzlich ihres Lebens freuen, im Einklang mit sich selbst stehen, und die Zeit auf diesem Planeten ganz einfach genießen. Und obwohl das auf den ersten Blick nicht unmöglich erscheint, liefert im Grunde jeder Tag, den wir auf der Erdoberfläche zubringen, ausreichend viele Indizien dafür, dass zwischen Wunsch und Wirklichkeit große Lücken klaffen.

Problematisch scheint vor allem eines zu sein: Wir Menschen haben in der Mehrzahl das offenbar unausrottbare Bedürfnis, in dem, was wir tun, einen Sinn zu sehen. In der Regel befriedigt es die Angehörigen unserer Spezies nicht, sich mit dem Gedanken anzufreunden, hinter Vorgängen und Handlungen liege nichts als Sinnlosigkeit. Wir mögen mehrheitlich die Vorstellung nicht, alles Geschehen basiere lediglich auf Zufällen, weil sie ungeheuer beunruhigend ist. Schließlich würde das bedeuten, dass es für die meisten unserer Handlungen keine Rolle spielt, ob wir sie ausüben oder nicht. Wenn alles zufällig geschieht und keinerlei objektiven Sinn hat, macht es keinen nennenswerten Unterschied, ob ich mich für oder gegen etwas entscheide, denn es gibt dann keinen Maßstab, nach dem sich die Sinnhaftigkeit einer bestimmten Handlung beurteilen ließe. Wir haben das Bedürfnis, hinter dem eigenen Leben als Gesamtheit so etwas wie einen Sinn zu verorten. Dieses oder jenes, was ich tue oder unterlasse, mag von Sinnfragen unberührt bleiben, doch existiert bei vielen der Wunsch nach der Gewissheit, die Zeit zwischen dem Erleben des ersten und des letzten Sonnenuntergangs möge sich gleichsam gelohnt haben. Man kann sich tagein, tagaus zahlreichen recht sinnlosen Tätigkeiten hingeben, nur in der Summe sollen diese dann den Eindruck hervorrufen, es sei nicht alles sinnlos gewesen.

Somit stellt sich für jeden von uns die Frage, was er inhaltlich aus der Zeit machen möchte, die vor dem Zurücklegen des eigenen Löffels in die große Schublade des Lebens zur Verfügung steht. Irgendetwas mehr oder weniger Sinnvolles muss in Angriff genommen werden, um die Kosten für den Lebensunterhalt tragen zu können, und nicht wenige entschließen sich dazu, einen Beruf zu erlernen, auszuüben und regelmäßig Geld dafür zu bekommen. Das scheint auf den ersten Blick recht naheliegend oder gar vernünftig zu sein, denn es verspricht eine gewisse innere Befriedigung. Schließlich lässt sich an Alternativen hierzu nicht allzu vieles nennen, ohne sich entsetzlich zu langweilen: Man könnte ganztägig per Hand die heimischen Topfpflanzen von Blattläusen befreien, rund um die Uhr fernsehen, vierundzwanzig Stunden Pediküre pro Tag betreiben, jeden Tag mit Nachbarn und Bekannten auf der Kegelbahn verbringen, oder täglich nichts anderes tun als Briefmarken zu sortieren. Das klingt für die meisten nicht wirklich verlockend. Sich einen Job zu suchen und auf diese Weise dafür zu sorgen, dass man gar keine Zeit mehr hat, darüber nachzudenken, was man mit seiner Zeit anfangen will, klingt da wesentlich sinnvoller. Zumindest mich überzeugte es.

Nun kann es jedoch geschehen, dass der Eintritt ins reguläre Erwerbsleben auf gewisse Hindernisse stößt, die gemeinhin unter Sammelbegriffen wie Unfähigkeit, mangelndes Geschick oder auch Unlust zusammengefasst werden. Weil ich schon in frühen Jahren den Eindruck gewonnen hatte, im Hinblick auf arbeitsmarktrelevante Qualifikationen etwa ebenso geeignet zu sein wie ein Känguru für das Komponieren einer Sinfonie, hatte ich mir bereits während meiner Schulzeit überlegt, wie die Zeit bis zum Erreichen des Renteneintrittsalters wohl am besten überbrückt werden könne. Es galt, ein paar Jahrzehnte irgendwie inhaltlich auszugestalten, bevor ich mich würde zur Ruhe setzen können. Also musste ein Plan her, der bis dahin die Finanzierung meines Lebensunterhalts einigermaßen sicherstellen würde. Im Wesentlichen verblieben, das wurde mir bald klar, drei Optionen.

Die eine war das Einschlagen eines kriminellen Werdegangs. Drogenhandel, Autodiebstähle, Berufspolitiker, Wohnungsmakler, eine Karriere als Zuhälter, Entführungen von Repräsentanten aus der Finanzwelt - irgendetwas in dieser Art würde vergleichsweise rasch dazu führen, eine stattliche Summe Geld anzuhäufen. Nach schätzungsweise nicht allzu vielen Jahren des Arbeitens in solch einer Branche würden die Ersparnisse ausreichen, um von den Zinsen zu leben, eine schöne Eigentumswohnung in südlichen Gefilden zu kaufen, und möglicherweise sogar einen Butler oder besser ein attraktives junges Hausmädchen einzustellen. Ich würde beruflich oft herumreisen, eine Menge nützlicher Fähigkeiten entwickeln, mit Entscheidungsträgern des kriminellen Milieus zusammentreffen, und dabei stets mit einer beträchtlichen Anzahl an Geldscheinen in der Tasche herumlaufen.

Der offenkundigste Nachteil an einem solchen Weg ist, dass etliche derartige Professionen verboten sind oder zumindest als anrüchig gelten, und es folglich mit einem enormen Berufsrisiko verbunden ist, seinen Tätigkeitsbereich fortwährend auszubauen. Die meisten Menschen mögen es nicht, wenn sie mit List oder Gewalt um ihr Erspartes gebracht werden, und je hartnäckiger und umfangreicher man dieses Geschäft betreibt, umso höher ist die Wahrscheinlichkeit, dass uniformierte und nicht-uniformierte Mitbürger dem erfolgreichen Treiben, ebenfalls mit List und möglicherweise auch mit Gewalt, ein Ende setzen. Die folgenden Jahre würden dann auf recht engem Raum mit schlechter Kost hinter Gittern zu verbringen sein, wie ich mir klarmachte. Und der Gedanke, von zwei Meter großen muskulösen Männern mit vielen Tätowierungen auf allen Gliedmaßen im sehr bestimmten Tonfall gebeten zu werden, in der Gemeinschaftsdusche heruntergefallene Seifenstücke aufzuheben, ließ mich davon absehen, auf diese Weise mein berufliches Glück zu suchen.

Die zweite Option bestand darin, den Heiratsmarkt auf solvente gegengeschlechtliche Zeitgenossen hin abzusuchen, um eine der Damen dazu zu bewegen, sich meiner in Gestalt eines Bundes fürs Leben anzunehmen. Ich musste einfach nur eine Frau finden, die ein großes Vermögen besaß, und ich musste sie davon überzeugen, es mir zu geben, wenn ich sie dafür im Gegenzug mit meinem sympathischen Wesen und ungezählten Konsumwünschen lebenslang beglücken würde. Idealerweise sollte es eine Frau sein, die an einer schweren und unheilbaren Krankheit litt, und die von solch abwegigen Dingen absah wie etwa der Idee, nach ihrem Tod aus humanistischen Gründen ihr Vermögen einer karitativen Organisation zu spenden. Eine perfekte Liaison wäre es, wenn betreffende Dame keinen Wert auf das gemeinsame Verbringen von Zeit legte, und zudem nymphoman veranlagt wäre. Würde sie darüber hinaus ein eher schweigsames Wesen sein, stünde einer glücklichen Ehe von meiner Seite aus nichts im Wege. Eine junge, taubstumme und lüsterne Millionenerbin, die relativ kurz vor einem tragischen Flugzeugabsturz steht, wäre der Idealfall.

Aufmerksam lese ich daher stets die Kontaktanzeigen in diversen Zeitungen und Internetportalen, doch ist bislang kein passendes Gegenstück darunter gewesen. Immerhin kann man auf diese Weise aber eine Menge über mehr oder minder verzweifelte Mitbürger erfahren, die es vermögen, selbst völlig uninteressante Biografien und sterbenslangweilige Hobbys noch dadurch zu toppen, dass sie die unvorteilhaftesten Fotos von sich hinzufügen, und darüber hinaus den Einsatz von Rechtschreibkorrekturprogrammen komplett ignorieren. Der erste Gedanke des Betrachters ist da oftmals der an Möglichkeiten zur postnatalen Abtreibung. Man fragt sich gelegentlich, warum einzelne der Inserierenden sich nicht statt eines Lebenspartners ganz einfach ein Haustier wie zum Beispiel einen Hamster oder einen Goldfisch zulegen; das würde ihnen zweifelsfrei eine Menge frustrierender Tage ohne Post von potenziellen Interessenten ersparen.

Der dritte Weg, schnell zu Geld zu kommen, besteht in einer im Grunde höchst simplen Herausforderung; nämlich der, sechs Kreuze auf einem Blatt Papier zu platzieren. Natürlich nicht auf irgendeinem Blatt Papier, sondern auf einem von der Lottogesellschaft eines Bundeslandes autorisierten Blatt Papier mit vielen, vielen Kästchen und ebenso vielen Zahlen. Eine Strategie, die ein Einkommen in Aussicht stellt, das selbst von den meisten Vorstandsmitgliedern in größeren Konzernen nicht erzielt wird, und die, wenn sie denn von Erfolg gekrönt ist, garantiert, dass sich im Anschluss nicht wenige Menschen bei einem melden, die angeblich zum engeren Freundeskreis zählen, und ganz betrübt darüber sind, dass seit etlichen Jahren kein näherer Kontakt bestanden hat.

Zusätzlich ist zu erwarten, dass sich noch weitaus mehr Menschen bei einem melden, zu denen sonst nie

Kontakt bestanden hat, die jedoch allesamt eine Vielzahl von Gründen angeben werden, warum ihnen gerade nun an einem Aufbau eines guten Verhältnisses zueinander gelegen sei.

Angehörige beider Gruppen lassen sich mittel- bis langfristig relativ problemlos durch Hinweise auf eine bei der jüngsten mehrwöchigen Urlaubsreise zugezogene Hepatitis C-Infektion, die Anschaffung eines kleinen Rudels gut abgerichteter Rottweiler, oder die Plakatierung des Eingangsbereichs zur neu erworbenen Villa mit Werbeprospekten zu L. Ron Hubbards Bestseller fernhalten. Hartnäckige Fälle können durch den Einkauf und die geschickte Platzierung eines Sortiments Tretminen oder die Installation einer Selbstschussanlage auf dem Gelände kuriert werden.

In Anbetracht der angepriesenen Einkommensmöglichkeiten ist es nicht allzu erstaunlich, dass viele, viele aus unserer Mitte der ankreuzenden Spielleidenschaft verfallen sind, ohne dadurch in der Mehrzahl jedoch bislang größere Geldbeträge eingestrichen zu haben. Im Falle von Erfolglosigkeit beim Aussuchen der anzukreuzenden Zahlen können Sie zumindest sicher sein, diesem Staat dabei geholfen zu haben, die Nettokreditaufnahme nicht noch stärker auszuweiten, weil gemeinsam mit Ihnen die anderen Staatsbürger jährlich mehrere Milliarden Euro in den staatlich monopolisierten Glücksspielsektor fließen lassen.

Zwar dürfen hierzulande auch private Anbieter Glücksspiele anbieten. Doch wird diese Erlaubnis immer dann verwehrt, wenn der Gesetzgeber denkt, dass bereits ein ausreichendes (und für ihn selbst finanziell äußerst einträgliches) Angebot von seiner Seite aus besteht. Auf der Basis eines Staatsvertrages wird auf diese Weise sichergestellt, dass es ›keine übermäßigen Spielanreize‹ (§ 1) gibt. Schließlich muss sich eine hoheitliche Stelle darum kümmern, dass so etwas ordnungsgemäß und detailliert geregelt wird, denn es kann nicht angehen, dass wir eine Nation von Zockern werden. Und wer könnte besser als der allwissende Staat wissen, was genau zu tun ist, um, wie es im Staatsvertrag heißt, ›den natürlichen Spieltrieb der Bevölkerung in geordnete und überwachte Bahnen zu lenken‹?

Damit also kein nachwachsender Spielsüchtiger auf die Idee kommt, sein Geld bei nichtstaatlichen Stellen zu hinterlassen, die eine Konkurrenz für die vom Volk gewählten Defizitverwalter darstellen könnten, hat der Gesetzgeber beschlossen, dass es allein seine Aufgabe ist, ›ein ausreichendes Glücksspielangebot sicherzustellen‹ (§ 5). Und was als ausreichend betrachtet wird, entscheiden jene Stellen, die anschließend die erwirtschafteten Gelder einstreichen, selbst. Fürwahr ein ebenso durchdachtes wie einträgliches System, ohne dessen Existenz vermutlich jeder Bundesbürger längst sein gesamtes Vermögen an einarmige Banditen verloren hätte. Da ist es wirklich beruhigend, dass Vater Staat dafür sorgt, dass zum Eintreiben von Steuern und Abgaben in den zuständigen Finanzbehörden genügend zweiarmige Banditen sitzen.

Nun, bisher sind alle meine Versuche, mittels eines Lottoscheines meine Barschaft drastisch zu erhöhen, kläglich gescheitert, und wenn ich all das Geld zusammenrechne, das ich schon in staatlich geordnete und überwachte Glücksspielbahnen gepumpt habe, ist da eine gewisse Betrübnis, dass ich es nicht stattdessen zum Aufbau einer kleinen Altersvorsorge verwendet habe. Laufend werden entgegen meiner Vorschläge auf den Tippzetteln andere Zahlen gezogen, obwohl ich mich jedes Mal im Vorfeld vom ordnungsgemäßen Zustand meines Lottoscheines und des Fernsehers überzeuge.

Weil es mir allmählich vergeblich schien, weiterhin eine der drei Strategien zu verfolgen, um zu einem nennenswerten Vermögen zu kommen, wurde mir eines Tages bewusst, dass sich etwas Grundlegendes ändern musste. Meine Zielvorgaben waren zwar relativ klar, aber die edelste Absicht hilft nichts, wenn es nicht gelingt, sie zu realisieren. Dabei empfand ich es als ein wenig tragisch, dass es mit dem Eintritt ins traditionelle Erwerbsleben nicht so recht klappen wollte. Ich hatte vieles versucht und war immer wieder aufs Neue gescheitert. Zahlreiche Tätigkeiten hatte ich über zumeist kürzere Zeiträume ausgeübt, doch hatte ich es bei nicht wenigen davon vermocht, die zugegebenermaßen nicht besonders hohen Anforderungsprofile durch meine gezeigte Leistung noch zu unterbieten. Das reguläre Erwerbsleben ist eine Sache, zu der mir offenkundig die Begabung fehlt.

Zunächst recht vielversprechend hatten meine Versuche ausgesehen, als Aushilfskraft in einem Unternehmen der Süßwarenindustrie bei der Keksherstellung in sortierender und verpackender Funktion aktiv zu werden. Ich hatte in einer Fabrik angeheuert, die erfüllt war vom Duft nach Schokolade, Mandeln, Nüssen, Gebäck und Marzipan. Das war mir anfangs wie der Himmel auf Erden erschienen, und ich war kurz vor einem zuckerinduzierten Orgasmus gewesen, als mich der Vorarbeiter am ersten Arbeitstag mit den Gepflogenheiten im Werk vertraut machte. Als er mir mitteilte, allen Angestellten und Aushilfskräften wie mir sei es gestattet, beliebig viele von den Keksen und Schokoriegeln auf den Transportbändern während der Arbeitszeit zu essen, wäre ich ihm am liebsten aus Freude und Dankbarkeit um den Hals gefallen, was freilich neben prinzipiellen Stilerwägungen meine sexuelle Orientierung sowie sein ungepflegtes Äußeres verhinderten.

Mein Arbeitsplatz war eine riesige Halle, in der sich viele Transportbänder von Dutzenden Metern Länge befanden, über die Unmengen von Keksen dahinströmten, und an denen rechts und links Menschen in weißer Schutzkleidung saßen. Kekse in allen vorstellbaren und nicht vorstellbaren Variationen. Die Produktion einer einzigen Stunde musste ausreichen, um eine Kleinstadt für ein ganzes Jahr mit Süßigkeiten zu versorgen. Meine Aufgabe bestand darin, am Transportband die Kekse auf Beschädigungen zu kontrollieren, und jeden Keks, an dem ein Stück fehlte, auszusortieren.

Kaum hatte ich meinen Schutzkittel angezogen und war zwecks Sortiertätigkeit ans Band getreten, begann ich all das zu verkosten, was an Schokolade- und Keksvarianten in meine Reichweite kam. Riesige Mengen von Gebäck zogen an mir vorüber, und ich griff immer wieder zu, da ich dieser Verlockung nicht widerstehen konnte. Ich fühlte mich wie das Krümelmonster, wenn es nach seinem Tod in den Krümelmonsterhimmel kommt. Keks um Keks wurde wie von Zauberhand zu mir transportiert, und ich brauchte nichts weiter zu tun, als meine Hand ein paar Zentimeter auszustrecken.

Am ersten Tag war das interessant und vor allem lecker gewesen - mindestens ein Dutzend Sorten hatte ich probiert, und von jeder genügend viele Exemplare gegessen, um einen persönlichen und verlässlichen Eindruck von der Qualität zu haben. Am zweiten Tag war das aufgrund der am Vortag verzehrten Mengen schon nicht mehr ganz so lecker gewesen, hatte mich jedoch nicht davon abhalten können, kiloweise weitere Kekse zum Nulltarif in mich hineinzuschaufeln. Am dritten Tag war ich wegen heftiger Magenschmerzen zu Hause geblieben, und am vierten und letzten meiner nur wenigen Arbeitstage hatte ich so häufig wegen akuten Durchfalls fluchtartig meinen Arbeitsplatz verlassen müssen, dass der Vorarbeiter ein Einsehen mit mir und mit meinem Magen- und Darmtrakt hatte. Er ließ mich wissen, meine Mitarbeit sei fortan nicht mehr erforderlich. Die anerkennenden Worte einzelner meiner kurzzeitigen Kollegen beim Abschied, nie zuvor habe es jemand geschafft, in so kurzer Zeit so viele Süßigkeiten zu essen, konnten mich weder aufheitern, noch einen neuerlichen fluchtartigen Lauf zur Toilette verhindern.

Auch hatte ich über eine Zeitarbeitsfirma mehrere Tage lang versucht, auf dem Bau Geld zu verdienen. Diese Phase zählt ebenfalls nicht zu den erfolgreichsten meines Lebens. Mit dem Auftrag bedacht, beim Abriss alter Lagerhallen behilflich zu sein, hatte ich von morgens bis abends gemeinsam mit einer handwerklich ähnlich wie ich begabten Aushilfskraft versucht, dem Chef den Eindruck zu vermitteln, im Großen und Ganzen sei ich mein Geld wert, was jedoch nur in einem bescheidenen Umfang gelang. Verlangt wurde von uns die Entfernung der Dächer der Lagerhallen, die aus langen Wellblechteilen bestanden, und obwohl ich mir alle

Mühe gab, war mir durchaus bewusst, dass natürliche Korrosion oder die Herbststürme vieler Jahrzehnte nicht wesentlich langsamer bei der Erfüllung der Aufgabe sein würden. Wir befanden uns in etwa vier Meter Höhe auf den Hallendächern, und wäre da nicht der anhaltende Nieselregen gewesen, hätte ich an dem Job zumindest die frische Luft genossen. Regen und Wind hatten meine Kleidung bereits am frühen Vormittag weitgehend durchnässt, und einige Male war ich auf den ziemlich glatten Blechteilen ausgerutscht und mit miserablen Haltungsnoten gestürzt.

Mehrfach war der Chef zwischendurch zur Halle gekommen und hatte von unten gefragt, ob wir nicht langsam fertig seien, und jedes Mal suchten wir nach erklärenden Entschuldigungen, warum wir trotz erheblicher Anstrengungen keine nennenswerten Arbeitsfortschritte erzielt hatten. Ungezählte Hammerschläge ließen meine Arme schmerzen, und ich hatte mich zwischenzeitlich nur dadurch einigermaßen bei Laune halten können, dass ich mir dort, wo der Hammer jeweils aufschlug, die Gesichter von Menschen vorstellte, denen ich Geld schuldete oder aus anderen Gründen lieber nicht begegnen wollte. Jede Schraube und jede Niete, mit der die Wellblechteile befestigt waren, war eine echte Herausforderung, und als endlich der Feierabend eines langen und ergebnisarmen weiteren Tages heranrückte, tat das auch der Chef erneut. Er schien nicht recht glauben zu können, dass wir immer noch, ebenso wie rund zwei Drittel der etwa 20 Wellblechteile, auf dem Dach waren, und rief von unten in einem aggressiven und frustrierten Tonfall zu uns herauf: »Sind etwa immer noch Nieten auf dem Dach?«

Meinen ersten Gedanken sprach ich sogleich aus,

obwohl ich mir im gleichen Augenblick dachte, dass es sich dabei nicht um das Klügste handelte, was ich jemals getan hatte: »Ja - außer uns beiden schätzungsweise zwei Millionen. Und eine steht unten und hält uns von der Arbeit ab.«

Das war, außer einer von mir relativ passiv hingenommenen Schimpftirade des guten Mannes, der letzte Wortwechsel zwischen uns.

Meine Bemühungen, in der Zuliefererbranche der Automobilindustrie anzuheuern, schlugen ebenfalls weitgehend fehl, obwohl ich mir durchaus zugetraut hatte, acht Stunden am Stück Knöpfe an Maschinen zu drücken, Pedale zu treten und zehntausend Mal nacheinander fortlaufend die gleichen Teile zusammenzustecken. Als ich während einer langen Nachtschicht an einer Maschine saß, in die mehrere Kunststoffteile einzulegen waren, damit die Maschine mit 200 °C heißem Plastik ein Endstück daran befestigen konnte, kam mir der Gedanke, dass es im Dienste einer Optimierung der Arbeitsabläufe und der mühelosen Erfüllung der Akkordvorgaben stehen würde, den Arbeitsgang zu beschleunigen. Rasch hatte ich einen Plan entwickelt, wie das am besten zu bewerkstelligen sei.

Damit keiner der Mitarbeiter versehentlich seine Finger in die Maschine bekam, war rechts und links am Bedienpult jeweils ein Knopf angebracht. Beide galt es gleichzeitig gedrückt zu halten, um beim Schließen der Maschine keinesfalls eine Hand in der Gefahrenzone zu haben, und die Knöpfe waren so weit voneinander entfernt, dass man sie unmöglich mit einer Hand bedienen konnte. Das war in den Arbeitsschutzbestimmungen so festgelegt. Würde ich nun, so dachte ich mir, einen davon mit einem Klebestreifen befestigen, hätte ich eine Hand frei, um schneller die nächsten Werkstücke aus einer Kiste nehmen zu können, wodurch sich meine Arbeitsgeschwindigkeit drastisch erhöhen würde.

Ich könnte, überlegte ich mir, die für den Akkord geforderte Menge sehr viel schneller produzieren, und mich den Rest der Nacht aufs Ohr hauen, um mein chronisches Schlafdefizit zu kompensieren. Daher zögerte ich nicht lange, brachte in der darauffolgenden Nacht Klebeband mit, optimierte die Maschine nach meiner brillanten Methode, und schaffte es tatsächlich, knapp zwei Stunden Arbeitszeit einzusparen. Weil ich die erforderliche Stückzahl produziert hatte, gab es nun bis zum Ende der Schicht nichts Sinnvolles mehr für mich zu tun. Ich verzog mich in den nächtens verwaisten Aufenthaltsraum, stellte den Handywecker auf eine Zeit eine halbe Stunde vor Beginn der Frühschicht, ruhte und sah, dass es gut war.

Was freilich weniger gut war, war der Umstand, dass ich, um ungestört vom Maschinenlärm aus der Halle schlafen zu können, Ohrenstöpsel benutzte, den Wecker nicht hörte und frühmorgens von einem herumschreienden Vorarbeiter geweckt wurde. Neben der Peinlichkeit, zunächst die Ohrenstöpsel herausnehmen zu müssen, um ihn akustisch überhaupt verstehen zu können, brachte mir das im Anschluss eine Anzeige wegen eines Verstoßes gegen geltende Arbeitsschutzbestimmungen ein, die später allerdings wieder zurückgezogen wurde. Darüber hinaus war es das Ende meiner Beiträge zur Belebung der Automobilindustrie in der Bundesrepublik.

Es half also alles nichts. Zu körperlicher Arbeit war

ich offensichtlich ungeeignet, und geistige Arbeit strengte mich, wie die Vergangenheit gezeigt hatte, grundsätzlich zu sehr an. Ich hatte eine Menge versucht, um auf herkömmlichem Wege zu Geld zu kommen, doch waren meine Bemühungen allesamt ein Dokument des Scheiterns. Wenn aus mir in diesem Leben noch etwas werden sollte, musste ich andere Strategien entwickeln und umsetzen, und mehr und mehr breitete sich Ratlosigkeit aus, wie ich es zu etwas bringen sollte. Sollte ich versuchen, mich als Freischärler in einer der Krisenregionen dieser Welt zu verdingen? Bestanden realistische Chancen im Hinblick auf eine Karriere als Gebrauchtwagenhändler? Gab es Möglichkeiten, bei einer Strukturvertriebsfirma anzuheuern? Würde mir ein Weg als Parteivorsitzender offenstehen? Oder sollte ich vielleicht eine Ausbildung zum Schutzgelderpresser machen?

Vielerlei Ratschläge waren in der Vergangenheit von diversen Seiten an mich herangetragen worden, aber keiner hatte mich überzeugen können. Das galt auch für eine eher zufällige Begegnung mit der Rückseite eines Kalenderabreißblattes. Ich hatte diesen Kalender als Werbegeschenk erhalten, zum Jahreswechsel in meiner Küche aufgehängt und ganz einfach vergessen, täglich ein Blatt abzureißen. Als der Frühling schon weit vorangeschritten war, bemerkte ich eines Tages, dass in meiner Küche immer noch der dritte Januar war, und ich beschloss, meinen Abreißkalender auf den aktuellen Stand zu bringen. So riss ich in wenigen Minuten mehrere Dutzend Zettel ab, und bald stimmten mein Küchenkalender und der gregorianische wieder überein.

Dabei las ich gelegentlich einzelne der auf den Rückseiten abgedruckten Bauernregeln, Aphorismen oder uralten Witze, bis mir dann ein Zettel in die Hand fiel, der Erinnerungen an seit meiner frühesten Kindheit vielfach gehörte Empfehlungen wach werden ließ. Zwischen den Sonnenaufgangs- und Sonnenuntergangszeiten für den 11. März stand dort auf dem Kalenderabreißblatt zu lesen, nach alter Väter Sitte solle ein Mann während seiner Lebenszeit drei Dinge vollbringen: ein Haus bauen, ein Kind zeugen und einen Baum pflanzen. Drei Aufgaben, die nach landläufiger Meinung einem Mann zur Ehre gereichen. Drei Aufgaben, die vom Umfang her klar definiert sind. Drei Aufgaben, die für nicht wenige unserer Vorfahren als unumstößliche Wahrheiten galten. Drei Aufgaben, die in der gesellschaftlichen Anerkennung von jeher einen hohen Stellenwert genießen. Vor allem aber drei Aufgaben, die ein unterschiedliches Maß an Engagement, Geschick und vor allem Fahrlässigkeit voraussetzen.

Konnte das vielleicht der richtige Ansatz sein? Ich hielt inne und begann darüber nachzudenken, welche der Aufgaben von mir als Erste in Angriff zu nehmen sei. Dabei wurde mir rasch bewusst, dass nicht alle im gleichen Maß verlockend waren. Da ich nämlich, wie die Schicksale diverser Topfpflanzen in meinem Heim gezeigt haben, eher einen braunen als einen grünen Daumen besitze, und darüber hinaus kläffenden Vierbeinern keine zusätzlichen Möglichkeiten bieten will, ihre Exkremente auf der Oberfläche dieses Planeten zu hinterlassen, schied das Projekt einer partiellen Begrünung aus prinzipiellen Gründen für mich aus. Einen Baum zu pflanzen, wäre für den Setzling selbst ein mutmaßlich nur kurzes Vergnügen gewesen, und ich wollte nicht einen weiteren Beitrag zum Waldsterben leisten. Abgesehen davon verschreckte mich der Gedanke, im unwahrscheinlichen Erfolgsfalle in der Folgezeit dann von Jahr zu Jahr größere Laubmengen beseitigen zu müssen, und darüber hinaus eventuell für im Herbst stürzende und sich verletzende Passanten finanziell haftbar gemacht zu werden.

Das Bauen eines Hauses schien mir in erster Linie mit einem Haufen Arbeit verbunden, und würde neben großen Mengen an Geld sehr viel Zeit verschlingen. Einmal abgesehen davon, dass jedes weitere neu gebaute Haus mit dem Verlust von potenziellen Parkplätzen einhergeht, fand ich keinen nachvollziehbaren Grund, warum ich die zahlreichen bereits vorhandenen noch um ein weiteres ergänzen sollte. Es gab schließlich genügend Häuser überall, die andere Menschen gebaut hatten. Und falls tatsächlich jeder Mann ein Haus bauen würde, wäre das mit einem totalen Zusammenbruch des Mietmarktes verbunden. Gewissermaßen aus makroökonomischen Gründen kam daher auch diese Variante der Bewährung für mich nicht infrage, wenngleich in erster Linie mein chronischer Mangel an Kapital in Verbindung mit meiner Aversion gegen körperliche Arbeit dafür verantwortlich waren.

Die dritte große Aufgabe aller Penisträger schließlich, das Zeugen von Nachwuchs, schien mir zunächst im hohen Maße interessant. Das war die einzige der traditionell gesellschaftlich formulierten, die ich zumindest technisch würde bewerkstelligen können. Der Akt selbst zählt zu den einfachsten Tätigkeiten, denen sich ein Mann widmen kann, und ist darüber hinaus mit einem nicht zu unterschätzenden Spaßfaktor verbunden. Zumindest solange, wie der eigentliche Akt andauert, denn die Zeit danach geht mit einer Menge an Belastungen einher, die nicht nur in finanzieller Hinsicht Niederschlag finden.

Die Möglichkeit, eine Nacht durchzuschlafen, gehört einige Monate später vorerst der Vergangenheit an, und es ist vorbei mit der Chance, ohne größere Komplikationen, staatsanwaltschaftliche Ermittlungen sowie anschließende finanzielle Belastungen eines Tages einfach zum Zigarettenholen das Haus zu verlassen und niemals wiederzukehren. Zudem ist fortan ein nicht geringes Maß an Zeit zu investieren, um die Produkte des ungezügelten eigenen Sexuallebens regelmäßig zum Klavier-, Ballett- oder Tennisunterricht zu befördern.

Spätestens dann jedoch, wenn ein grünhaariger und mit einem Ring durch die Nase ausgestatteter Heroinabhängiger mit einem Kaktus in der Hand vor der Haustür steht, um die 14-jährige Tochter zu einem Ausflug auf dem frisierten Moped abzuholen, wird sich so mancher fragen, ob möglicherweise die Anschaffung eines Hundes, eines Golfschlägersets oder eines größeren Weinvorrats nicht die preiswertere und stressfreiere Alternative zum Zeugungsakt gewesen wären.

Und nachdem ich mir bewusst gemacht hatte, was meine Eltern mit mir seinerzeit hatten ausstehen müssen, schied auch diese Variante für mich aus, was die Schaffung von Sinnkategorien auf traditionellen Wegen in meinem Leben anbelangte. Ich war also durch meinen Abreißkalender keinen Schritt weitergekommen.

Ich beschloss daher, mein bisher weitgehend konzeptionsloses Vorgehen zu strukturieren und zu systematisieren. Weil es so nicht weitergehen konnte, musste eine aussichtsreichere Strategie her, und ich entschied mich, Antworten auf meine Fragen bei anerkannten Autoritäten zu suchen. An einem Frühsommertag fuhr ich zur Stadtbibliothek, und verbrachte dort viele Stunden mit dem Zusammensuchen der großen Werke der Weltliteratur. Ich streifte den ganzen Tag Buchrücken betrachtend zwischen den Regalen umher, und jeden Titel, der mir vielversprechend erschien, lieh ich aus. Darunter waren Werke wie die Bibel, Don Quijote, Moby Dick, Der Zauberberg, Das Glasperlenspiel, Also sprach Zarathustra, Per Anhalter durch die Galaxis, die Drehbücher zu Clerks, Reservoir Dogs und Dead Man, aktuelle Wahlprogramme sämtlicher Parteien der Bundesrepublik, der Sommerfahrplan der Deutschen Bahn, das Grundgesetz, ein Kochbuch über ostasiatische Spezialitäten, eine japanische Übersetzung der amerikanischen Unabhängigkeitserklärung, ein Bildband über historische Feuerwehrautos, der Untersuchungsbericht über die Suche nach Massenvernichtungswaffen im Irak, diverse Bildbände zum Kamasutra, ein Ratgeber zu Fragen der artgerechten Haltung von Wüstenrennmäusen sowie eine reich bebilderte Hardcoverausgabe von ›Endlich Nichtraucher‹. Und nachdem ich mich mehrere Monate lang zurückgezogen und der ausgiebigen Lektüre gewidmet hatte, sah ich vieles klarer als zuvor.

Als Menschen stehen wir demnach, wie ich gelernt habe, vor einer grundsätzlichen Frage, die jeder für sich selbst beantworten muss, ohne dabei im Vorfeld wissen zu können, welche der möglichen Alternativen die beste oder zumindest einigermaßen vielversprechende ist. Zu leben bedeutet, jeden Tag mit einem gelangweilten bis desinteressierten Publikum konfrontiert zu werden, und sich mehr oder minder erfolgreich zu bemühen, einen Text aufzusagen, der die gähnenden Gesichter vor dem Einschlafen bewahren soll. Wir sind Tag um Tag gehalten, irgendetwas zu tun, von dem der ein oder andere Notiz nimmt, weil sich nur auf diese Weise sicherstellen lässt, dass sich Menschen bereitfinden, Teile ihrer Finanzmittel für unsere Darbietung herzugeben. Findet man niemanden, der im Austausch gegen körperliche Anwesenheit und gelegentliche sogenannte Arbeitsleistungen bereit ist, seinen Kontostand zugunsten des eigenen zu reduzieren, muss man sich damit abfinden, Unfreiwillige aus der Schar der Sozialversicherungsbeitragszahler zur privaten Alimentierung heranzuziehen.

Die Entscheidung, vor der wir alle stehen, ist die Frage nach dem besten Weg, um die Zeit bis zum physischen Ableben zuzubringen. Irgendwann werden sich die meisten Erdenbürger zweier Tatsachen bewusst. Erstens: Ich bin da - mich gibt es. Zweitens: Ich werde eines Tages nicht mehr da sein - mich wird es einmal nicht mehr geben. Zwei Dinge, die so feststehen, wie ein beliebiges Gebäude inmitten eines notorischen Erdbebengebietes es nicht tut. Zwei Gewissheiten, die so unumstößlich sind, wie ein Kartenhaus auf einem Tisch in einem Regionalexpress bei geöffnetem Fenster es nicht ist. Zwei Tatsachen, die so unwiderleglich sind, wie Prognosen einer Regierung in demokratischen Staaten über das zu erwartende Wirtschaftswachstum es nicht sind.

Eine gewisse Uneinigkeit mag dahin gehend bestehen, welche von beiden Erkenntnissen die unerfreulichere ist. Zunächst einmal wird der überwiegende Teil von uns es vermutlich prinzipiell begrüßenswert finden, sein Dasein auf diesem Planeten nicht nur zu fristen, sondern auch zu *wissen*, dass er das tut. Wäre weiland ein Kondom stabiler gewesen als gedacht, ein Hormonpräparat tatsächlich so regelmäßig eingenommen worden wie vom Hersteller empfohlen (oder von der Sexualpartnerin beteuert), ein Sexualpartner weniger attraktiv (oder fordernd) gewesen, oder eine Entscheidung aus vermeintlicher Liebe ein wenig reflektierter gewesen als zunächst gedacht, würde es viele von uns definitiv gar nicht geben.

Der ein oder andere mag sich also von ganzem Herzen darüber freuen, die Chance zum Vollziehen von Stoffwechselprozessen auf diesem Planeten überhaupt erhalten zu haben. Ein paar wenige Zufälle hätten schließlich ausgereicht, dass anstelle der eigenen Person eine völlig andere oder gar keine geboren worden wäre. Schon eine geringfügig höhere Geschwindigkeit eines anderen Spermiums hätte ausgereicht, statt des dann tatsächlich erfolgreichen als Erstes die ersehnte Beute in Gestalt einer Eizelle zu erheischen. Wäre der eigene Erzeuger nur eine tausendstel Sekunde früher zur Ejakulation gelangt, wäre im buchstäblichen Sinn alles anders *gekommen*. Und wäre ein anderer als der anschließend für mehrere Jahre Alimentenpflichtige in jene Dame eingedrungen, die Sie unter enormen körperlichen Schmerzen zur Welt zu bringen das zweifelhafte Vergnügen hatte, würden Sie sich gar keine Gedanken darüber machen können, ob Sie Ihren Urlaub besser online oder aber im Reisebüro buchen sollten.

Ein simpler Orgasmus einer Ihnen zu diesem Zeitpunkt völlig unbekannten Person hat, im Beisein einer anderen Person, dazu geführt, dass Sie nun wählen können, ob Sie sich für oder gegen den Abschluss eines Vertrags zur privaten Rentenversicherung entscheiden. Und nicht wenige aus unserer Mitte werden einigermaßen glücklich darüber sein, dass sie diesbezüglich grundsätzlich eine freie Wahl haben. Zu wissen, dass es einen selbst gibt, mag insofern vielen als erfreuliche Tatsache erscheinen.

Auf der anderen Seite wird der ein oder andere Zeitgenosse, der sich der Tatsache seiner biologischen Existenz bewusst ist, exakt dies zum Anlass nehmen, sich unglücklich zu fühlen. Die Argumentation verläuft ungefähr so: Wäre ich nicht geboren worden, müsste ich mir keine Sorgen darüber machen, wer die Miete für den kommenden Monat bezahlen soll, und ich müsste keine Überlegungen darüber anstellen, ob Obst und Gemüse aus biologisch-dynamischem Anbau den drastischen Aufpreis gegenüber dem preiswerten aus dem Discounter wirklich rechtfertigen. Ich müsste, wäre ich nicht hier, mir nicht den Kopf darüber zerbrechen, ob ich lieber ein Eigenheim erwerben oder weiterhin zur Miete wohnen sollte, und ich bräuchte keine gedanklichen Energien darauf zu verwenden, ob sich eine private Krankenzusatzversicherung finanziell wirklich lohnt. Ich müsste, wäre ich nicht hier, nicht wissen, wie man den Tankdeckel am neu erworbenen Pkw öffnet und wieder schließt, und ich bräuchte keine näheren Kenntnisse darüber, welche Anträge in welcher Form auszufüllen sind, um auf kreative Weise die Steuererklärung nach Möglichkeit mit einer schwarzen Null hinter mich zu bringen.

Ohne geboren worden zu sein, gäbe es keinen Ärger über kilometerlange Staus auf der Autobahn, keine Irritation über unverschämt hohe Rechnungen von

Schornsteinfegern nach wenigen Minuten Arbeit, keine Zahnschmerzen und keine Warteschlangen an der Supermarktkasse. Es gäbe in meinem Leben, das dann ja gar nicht mein Leben wäre, keine Elternsprechtage mit demütigenden Kommentaren von unzureichend ausgebildeten Lehrkräften kurz nach dem Staatsexamen, kein Bangen wegen sinkender Aktienkurse, keine minderwertigen und teuer bezahlten Zahnimplantate, und keine Veranlassung zum frühmorgendlichen Verlassen des Bettes am Sonntag, um den Gehweg vor dem Haus vom Schnee zu befreien. Völlig unbekannt wären auch die Erforderlichkeit nach ständigen Updates des Virenscanners auf dem Rechner sowie das obligatorische Verdrängen des Gedankens, wie überflüssig im Grunde der Besuch des Wahllokals angesichts der Tatsache war, unter mehreren letztlich identischen Optionen auswählen zu können, die sich im Prinzip nur durch die Namen neben den Kreisen für das zu platzierende Kreuzchen unterscheiden. Ohne geboren worden zu sein, wäre einem eine Menge an Stress und Ärger erspart geblieben, und vor diesem Hintergrund wird der ein oder andere die Vereinigung einer bestimmten Eimit einer Samenzelle als nicht ganz so begrüßenswert einordnen, wie das auf den ersten Blick erscheinen mag. Insofern kann grundsätzlich nicht eindeutig entschieden werden, welche der beiden Gewissheiten die unerfreulichere ist: zu wissen, dass ich da bin, oder aber zu wissen, dass ich es eines Tages nicht mehr sein werde.

Nehmen wir jedoch an, Sie sind nach reiflicher Überlegung zu der Auffassung gelangt, alles in allem sei es schon in Ordnung, die Anzahl der sprechenden zweibeinigen Wesen mit aufrechtem Gang für eine Weile um Ihre Person zu bereichern. Setzen wir voraus, dass Sie sich dazu entschlossen haben, bis zum Versagen Ihres Herz-Kreislauf-Mechanismus zunächst durchzuhalten, und sich nun mehrere Jahrzehnte lang Gedanken darüber machen, was sich aus der zur Verfügung stehenden Zeit am besten machen lässt, ohne sich allzu sehr zu langweilen, zu grämen oder zu belasten. Gehen wir davon aus, dass Sie banalen suizidalen Techniken zur Reduzierung des Alltagsstresses nicht genügend abgewinnen können, um hierin eine nennenswerte Professionalität zu entwickeln, und setzen wir hinzu, dass das versehentliche Überfahrenwerden an einer Fußgängerampel Ihre Sache nicht ist: Was bietet sich dann an Möglichkeiten, Ihre Lebenszeit einigermaßen erträglich zu gestalten, oder sie sogar zu einer als spannend und erfüllend betrachteten zu machen? Was können Sie tun, wenn Sie nicht viel mehr an Gewissheiten besitzen, als zu wissen, dass es Sie a) gibt und b) in nicht allzu ferner Zukunft nicht mehr geben wird?

Nun, die beiden alternativen Strategien sind im Grunde recht simpel, und es steht Ihnen prinzipiell frei, sich für eine davon zu entscheiden. Möglichkeit eins besteht darin, ganz einfach zu tun, wonach Ihnen zumute ist, und sich während der Zeit bis zum Ihrem Ableben zu amüsieren. Besorgen Sie sich ein sündhaft teures Auto mit sämtlichen überflüssigen technischen Spielereien, und falls Ihre Barschaft dafür nicht ausreichen sollte, klauen Sie kurzerhand eines. Achten Sie im letztgenannten Fall darauf, dass Sie unmittelbar nach der Inbesitznahme die Kennzeichen austauschen, und versuchen Sie möglichst rasch, mit Ihrem neuen Gefährt die Landesgrenzen hinter sich zu lassen.

Besorgen Sie sich dort eine standesgemäße Wohnung, oder besser noch ein Haus mit mehreren Hundert Quadratmetern Wohnfläche, und stellen Sie nur die teuersten und edelsten Möbel hinein. Achten Sie darauf, mindestens zwei bis vier Mal pro Tag Sex zu haben, und vergessen Sie nicht, vor und nach jedem Akt ein Glas Champagner zu sich zu nehmen. Buchen Sie im mehrwöchigen Abstand Flugurlaube zu allen sehenswerten Zielen dieser Welt, und fliegen Sie aus Gründen des entspannten Reisens selbstverständlich nur in der First Class. Nutzen Sie die Zeit vor Ort, um sich über die besten Golfplätze in der Region zu erkundigen, und zahlen Sie saftige Bestechungsgelder, um auch mit einem miserablen Handicap überall Zutritt zu erhalten. Tauschen Sie Ihre Armbanduhr gegen ein Modell von IWC, Rolex oder Cartier aus, und ersetzen Sie Ihre gewohnte Kleidung durch Maßanfertigungen aus Paris und Mailand. Stellen Sie Ihre Besuche im Tabakladen um die Ecke ein, und fliegen Sie stattdessen einmal monatlich nach Kuba, um vor Ort die hochwertigsten Zigarren auszuwählen, die auf den feuchten Schenkeln jungfräulicher 16-jähriger Kubanerinnen von Hand gerollt werden. Laden Sie mindestens zwei Mal wöchentlich Ihren Freundeskreis in eine idealerweise dauerhaft reservierte Hotelsuite ein, und versorgen Sie die Gäste mit dem besten Kokain, das Sie am Markt bekommen können. Spenden Sie ab und an mittlere Geldbeträge an die einzelnen politischen Parteien, damit diese zumindest inoffizielle Gründe haben, um bestehende Gesetze nicht zu Ihrem Nachteil zu ändern, und überweisen Sie für die Gewissenspflege hin und wieder kleinere Summen an all die diversen karitativen Organisationen, welche hierzulande im Dienste der Aufrechterhaltung des sozialen Friedens tätig sind. Geben Sie zu Lebzeiten früh genug den Bau eines repräsentativen Mausoleums in Auftrag, und lassen Sie, wenn sie männlichen Geschlechts und heterosexuell sind, mehrere junge Damen rechtzeitig eine Verpflichtungserklärung unterschreiben, sich nach Ihrem Tod ebenfalls töten und mit Ihnen bestatten zu lassen. Nur für den Fall, dass die alten Ägypter doch recht gehabt haben sollten, damit die Ewigkeit nicht allzu langweilig verläuft. Sollten Sie weiblich sein, tun es natürlich auch ein paar gut durchtrainierte junge Männer.

Achten Sie insgesamt zu Lebzeiten darauf, sich nicht allzu viele Feinde und Neider zu schaffen, und falls das nicht gelingen sollte, besorgen Sie sich am besten in einer Spelunke in der Nähe des Hauptbahnhofs einer größeren Stadt ein paar muskulöse Mitarbeiter, die deren Zahl durch tatkräftiges Einschreiten gering hält. Kurz: Machen Sie Ihr Leben zu einer großen Party, bei der alles erlaubt ist, was gefällt, nehmen Sie keinerlei Rücksicht auf andere Zeitgenossen, die Ihnen den Spaß nicht gönnen, scheren Sie sich nicht um sogenannte gute Ratschläge von Medizinern, Geistlichen oder Rechtsanwälten, beachten Sie grundsätzlich keine Warnungen und Kritik von Gattungsgleichen, und verzichten Sie auf irgendwelche Rechtfertigungen gegenüber Menschen, die mit Ihrer Art der Lebensgestaltung nicht einverstanden sind. Betrachten Sie Ihr Leben als ein großes Fest, bei dem Bescheidenheit, Rücksichtnahme, Moral und Fürsorge keine Rolle spielen. Orientieren Sie sich einzig an dem Maßstab, dass Ihnen das, was Sie tun, Freude bereiten soll. Alles andere ist irrelevant. Und keine Sorge: So rasch dürfte diese Art der Lebensgestaltung nicht langweilig oder gar unerträglich werden.

Die Alternative zu einem solchen Lebenswandel besteht darin, auf all das zu verzichten, und weder ein Vermögen zu erben noch ins kriminelle Milieu abzuwandern. Sie können stattdessen auch ganz einfach einen herkömmlichen Beruf ergreifen und viele, viele Stunden Ihrer Lebenszeit dafür aufwenden, Ihre Arbeitskraft gegen ein bescheidenes Entgelt anderen zur Verfügung zu stellen. Sie können Tag um Tag, Woche für Woche, Monat für Monat, Jahr um Jahr morgens in aller Herrgottsfrühe ins Auto, in den Bus oder in die U-Bahn steigen, Ihren ermatteten und im kontinuierlichen Verfall befindlichen Körper zum Arbeitsplatz transportieren, dort mehrere Stunden mit den ewig gleichen Kollegen über uninteressante Dinge plaudern, und auf den Feierabend warten. Dabei können Sie sich ungünstigenfalls mehrfach durch lästige Kundschaft unterbrechen lassen, die mit irgendwelchen Sonderwünschen aufwartet, was ihre Behandlung und die Stillung ihrer Begehrlichkeiten betrifft. Unverschämterweise sogar erwartend, dass Sie sich die Zeit nehmen, ihnen nicht nur zuzuhören, sondern ihnen darüber hinaus ein freundliches Lächeln zu präsentieren.

Sie können am frühen Montagmorgen, wenn der Wecker seinen akustischen Angriff startet, völlig übermüdet das Bett verlassen und als ersten Gedanken in Ihr Wachbewusstsein dringen lassen, dass die Arbeitswoche wieder einmal kein Ende zu nehmen scheint. Sie können sich ein Arbeitsleben lang laufend neue Krankheitsbilder ausdenken, um den Arzt davon zu überzeugen, Ihnen einmal mehr eine Arbeitsunfähigkeitsbescheinigung auszustellen, die sich, dem herkömmlichen Bild der hiesigen Dienstleitungsmentalität zum Trotz, stets nur auf einen vorübergehenden Zeitraum erstreckt. Es ist Ihnen unbenommen, täglich in öffentlichen Verkehrsmitteln mit unzähligen anderen verschwitzten und ungewaschenen Körpern zur Arbeit zu fahren, und sich dort mental auf die Zeit bis zum Feierabend vorzubereiten. Ein Gleiches lässt sich selbstredend auch als aktiver Stauteilnehmer allein im eigenen Pkw tun. Niemand verwehrt es Ihnen, die wenigen Stunden, die nach der Rückkehr am Abend verbleiben, mit hastigem Einkaufen, kaltem Abendbrot, dem Begleichen von Rechnungen, dem Ausfüllen von Formularen und Verträgen, den obligatorischen Missverständnissen mit dem Lebenspartner, seichter Fernsehunterhaltung und ein wenig Schlaf zu verbringen, ehe es die tägliche Neuauflage Ihres wunderbaren Lebens geben kann.

Sie dürfen, statt zu tun, wonach Ihnen zumute ist, Ihre statistisch zu erwartenden rund 80 Jahre zum größten Teil damit füllen, darauf zu verzichten, und Probleme lösen, die Sie nicht hätten, würden Sie ein anderes Leben führen. Vor allem aber müssen Sie sich keine Minute lang wirklich Gedanken darüber machen, ob Ihr Leben Ihren Erwartungen entspricht - Sie können einfach das tun, was alle tun, und schon gibt es keinen echten Grund mehr, sich über irgendetwas aufzuregen, an etwas zu verzweifeln oder gar Grundsätzliches infrage zu stellen. Und falls es Ihnen parallel gelingt, sich systematisch des Nachdenkens zu enthalten, besteht kaum Anlass zu der Sorge, dass Sie in Ihrem Lebensentwurf etwas vermissen könnten.

Offensichtlich ist es die Fähigkeit, nicht allzu häufig und ausgiebig über das nachzudenken, was wir tun, die wir brauchen, um mehrere Jahrzehnte durch unseren Alltag schreiten zu können, weil andernfalls die berechtigte Frage aufzuwerfen ist, warum wir uns das alles antun. Kaum geboren, beginnen wir damit, Dinge zu tun, die wir gar nicht tun wollen. Wir verkehren mit Menschen, zu denen wir keinen regelmäßigen Kontakt wünschen. Wir opfern Zeit und Energie für Projekte, die wir nicht gutheißen. Wir geben Geld für Anschaffungen aus, die wir nicht brauchen. Wir führen ein Leben, das in weiten Teilen komplett anders aussieht, als wir uns das vorstellen und wünschen. Und ergänzend nehmen wir permanent schweigend Zustände hin, die von einem denkenden Wesen eigentlich nur hingenommen werden können, wenn es sich, eine Zwangsjacke am Leib tragend, unter stationärer Aufsicht in einer geschlossenen Anstalt befindet.

Wer es vermag, angesichts der konkreten Gestalt menschlicher Gemeinschaft jeden Gedanken an das Leben in einem Irrenhaus wegzuschieben, ist entweder bereits viel zu lange Insasse, oder aber Pressesprecher der Institution.

Ausgang

Mit Sarkasmus kann man weder sein Heil erreichen noch den anderen helfen, das ihre zu finden. Mit Sarkasmus kann man nur seine Wunden, wenn nicht seinen Ekel verbergen.

E.M. Cioran

Unwahr wäre es, behaupten zu wollen, unser Homo sapiens hätte keine Chance erhalten. Im Diesseits und ebenso im Jenseits oblag es einzig ihm selbst, das zu ändern, was ihm nicht passte, und sich für das einzusetzen, was er zu korrigieren wünschte. Niemand verwehrte es ihm, seinen Mund aufzumachen für das, was ihm am Herzen lag, und niemand hinderte ihn daran, seinen Kopf für das hinzuhalten, was ihm ein Anliegen war. Homo sapiens stand es vom Anfang bis zum Ende seiner biologischen Existenz frei, gegen die bizarren Zustände, in denen er sich wiederfand, zu protestieren, und selbst danach räumte man ihm zahlreiche Möglichkeiten ein, Gehör für das zu finden, was ihm wichtig war.

Sein einziges Problem war im Grunde die Unfähigkeit, etablierte und allenthalben eingehaltene Spielregeln einfach hinnehmen zu können. Jedenfalls konnte er sich mit solchen nicht arrangieren, die ihm vollkommen absurd, überflüssig und sinnlos erschienen. In unserem Gattungsangehörigen lag, auch nach dem ersten Gespräch mit seinem persönlichen Professional Beyond-Life Consultant and Scientific Afterwards-Developer an seinem jenseitigen Aufenthaltsort, der Wunsch, das schlicht nicht Hinnehmbare abzuändern.

Er verfasste daher zahlreiche Schreiben an die Verantwortlichen, füllte ungezählte Anträge aus, reichte Petitionen ein, formulierte Pamphlete, Aufrufe und Bittschriften, suchte immer wieder das Gespräch, und engagierte sich nach täglichem sechzehnstündigem Steineklopfen in seiner Freizeit für das, was er, der Einschätzung der meisten Zeitgenossen und vor allem der der Verantwortlichen zum Trotz, für den gesunden Menschenverstand hielt. Obgleich ihm von Beginn an klar war, dadurch nicht wirklich irgendeine Änderung zu bewirken, so war es ihm trotzdem ein unabweisbares Verlangen, es zumindest versucht zu haben.

Sämtliche seiner Aktivitäten wurden unter Verweis auf vergessene Geschäftszeichen, fehlende Zuständigkeiten, überschrittene Fristen, unzulässige Anträge, gebietskörperschaftliche Unklarheiten oder Tippfehler zurückgewiesen. Bedauerlicherweise waren alle Reaktionen auf seine Bemühungen maschinell erstellt und den Worten der Verantwortlichen zufolge ohne Unterschrift gültig, sodass die Kommunikation mit einem Toaster, einem Tampon oder einer Türklinke im Grunde nicht weniger sinnvoll gewesen wäre. Doch das interessierte unseren Gattungsangehörigen, jedenfalls nach einer gewissen Zahl von Jahrhunderten im Jenseits, nicht weiter.

Uwalajanga kimenauwa prrrrrritujel!, dachte er sich dann meist, ehe er sich anschließend wieder seinem völlig redundanten Tun widmete.

Sollten nun Sie sich im Allgemeinen eines schönen Tages wundern, warum Sie hier im Diesseits keine Zwangsjacke tragen müssen und frei herumlaufen dürfen, so sollten Sie sich hüten, irgendjemanden auf diesen Umstand hinzuweisen. Es kann nämlich nicht ausgeschlossen werden, dass ein sich zuständig fühlender Mensch ganz einfach vergessen hat, eine dahingehende Vorschrift zu erlassen, und sich nach Ihrem Hinweis aufgrund seiner enorm wichtigen gesellschaftlichen Funktion verpflichtet fühlt, sogleich Entsprechendes zu veranlassen. Und möglicherweise wird man Sie im Anschluss dafür haftbar machen, die Frist zur Meldung des Vorfalles vorsätzlich überschritten zu haben. Das kann mit scharfen Sanktionen bis hin zur standrechtlichen Verurteilung belegt werden - die Höchststrafe lautet auf lebenslanges Leben inmitten der Gattungsgleichen.

Zu vermeiden gilt es folglich vor allem, allzu häufige Blicke auf die reale Gestalt menschlichen Zusammenlebens zu werfen, falls man nicht eine Neigung dazu hat, entweder in Depression oder dem Wahnsinn verfallen zu wollen. Überwiegend erträglicher, vergleichsweise schmerzfrei und letztlich weitgehend gefahrlos ist es, stattdessen weiterhin möglichst unauffällig seine Stoffwechselprozesse zu vollziehen, für seinen Lebensunterhalt Sorge zu tragen, mehr oder minder zwanglose soziale Interaktion zu betreiben, und brav zu degenerieren. Schließlich sollten die Angehörigen der Spezies Mensch, so wie andere Tiere auch, das tun, was sie am besten können.

Vor allem aber sollten Sie nach dem Besuch beim Friseur jeden Anflug des Gedankens, den Kopf vielleicht einmal zu etwas zu benutzen, was über die Inanspruchnahme von dessen Dienstleistungen hinausreicht, am besten sofort wieder wegschieben. Denn es ist ja nicht auszuschließen, dass dabei das ein oder andere ins Auge fallen könnte, das einem deshalb bekannt vorkommt, weil es sich um das Spiegelbild des eigenen

Verhaltens handelt. Da bleibt die hartnäckige Weigerung, sich darin erkennen zu wollen, allemal befriedigender, und gewährleistet überdies das mittelfristige Überleben unserer Spezies wohl weitaus zuverlässiger. Schließlich kann zu viel Sauerstoffzufuhr dem Gehirn durchaus schaden, weil es ab einer gewissen Menge tatsächlich zu arbeiten beginnt. Und das kann niemand ernsthaft wollen, der als Angehöriger unserer Spezies diesen Planeten bewohnt.